U0324956

李建生　崔　瑛◎主编

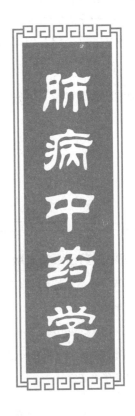

肺病中药学

中国中医药出版社
·北 京·

图书在版编目（CIP）数据

肺病中药学 / 李建生，崔瑛主编 . —北京：中国中医药出版社，2020. 11
ISBN 978-7-5132-6186-9

Ⅰ . ①肺… Ⅱ . ①李… ②崔… Ⅲ . ①肺病 – 中药疗法 . ① R256.1

中国版本图书馆 CIP 数据核字（2020）第 059657 号

中国中医药出版社出版

北京经济技术开发区科创十三街 31 号院二区 8 号楼

邮政编码 100176

传真 010 64405750

三河市同力彩印有限公司印刷

各地新华书店经销

开本 787×1092 1/16 印张 17 字数 362 千字

2020 年 11 月第 1 版 2020 年 11 月第 1 次印刷

书号 ISBN 978-7-5132-6186-9

定价 85.00 元

网址 www.cptcm.com

社 长 热 线 010-64405720

购 书 热 线 010-89535836

维 权 打 假 010-64405753

微信服务号 zgzyycbs

微商城网址 https：//kdt.im/LldUGr

官 方 微 博 http：//e.weibo.com/cptcm

天猫旗舰店网址 https：//zgzyycbs.tmall.com

如有印装质量问题请与本社出版部联系（010-64405510）

内容提要

　　本书以肺系疾病用药为主线，收集治疗肺系疾病的中药190种，进行了较为全面的梳理和总结。全书分为总论、各论两部分。总论通过中药品质、中药性能、中药应用等章节，简要介绍了中药的基本理论和用药知识。各论按中药功效分为十章，每章根据药物的功效分节。

　　本书在编写过程中，力求保持每味中药内容的完整性，同时又突出肺病应用的针对性。在具体内容方面，以【性能特点】简要概括该药的性能、主治、应用特点，通过【肺病应用】、【常用药对】、【本草文献】等内容，以较大的篇幅突出每味中药的肺病应用知识，从而成为一部以中药学知识为基础的肺病用药专著。

　　本书供中医、中西医结合领域从事肺系疾病（呼吸病）医疗、教学和科研的工作者使用，亦可作为肺系疾病方向的高年级本科生和研究生学习参考的重要书目。

肺病中药学

编委会

主　编　李建生　崔　瑛

副主编　王　辉　姚建平

编　委　（按姓氏笔画排序）

马　静　王　辉　白云苹　冯　静

李建生　李春晓　李玲玲　荣春蕾

姚建平　崔　瑛

序

中医治病，对证施药，世人皆知。对病施药历史更为久远，上溯《神农本草经》及其以前的文献，皆是治病为主的。南北朝陶弘景在《本草经集注》首开诸病通用药体例，为后世多家本草所宗，也为临床医生用药提供了捷径。然而时至今日，以病为主体的专题本草著作仍鲜见面世。

河南中医药大学李建生教授，对肺病研究颇有建树，于肺病治疗用药也颇有造诣，常对缺乏肺病专题中药著作深以为憾，遂与崔瑛教授等协力编写肺病中药著作。通过研阅古今医药书籍，收集整理近百部文献中有关治疗肺病的对因、对症、对证、对病的中药190种，分章论述，使成体系，命名为《肺病中药学》。余观是书，分总论、各论两部分。总论系统阐述中药学的基本理论和用药原则；各论将治疗肺病中药分为10章，每味中药按【性能特点】、【肺病应用】、【常用药对】、【本草文献】等叙述。【性能特点】，简要而全面地介绍该中药的性能、主治及其特点；【肺病应用】、【常用药对】、【本草文献】则突出该药的肺病用药的相关知识。在不失传统中药内容的情况下，突出了肺病用药的知识与特点，称之为《肺病中药学》名副其实。

肺病所涉病种用药历史悠久、内容丰富，既有显现于《中药学》教材的专章，也有幽隐于古今文献者。本书围绕肺病用药，彰明索隐，使成体系，丰富完善了中药学，丰富发展了肺病的中药理论与应用知识，为肺病专科用药提供支撑，诚为中药学传承发展的开创之作。可喜可慰，欣然为之序。

国医大师

北京中医药大学终身教授

颜正华　戊戌季秋

前言

肺系疾病是临床常见病，中医药在防治肺系疾病的过程中，积累了丰富的用药知识和经验，这些知识有些在《中药学》教材中以特定的章节呈现于世，也有许多幽隐于各家本草、医学典籍之中而不为人们所熟知。截至目前，尚未见治疗肺系疾病的中药学专著。因此，发掘肺系疾病用药的宝贵遗产、系统整理治疗肺系疾病用药知识，对于满足临床用药需要、提高肺系疾病诊疗水平具有重要理论意义和实践应用价值。

本书以肺系治疗用药为核心，通过研阅古今中医药书籍，从近百部古今文献中收集整理治疗肺病（对因、对证、对症、对病和基于脏腑相关如肺肾相关、脾肺相关等理论而应用）的中药190种，按功效分章，系统介绍了各药物的性能特点、肺病应用、常用配伍、本草文献等内容，对肺系中药进行了系统总结。本书在现有《中药学》教材的基础上，进一步深化、拓展中药的肺病应用，是一部具有实用价值的肺病药物学著作。

本书分总论和各论两部分。总论部分通过中药品质、中药性能及中药应用等章节，简要介绍了中药理论知识及一般用药规律。各论按中药功效分为10章，每章的中药按基原、处方用名、主要药性、功效、性能特点、肺病应用、常用药对、用法用量、使用注意、本草文献等进行了系统介绍。在【性能特点】中，简要而完整地介绍了每种中药的性能、主治、应用特点，体现了中药常识的完整性；在【肺病应用】中，系统介绍该药治疗肺系疾病的应用范例；在【常用药对】中，介绍治疗肺系疾病的常用配伍，为临床用药提供参考；在【本草文献】中，介绍历代本草对该药治疗肺系疾病的认识等。通过上述内容，突出了中药治疗肺系疾病的药物知识和用药知识。本书以现行《中药学》为基础，体现了对《中药学》基础知识的继承，又深化、拓展了中药在肺病中的应用，成为源于《中药学》而又有别于《中药学》的肺病药物学专著。

本书供中医学、中西医结合领域从事肺系疾病（呼吸病）医疗、教学和科研者使用，亦可作为肺系病方向高年级本科生和研究生学习参考的重要书目。

本书编写过程中承蒙国医大师、北京中医药大学终身教授颜正华先生的指导并为本书作序，中国中医药出版社华中健主任为本书的出版付出了辛勤的劳动，特此致谢！在本书的编写过程中，编者参阅了大量有关文献，对于有关文献的作者及其出版单位表示深深的谢意！对于参加本书编辑工作的研究生刘佩、王晓尧、曹灿、余万冰同学表示感谢！

治疗肺病的中药学知识丰富而源远流长，其中既有依据辨证施治而用者，也有对病症而用者。本书希望对上述药物知识和用药知识进行全面的整理、总结，但限于编者水平，书中不足之处在所难免，敬希广大读者多提宝贵意见，以便再版时修订提高。

慢性阻塞性肺疾病国家中医临床研究基地

国家中医药管理局中医肺病学重点学科

呼吸疾病诊疗与新药研发河南省协同创新中心

李建生

2020 年 5 月于郑州

总 论

各 论

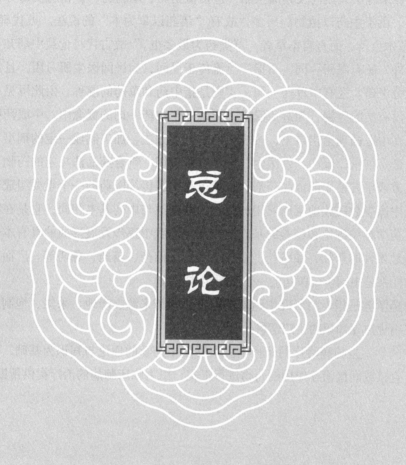

总论

中药的发现和应用，在我国有着悠久的历史。千百年来，它对维护我国人民健康、中华民族的繁衍昌盛做出了重要贡献。中药有着独特的理论体系和应用形式，充分反映了我国历史文化、自然资源方面的若干特点，因此，人们习惯把以中医药理论指导下进行采集、炮制、制剂，阐明作用机理，指导临床应用的药物，统称为中药。简而言之，中药就是指在中医理论指导下，用于防治疾病并具有康复与保健作用的物质。

中药主要来源于天然药及其加工品，包括植物药、动物药、矿物药及部分化学、生物制品类药物。由于中药以植物药居多，故有"诸药以草为本"的说法。五代韩保昇也说："药有玉石草木虫兽，而直言本草者，草类药为最多也。"故古代将记载中药知识的书籍称为本草。此外，还有草药一词，系指广泛流传于民间，为民间医生所习用，且加工炮制尚欠规范的部分中药。还有中草药一词，实则是指中药和草药的混称。由此可见，草药、中草药与中药没有质的区别，为避免混淆，应统一于中药一词的概念中。中成药则是以中药材为原料，在中医药理论指导下，按规定的处方和方法，加工制成一定的剂型，标明药物作用、适应证、剂量、服法，供医生、患者直接选用，符合药品法规定的药物。中成药也就是中药复方或单方使用的成品药剂，自然也是中国传统医药的一个重要组成部分。所谓民族药是指中国少数民族地区所习用的药物，其药源与中药基本相同，它是在吸收中医药学及国外医药学相关理论和经验的基础上，又在实践中逐步发展形成的具有本民族医药学特色和较强地域性的药物，如藏药、蒙药、维药、傣药、苗药、彝药等。广而言之，民族药与中药同样都是中国传统医药的一个重要组成部分。

所谓中药学就是指专门研究中药基本理论和中药来源、产地、采集、炮制、性能、功效及临床应用规律等知识的一门学科。

肺病中药学，是肺病治疗的药物学。本书以中药学的理论与知识为基础，将对肺系疾病及症状有直接或间接治疗作用的药物进行汇集，以为临床肺病的治疗提供帮助。

第一章　中药的品质

品质，是指物品的质量。中药的品质，就是指中药的质量。质量是中药有效性与安全性的前提与基础。作为主要来自天然产物的中药，其质量需要通过控制多种因素来保证。其中，中药的产地、采集、炮制是控制中药饮片品质的重要因素。

第一节　中药产地

中药材的分布与出产离不开一定的自然环境。不同的自然环境决定了中药材的种类和质量的差异。故陶弘景云："诸药所生，皆有境界。"陈嘉谟指出，"凡诸草木昆虫，各有相宜地产，气味功力自异寻常"，"地产南北相殊，药力大小悬隔"。古人不仅观察到中药材种类和质量的地域差异，也认识到这种差异对临床疗效的影响。如孙思邈所言："古之医……用药必依土地，所以治十得九。今之医者，知诊脉处方……至于出处土地……皆不悉，所以治十不得五六者，实由于此。"从而形成了产地—质量—疗效的中药产地质量（品质）观。随着这一观点的不断成熟，前人通过长期的用药实践逐渐形成了"道地药材"的概念。

所谓"道地药材"，是指品质优良、疗效突出、具有地域特色的中药材。如东北的人参、内蒙古的黄芪、山东的阿胶、山西的党参、河南的地黄、甘肃的当归、四川的黄连、江苏的薄荷、浙江的白术、广东的陈皮、云南的茯苓等。从古至今，习惯上在道地药材前冠以地名称谓。即《本草蒙筌》所云："以地冠名，地胜药灵。"如阿胶、潞党参、苏薄荷、怀地黄、川黄连、广藿香、於白术、云苓等。

道地药材是优质药材的代名词。优质药材的形成，首先是因其有优良的品种，其次有适宜的生态环境，加之产区形成合理的栽培（或养殖）、加工技术，才使得药材品质优良，疗效上乘。但是，道地药材的产地不是永恒不变的，历史上时常有产地变迁的情况。如历史曾经为人参主产区的上党现已没有人参；三七原产广西，称为田三七，现云南成为三七的主产区，称为滇三七。然而，道地药材关于质量的要求则是不变的和永恒的要求。因此，为了满足临床对优质中药材的需求，在保证质量和疗效的前提下，可以积极扩大道地药材生产，也可以采用异地引种、驯养，丰富和发展道地药材资源。

第二节　中药采集

动、植物在其生长过程的不同阶段，其药用部位各种成分的积累会有所不同，因而药性的强弱、疗效的高低及毒性的大小也会有明显差异。通过对中药采集时机的把握，达到控制中药质量的目的是中药质量保障的特色。早在汉代，《神农本草经·序录》就把"采治时月"作为序例的内容之一，反映了对中药采集的重视。《千金翼方》列举了233种中药的采收时节，并强调"不依时采取，与朽木不殊，虚费人功，卒无裨益"。

前人在动、植物药材的采集中积累了丰富的知识，对采集时机的把握历经数千年并形成成熟的经验和方法。这些经验和方法在当今依然有其实用价值。值得我们采用和借鉴。

1.**全草** 全草类药材，一般在茎叶最繁茂的现蕾至花盛期采集。可割取地上部分，如薄荷、藿香等；也可连根拔起，如败酱草、白花蛇舌草等。以嫩苗入药者，则须在幼苗期采收，如络石藤等以茎叶同时入药的木本藤类药材，其采收原则与全草类相同，也应在其生长旺盛时割取。

2.**叶** 叶类药材，一般在植物的花刚开放或开花盛期采收，如枇杷叶、大青叶等；常绿木本以叶入药的，一年四季均可采收，如侧柏叶；而桑叶则应在深秋或初冬经霜后采集。

3.**花、花粉** 花类药材一般在植物的花期采集。以花蕾入药的，宜在含苞待放时采集，如辛夷、金银花等；以花朵入药的，宜在花初开放时采集，如菊花、旋覆花等；以花粉入药的，宜在花朵完全开放后采集，如蒲黄等。

4.**果实、种子** 果实类药材，一般根据用药要求在果期采集。以未成熟果实入药者，应在果实幼小或未成熟时采集，如枳实、青皮等；以成熟或近成熟果实入药者，应在接近成熟或完全成熟时依次采集，如枸杞子等。种子类药材，一般在果实成熟后依次采集。

5.**根、根（块）茎** 根或根茎类药材一般以农历二、八月采集为佳。陶弘景指出："春初津润始萌，未充枝叶，势力淳浓也。至秋枝叶干枯，津润归流于下也。大抵春宁宜早，秋宁宜晚。"如冬季至次年清明前未长茎叶时挖取的天麻，商品名称"冬麻"，其体坚实，色明亮，质量佳，产量亦大；在春末茎苗出土后采收者，称为"春麻"，其体轻疏，色暗多皱缩，质次而产量低。又如秋冬季采集的石菖蒲，其挥发油含量高于春夏采集者。比较而言，多数药还是以深秋采集更为适宜。此外，半夏等少数块茎药材宜在夏季采集。

6.**树皮、根皮** 皮类药材，一般在植物生长旺盛期采集，如黄柏、厚朴、杜仲等。但肉桂则宜在8~10月间采集。牡丹皮、地骨皮、桑白皮等根皮的采收，与根或根茎类一样，宜在深秋苗萎或叶枯之后，或早春枝叶萌发前采收。

7.**动物** 动物类药材的采集，根据药用要求和动物生长周期适时采集。如金钱白花蛇应在夏秋季节捕捉孵出1~3周的幼蛇；小昆虫类应在数量多的活动期捕捉，如斑蝥宜在夏秋季清晨露水未干，其翅受湿不能飞翔时捕捉。桑螵蛸则应在3月中旬收集，过时则虫卵孵化，药材质量降低。鹿茸则应在过了清明节，脱盘后45~50天锯取头茬茸，过时则角化成为鹿角。制取阿胶的驴皮，宜冬至后剥取，其皮厚而质优。

8.**矿物** 矿物药大多可随时采集。

采集中药，既要保证药材质量，又要兼顾产量，同时还应充分注意药材资源的可持续利用，以及生产成本和注意保护生态环境。

第三节 中药炮制

炮制，在历史上又称炮炙、修事、修治、修制，是在中医药理论指导下，根据中药自身性质，以及临床用药和调剂、制剂的需要，对中药进行必要加工处理而制备中药饮片的一门传统制药技术。中药材采集后，一般需要经过炮制才能作为中药饮片进行调剂或制成各种剂型，也需要通过炮制，满足用药有效、安全的需要。因此，炮制是影响中药临床有效性、安全性的重要因素。合理的炮制，可提高临床用药的疗效，确保用药安全。相反，不合理的加工，又会降低临床用药的疗效与安全性。特别是有毒中药，必须经过炮制才能保证用药安全。故《本草蒙筌》指出："凡药制造，贵在适中，不及则功效难求，太过则气味反失。"

一、中药炮制的目的

炮制的目的，就是保证中药质量，使临床用药更有效、更安全。中药炮制的目的大致可以归纳为以下八个方面。

1.纯净药材，保证药材质量和剂量准确 药材中混杂的泥沙、非药用部分，以及变质药材必须清除干净，才能保证中药质量和剂量的准确。如黄柏刮去栓皮，山茱萸拣去果核，防风去掉芦头等。

2.切制饮片，便于调剂、制剂 净选后的中药材经过软化、切削、干燥等加工工序，制成一定规格的片、段、丝、块等，以便于准确称量、调剂，便于制剂，便于煎煮时有效成分的煎出。对矿物介壳类药物如磁石、赭石的煅、淬等炮制处理，能使之酥脆，也利于有效成分煎出。

3.干燥药材，利于贮藏 药材经日晒、凉、烘、炒等炮制处理，使之干燥，并使所含酶类失去活性，防止霉变，便于长期保存。对于一些具有活性的药材，如种子药材白扁豆、赤小豆等，必须加热干燥；对桑螵蛸必须蒸至虫卵死亡为度。另外，药材经酒制、醋制均有防腐作用。

4.矫味、矫臭，便于服用 一些动物药及一些具有特殊气味的药物，经过酒制、醋制、炒制、水漂、麸炒后，能起到矫味和矫臭的作用，方便临床服用。如酒制乌梢蛇、醋炒五灵脂、麸炒白僵蚕、滑石烫刺猬皮、水漂海藻、麸炒斑蝥等。

5.降低毒烈之性，保证安全用药 一些有毒药、峻猛的药物通过炮制，可以使毒烈之性明显降低，临床使用的安全性明显提高。如生草乌有大毒，经过浸、漂、蒸、煮或加辅料等法炮制后毒性减小，方可服用；巴豆经去油取霜可以缓解其峻泻作用；半夏用石灰、明矾、生姜炮制后，可消除其刺激咽喉和引起呕吐的不良作用等。

6.增强药物功能，提高临床疗效 延胡索用醋制增强活血止痛功效，百部、款冬花用蜜制增强润肺止咳作用，当归用酒制增强活血作用，淫羊藿用羊脂炒增强补肾助阳作用等。

7.改变药物性能，扩大应用范围 药物经炮制之后，可以改变药物性能，扩大应用范围，使之更适应病情的需要。如生地黄甘、苦、寒，具有清热凉血、滋阴生津功效，主治血热、阴津不足等证；制成熟地黄后药性甘、微温，具有滋阴补血、生精填髓功效，主治血虚、阴精亏虚。如天南星药性辛温燥烈，功能燥湿化痰、祛风解痉；经牛胆汁制后称胆南星，变为药性凉润，清化热痰、息风定惊之品。柴胡生用疏散退热，鳖血炒柴胡则可凉血除蒸。

8.引药入经，加强定向作用 有些药物经炮制后，可以在特定脏腑经络中发挥治疗作用。即《本草蒙筌》谓"入盐走肾脏"，"用醋注肝经"之意。如补骨脂、杜仲经盐炒后，可增强入肾经的作用；柴胡、香附、青皮经醋炒后，增强入肝经的作用等。

二、炮制方法

中药的炮制方法种类繁多，而且历代均有丰富和发展。根据前人的记载和当代应用的实际情况，可将炮制方法分为修治、水制、火制、水火共制和其他制法五类。

1.修治 修治包括净制、切制和粉碎等加工处理方法。为进一步的加工贮存、调剂、制剂和临床用药做好准备。

（1）净制：是借助一定的工具，用手工或机械的方法，如挑、筛、簸、刷、刮、挖、撞等方法，去掉泥土杂质、非药用部分，使药物清洁纯净的工序。如拣去辛夷花的枝、叶，筛选王不留行，簸去薏苡仁的杂质，刷除枇杷叶背面的绒毛，刮去厚朴的粗皮，挖掉海蛤壳等贝壳上的残留肉，撞去白蒺藜的硬刺。还有像西洋参、天麻、冬虫夏草等按药材质量不同，经过挑选区分药材的等级。

（2）切制：用刀具采用切、铡的方法将中药切成片、段、丝、块等一定的规格，使药物有效成分易于溶出，并便于进行其他炮制，也利于干燥、贮藏和调剂时称量。根据药材性质或制剂及临床需要，可以切制不同的规格。如槟榔切薄片，白术切厚片，甘草、肉桂切圆盘片，黄芪宜切斜片，麻黄、白茅根切段，茯苓、葛根切块等。

（3）粉碎：以捣、碾、研、磨、镑、锉等方法，使药材粉碎达到一定粉碎度，以符合制剂和其他炮制的要求，或便于提取和服用。如贝母、砂仁、郁李仁等捣碎便于煎煮；琥珀研末便于吞服；犀角、羚羊角等镑成薄片或锉成粉末，便于制剂或服用；人参、三七等粉碎成粉末，以供散剂、制剂或吞服等使用。

2.水制 用水或其他辅料处理药材的方法称为水制法，主要具有清洁药物、除去杂质、软化药物、便于切制、降低毒性及调整药性等作用。常见的方法有漂洗、浸泡、闷润、喷洒、水飞等。

（1）漂洗：将药物置于宽水或长流水中，反复地换水，以除去杂质、盐味及腥味。如将芦根、白茅根洗去泥土杂质，海藻、昆布漂去盐分，紫河车漂去腥味等。

（2）浸泡：将质地松软或经水泡易损失有效成分的药物置于水中浸湿立即取出，称为

"浸"，又称"沾水"；而将药物置于清水或辅料药液中，使水分渗入，药材软化，便于切制，或用以除去药物的有毒物质及非药用部分，称为"泡"。如用白矾水浸泡半夏、天南星，用胆巴水浸泡附子等。操作时要根据浸泡的目的、季节、气温的不同，掌握浸泡时间及搅拌和换水次数，以免药材腐烂变质，影响药效。

（3）闷润：根据药材质地的软坚、加工时的气温、工具的不同，而采用淋润、洗润、泡润、浸润、晾润、盖润、伏润、露润、复润、双润等多种方法，使清水或其他液体辅料徐徐渗入药物组织内部，至内外的湿度均匀，便于切制饮片。如淋润荆芥、泡润槟榔、酒洗润当归、姜汁浸润厚朴、伏润天麻、盖润大黄等。

（4）喷洒：对一些不宜用水浸泡，但又需潮湿者，可采用喷洒湿润的方法。而在炒制药物时，按不同要求，可喷洒清水、酒、醋、蜜水、姜汁等辅料药液。

（5）水飞：是借药物在水中的沉降性质分取药材极细粉末的方法。将不溶于水的药材粉碎后置乳钵、碾槽、球磨机等容器内，加水共研，然后再加入多量的水搅拌，粗粉即下沉、细粉混悬于水中，随水倾出，剩余之粗粉再研再飞。倾出的混悬液沉淀后，将水除净，干燥后即成极细粉末。此法所制粉末既细，又减少了研磨中粉末的飞扬损失。常用于矿物类、甲壳类药物的制粉，如水飞朱砂、炉甘石、滑石、蛤粉、雄黄等。

3. 火制　将中药用火进行加热处理的方法属火制法。根据加热的温度、时间和方法的不同，可分为炒、炙、制、煅等。

（1）炒：将净选或切制后的中药置容器内加热并不断搅拌或翻动至一定程度的炮制方法。炒法包括清炒和加辅料炒。

①清炒：将药材置锅内，不加辅料直接翻炒，称清炒。清炒又有炒黄、炒焦和炒炭之分。炒制可使中药宜于粉碎加工，并缓和药性。种子类中药炒后则煎煮时有效成分易于溶出。而炒炭能缓和药物的烈性，或增强其收敛止血、止泻的作用。

炒黄：将中药炒至表面微黄或能嗅到药物应有的气味为度，如炒牛蒡子、炒葶苈子等。

炒焦：将中药炒至表面焦黄，内部淡黄为度，如焦山楂、焦白术等。

炒炭：将中药炒至表面枯黑，内部焦黄为度。如槐花炭、艾叶炭。

②加辅料炒：加辅料炒就是以沙、土、蛤粉、滑石粉、米、麦麸等固体辅料为中间传热体与药材共同加热的炮制方法。其中，加沙、蛤粉或滑石粉炒也称"烫"。它是先在锅内加热中间体，加热到150～300℃，用以烫制中药，烫毕，去除中间体，中药放冷即得。这种炮制方法可使药材受热均匀。辅料炒的作用是使饮片质地变得酥脆，便于药效成分的煎出；或矫味矫臭；或减轻毒副作用。如砂烫鳖甲、蛤粉炒阿胶、米炒斑蝥、麸炒枳壳等。

（2）炙：将药物与液体辅料共置锅中加热拌炒，使辅料渗入药物组织内部或附着于药物表面的方法。常用的液体辅料有蜜、酒、醋、姜汁、盐水等。如蜜炙款冬花、枇杷叶可增强润肺止咳作用；酒炙川芎、当归可增强活血之功；醋炙香附、柴胡可增强疏肝止痛功效；盐炙杜仲可增强补肾作用；姜炙半夏、竹沥可增强止呕作用；醋制芫花、大戟可降低毒性；酒炙常山可减少催吐作用；甘草水炙吴茱萸，可缓和其燥烈之性；甘草水炙远志，可消除其"戟人咽喉"的副作用。

（3）煅：用火直接或间接煅烧药物的炮制方法。煅制包括直接煅和间接煅。煅制可使药物质地松脆，易于粉碎，便于有效成分的煎出，以充分发挥疗效。

①直接煅：将药材直接置于炉火上煅烧称直接煅，又称明煅。可使药材质地疏松便于粉碎和煎煮，如煅磁石、煅牡蛎等。

②间接煅：将中药置于耐高温的密闭容器中，再置火上煅烧称间接煅，又称焖煅。可使药材性能功效发生改变，增强止血作用。如煅制血余炭、棕榈炭等。

（4）煨：将中药用湿面或湿纸包裹，置于热火灰中或用吸油纸将药物分层隔开进行加热以去除部分油质的方法。一般煨至面皮或湿纸呈焦黄色时取出，去掉包裹物。煨法能去除中药中的部分挥发性及刺激性成分，从而缓和药性，降低副作用，增强疗效。如煨制肉豆蔻、煨木香、煨葛根等。

4.水火共制　这类炮制方法是既要用水又要用火，有些药物还必须加入其他辅料，主要有蒸、煮、炖、焯、淬等炮制方法。

（1）煮：是将药物与水或辅料置锅中同煮的方法。它可减低药物的毒性、烈性或附加成分，增强药物的疗效。其中不留残液煮法，如醋煮芫花、狼毒至醋液吸尽为度；弃残液煮法，将药物与辅料溶液共煮一定时间后把药物捞出，弃除剩余液体，如姜、矾煮半夏。

（2）蒸：将中药置适当的容器内，隔水加热或用蒸汽加热，将药物蒸透或至规定程度的加工方法。蒸时不加辅料的称清蒸，如清蒸玄参；使用辅料者称加辅料蒸，如酒蒸山茱萸、大黄等。蒸制便于中药进一步加工，如茯苓、厚朴蒸后变软，便于切制；也可以改变或增强药物的性能，降低药物的毒性，如何首乌经反复蒸晒后不再有泻下之力而功专补肝肾益精血，黄精经蒸制后可增强其补脾益气、滋阴润肺之功。

（3）炖：将药物置于钢罐中或搪瓷器皿中，同时加入一定的液体辅料，盖严后，放入水锅中炖一定时间。其优点是不致使药效走失、辅料挥发掉，如炖制熟地黄等。

（4）焯：是将药物快速放入沸水中短暂潦过，立即取出的方法。常用于种子类药物的去皮及肉质多汁类药物的干燥处理。前者如焯苦杏仁、桃仁以去皮；后者如焯马齿苋、天冬以便于干燥。

（5）淬：将药物煅烧红后，迅速投入冷水或醋等液体辅料中，使之受冷而松脆的炮制方法称为淬制。淬制的主要目的是便于粉碎，并增强药效。如醋淬自然铜、鳖甲、赭石等。

5.其他制法

（1）制霜：制霜的含义有多种。如巴豆、瓜蒌仁压榨除去部分油后，分别称巴豆霜、瓜蒌霜；柿饼经日晒夜露后，其表面析出的白粉状物质，称柿霜；将芒硝装入西瓜内，日后在其外皮上收集的白色粉末，称西瓜霜；鹿角经煎煮后剩下的残渣，称鹿角霜。

（2）发酵：将药材与辅料拌和，置于一定的温度和湿度下，利用霉菌使之生霉、发泡的炮制方法称为发酵。发酵可使原药材的性能、功效改变而成为新的药物品种。如神曲、半夏曲等。

（3）发芽：将具有发芽能力的种子药材用水浸泡后，继续保持一定湿度、温度，使其萌发幼芽入药的炮制方法称为发芽。如麦芽、谷芽、大豆黄卷等。

（4）精制：多为水溶性天然结晶药物，先经过水溶除去杂质，再经浓缩、静置后析出结晶即成。如由朴硝精制成芒硝、玄明粉。

（5）药拌：药物中加入其他辅料拌染而成，如朱砂拌麦冬、砂仁拌熟地黄等。

以上各种炮制方法，除应根据具体药物的特点和临床治疗需要来选择运用外，具体操作时还应注意，炮制必须适度，否则也难达到预期的目的。正如明代陈嘉谟所说："凡药制造，贵在适中，不及则功效难求，太过则气味反失。"

第二章　中药的性能

性能，是指"器材、物品等所具有的性质和功能"。中药性能，是指中药所具有的性质和功能，主要有四气、五味、升降浮沉、归经、毒性等内容。中药性能是通过对许多中药作用于机体的表现，在中医理论指导下，经过分析、归纳而形成的，是对单味中药性能的总体概括，是中药理论的核心，是认识和使用中药的重要依据。然而，单味中药的性能，只是中药性能内容的局部或侧面。如单味中药的气，寒热温凉平只能具备其一，五味极少有五味俱全者。而且，性、味及归经等又有多种多样的组合，如此形成了各具特点的形形色色单味中药。因此，我们把中药性能在单味中药的具体化、特征性表现，称之为偏性。前人认识到中药偏性的普遍性，如《医原》指出"药未有不偏者也，以偏救偏，故名曰药"。

中医学认为，疾病是机体在致病因素的作用下，脏腑、经络功能异常，气血阴阳偏盛偏衰的状态。因此，利用中药的偏性纠正机体疾病状态下的偏盛偏衰，是中药治病的一般原理。故张景岳在《景岳全书·类经》中指出："气味之偏者，药饵之属是也，所以去人之邪气。其为故也，正以人之为病，病在阴阳偏胜耳。欲救其偏，则唯气味之偏者能之，正者不及也。"徐灵胎在《神农本草经百种录》更进一步指出："凡药之用，或取其气，或取其味，或取其色，或取其形……各以其偏胜而即资之疗疾，故能补偏救弊，调和脏腑。"

中药偏性用于纠正疾病状态下的阴阳偏盛偏衰时表现为中药的治疗作用。但若使用不当，中药的偏性有可能成为导致或加重机体阴阳偏盛偏衰病理变化的因素。故对中药偏性的两面性应该有客观、清醒的认识。中药合理使用就是利用其偏性以治病，避免其偏性以致病。

历代医药文献中，关于中药性能的内容十分丰富，但其中最主要的内容是四气、五味、归经、升降浮沉和毒。本章将就此类内容进行重点介绍。

第一节　四　气

四气，最早见载于《神农本草经》。该书序录明确指出药"有寒热温凉四气"。宋代寇宗奭《本草衍义》认为气与嗅觉有关，而寒热温凉不是嗅觉能感知的，因此提出"凡称气者，即是香臭之气，其寒、热、温、凉，则是药之性……其序例中气字，恐后世误书，当改为性字，则于义方允"。因而，将"四气"称为"四性"。后世则两种称谓并存，并沿用至今。

所谓四气，是指寒、热、温、凉四种不同的药性。它主要反映药物对人体阴阳盛衰、寒热变化的影响，是中药性能的重要组成部分，是说明药物性质与作用的主要理论。由于寒凉、温热分别属于一类，仅在程度上有差异，故常寒与凉、温与热并称。"凉次于寒""温次于热"，若进一步区分其程度，则又有"大热""大寒""微温""微凉"等描述。《神农本草经》序例中只列寒热温凉四气，但在记载具体药物药性时，又常见有平性。可见平性最迟在《神农本草经》时期已经纳入四气之内。所谓平性，是指对人体阴阳盛衰、寒热变化无明显影响的药性，因而应用广泛。由此得出，四气实际上包含寒、热、温、凉、平五方面。若按寒凉、温热、平分类则有三方面。但目前习惯上既不称"五性"也不称"三性"，仍然称四性（气）。

药性的寒凉、温热是由药物作用于人体所产生的不同效应而总结出来的，它与所治疗疾病的性质是相对而言的。故能够减轻或消除热证的药物，其药性属于寒凉性。如病人表现为高热烦渴、面红目赤、咽喉肿痛、脉洪数，这属于热证。用石膏、知母等药物治疗后，上述症状得以缓解或消除，说明上述药物的药性是寒凉的。能够减轻或消除寒证的药物，其药性属于温热性。如病人表现为四肢厥冷、面色㿠白、脘腹冷痛、脉微欲绝，这属于寒证，用附子、干姜等药物治疗后，上述症状得以缓解或消除，说明上述药物的药性是温热的。

一般而言，寒凉药分别具有清热、泻火、解热毒等作用；而温热药则分别具有温里、散寒、助阳等作用。

明确了四气的性质及其作用，就能以四气为依据指导临床用药。

1.疗寒以热药，疗热以寒药 疗寒以热药，疗热以寒药即治疗寒证要用温热药物，治疗热证要用寒凉药物。这是《神农本草经》提出的基于四气的中药应用原则，也是《素问·至真要大论》"寒者热之，热者寒之"治则的体现，临床使用中药时必须遵循。若不按这一原则使用中药，就有可能对患者造成不良影响。故王叔和明确提出"桂枝下咽，阳盛则毙；承气入胃，阴盛以亡"的警示。在对证用药的前提下，还应注意根据药性寒凉、温热的差异，量疾病寒、热证候的轻重程度而施用，以避免病重药轻、达不到应有的效果，或病轻药重、矫枉过正等不利情况发生。当疾病既不是寒证又不是热证时，或为寒证，或为热证时，均可选用合适的平性药。这是平性对人体阴阳盛衰、寒热变化无明显影响因而应用广泛的体现。

2.寒热并用 临床疾病的表现复杂多样，寒热并见就是疾病常见的表现形式。针对诸如表寒里热、上热下寒、寒热中阻而致的寒热错杂的复杂病证，则当寒、热药并用，使寒热并除。即《医碥》所谓："因其人寒热之邪夹杂于内，不得不用寒热夹杂之剂，古人每多如此。"如治疗心肾不交的交泰丸，既用热性的肉桂，又用苦寒的黄连。对于寒热错杂、阴阳格拒的病证，又当采用反佐之法治之。即张介宾"以热治寒，而寒拒热，则反佐以寒药而入之；以寒治热，而热拒寒，则反佐以热药而入之"之谓也。

第二节 五 味

五味最早主要指烹饪、饮食调味，如《吕氏春秋》谓"调和之事，必以酸苦甘辛咸，先后多少"。将五味与药物结合起来，最早见于《黄帝内经》《神农本草经》。如《素问·脏气法时论》谓"辛散、酸收、甘缓、苦坚、咸软"，《素问·至真要大论》谓"淡味渗泄"，《神农本草经》谓"药有酸、咸、甘、苦、辛五味"，从而为中药五味性能的形成奠定了基础。经后世历代医家的补充完善，逐步形成了说明药物性质与作用的主要理论。

所谓五味，是指药物有酸、苦、甘、辛、咸五种不同的药味，因而具有不同的属性和作用，有些药物还具有淡味或涩味。虽然实际上不止五种，但仍称五味。

五味，最初是人体对药物真实滋味或气味的直接感受，如黄连味苦、乌梅味酸、甘草味甜等。随着对药物滋味与药物作用的知识积累，意识到不同滋味的药物作用于人体，会产生不同的效应。在此基础上，以五味为纲，对各种作用的中药进行五味归类，从而总结归纳出五味的理论。由此可见，五味不仅仅有对药物滋味的真实反映，更重要的是在中药功效的基础上对药物属性和作用的高度概括，是从中药滋味抽象出来的理论概念。五味成为中药性能之后，也使对中药"味"的认定有了依据。常常将具有发散、行气、活血的中药定为辛味；将具有补虚、缓急止痛等作用的中药定为甘味。由于以功效定味的原因，在本草书籍的中药五味记载中，有时出现中药药味与实际口尝滋味不相符。因此，对中药五味的认知，也应从口尝滋味的认识层面，上升到代表属性与功效的药味理论层面。

五味所表达的中药属性与作用的内容丰富。清代汪昂在《本草备要》对五味性能进行了全面的总结。他指出："凡药酸者能收能涩，苦者能燥能泻能坚，甘者能补能和能缓，辛者能散能润能横行，咸者能下能软坚，淡者能利窍能渗泄，此五味之用也。"兹分述如下。

1.辛味 辛味"能散能行"，具有发散、行气、行血的作用。一般用于治疗表证、气滞证、血瘀证。如辛味药麻黄发汗解表、陈皮行气和中、郁金活血化瘀。辛散也有散结聚、启窍闭作用，如夏枯草味辛，能消肿散结；细辛味辛，能开窍醒神、通鼻窍。

此外，《内经》有"辛以润之"之说。所谓辛润，是对阳气不足、气化不行、津液不能输布所致干燥症状的一种治法。如附子、肉桂、桂枝等。

辛味燥散，有些辛味药易耗气伤津，气虚阴亏者慎用。

2.甘味 甘味"能补能和能缓"，具有补益、和中、调和药性和缓急止痛的作用。一般用于治疗虚证、脾胃不和、拘挛疼痛、中毒等。如甘味药人参补气、熟地黄能补血滋阴、蜂蜜能缓急止痛、甘草能调和药性并解药食中毒等。

甘味多滋腻，有些甘味药易助湿碍脾，故湿阻、中满气滞者慎用。

3.酸 酸"能收能涩"，具有收敛、固涩的作用，具体体现为止汗、涩精、缩尿、止带、止血、敛肺止咳、安神等功效。一般用于治疗正气不固、遗泻滑脱诸症以及肺虚久咳、心神不安等。如酸味药山茱萸敛汗，罂粟壳敛肺止咳，石榴皮涩肠止泻，金樱子固精缩尿、固崩止带，五味子安神等。酸味药具有生津作用，可用于治疗胃阴不足之口干、口渴，如五味子。此外，酸味药还有安蛔作用，可用于治疗蛔厥腹痛，如乌梅。

酸味敛邪，有实邪者不宜用。

4. 苦味 苦味"能泄、能燥、能坚"。泄有降逆、通便、降泄、泄热等作用，一般用于治疗气机上逆病证、大便秘结以及热证等。如苦味药苦杏仁降气止咳平喘、陈皮降逆止呕、大黄泻下通便、知母清热泻火等。苦燥能燥湿，一般用于治疗湿盛所致疾病。味苦而性温热者，治疗寒湿证，味苦而性寒凉者治疗湿热证。如苦寒的龙胆清热燥湿，治疗湿热证；苦温的苍术温燥除湿，治疗寒湿证。苦坚，是指苦味具有泻火存阴作用，可用于治疗阴虚火旺病证。通过清热而保护津液，如苦味的黄柏能泻相火以存阴。

苦味性燥，有些苦味药易伤津液，阴津不足者慎用。

5. 涩 涩与酸味药的作用相似，可用于治疗虚汗、泄泻、尿频、遗精、滑精、出血等症。如涩味药莲子涩精止带，禹余粮涩肠止泻，乌贼骨收敛止血等。

涩味敛邪，有实邪者不宜用。

6. 咸 咸"能下、能软"，有泻下通便、软坚散结的作用。一般用于治疗大便干结、痰核、瘿瘤、癥瘕痞块等。如咸味药芒硝软坚泻下、牡蛎软坚散结等。

此外，咸味偏走肾经，一些咸味药有补肾作用，如紫河车、蛤蚧等。咸味药食盐有引药入肾作用，知母、补骨脂、巴戟天等药用盐水炮制用意就在于此。

7. 淡 淡"能渗、能利"，有渗湿利小便的作用。一般用于治疗水肿、脚气、小便不利之症。如淡味药薏苡仁、茯苓利水消肿，滑石能利尿通淋。

淡味渗利水湿，应用不当损耗津液。

五味还可与五脏联系起来。如《素问·宣明五气》载："酸入肝（属木）、苦入心（属火）、甘入脾（属土）、辛入肺（属金）、咸入肾（属水）。"即对此做了概括的说明。但这种规律，并不是一成不变的。如黄柏味苦、性寒，作用是泻肾火而不是泻心火；枸杞子味甘，作用是补肝肾而不是补脾土等等。因此，不能机械地看待这一问题。

每种药物都同时具有性和味。四气、五味反映的是中药性能的不同层面，因此两者必须综合起来看，才能准确地辨别药物的作用及其特点。一般来讲，气味相同，作用相近。如辛温的药物多具有发散风寒的作用，甘温的药物多具有补气助阳的作用。有时气味相同，又有主次之别。如黄芪甘温，偏于甘以补气；锁阳甘温，偏于温以助阳。气味不同，作用有别。如黄连苦寒，党参甘温，黄连功能清热燥湿，党参则补中益气。气味不同则作用有异。其中有气同味异者，如麻黄、苦杏仁、大枣、乌梅、肉苁蓉同属温性，由于五味不同，则麻黄辛温散寒解表、苦杏仁苦温下气止咳、大枣甘温补脾益气、乌梅酸温敛肺涩肠、肉苁蓉咸温补肾助阳；也有味同气异者，如桂枝、薄荷、附子、石膏均为辛味，因四气不同，则有桂枝辛温解表散寒、薄荷辛凉疏散风热、附子辛热补火助阳、石膏辛寒清热降火等不同作用。至于一药兼有数味，则标志其治疗范围的扩大，如当归辛甘温，甘以补血、辛以活血行气、温以祛寒，故有补血、活血、行气止痛、温经散寒等作用，可用治血虚、血滞、血寒所引起的多种疾病。一般临床用药是既用其气，又用其味，但有时在配伍其他药物复方用药时，就可能出现或用其气，或用其味的不同情况。如升麻辛甘微寒，与黄芪同用治中气下陷时，则取其味甘升举阳气的作用；若与葛根同用治麻疹不透时，则取其味辛以解表透疹；若与石膏同用治胃火牙痛时，则取其寒性以清热降火。此即王好古《汤液本草》所谓："药之辛、甘、酸、苦、咸，味也；寒、热、温、凉，气也。味则五，气则四,五味之中，每一味各有四气，有使气者，有使味者，有气味俱使者……所用不一也。"由此可见，药物的气味所表示的药物作用以及气味配合的规律是比较复杂的，因此，既要熟悉四气五味的一般规律，又要掌握每一药物气味的特殊治疗作用以及气味配合的规律，这样才能很好地掌握药性，指导临床用药。

附：芳香药性

芳香药在古代早期多用作调香品以辟秽防病，后来由于外来香药不断输入，对芳香药的药性特点及治疗机理认识不断加深，逐步形成芳香药性理论，使其成为中药药性理论一个重要组成部分，从而发展了中药药性理论。芳香药主要作用及指导临床用药意义如下。

1.辟秽防疫　芳香药有辟除秽浊疫疠之气、扶助正气、抵御邪气的作用，达到辟秽养正、防病治病的目的。古人常用由芳香类药物制作的熏香、炷香、枕香、佩香等方法以防病祛邪，今人燃药香防治感冒流行，都是辟秽防疫的具体应用。

2.解表散邪　芳香药以其疏散之性，外走肌表，开宣毛窍，具有芳香疏泄、解表散邪之功，如薄荷、香薷、胡荽等，都是疏散表邪、解除表证的代表药。

3.悦脾开胃　"土爱暖而喜芳香"，故芳香药善入脾胃经，投其所喜，有加强运化、增进食欲、悦脾开胃的功效，如木香、檀香、沉香、丁香及香橼、佛手、甘松等，都是悦脾开胃，用治脾胃之滞，不思饮食的良药；有些药物自身香气不浓，但经炮制炒香后，如炒谷芽、炒麦芽、炒神曲等，同样可以增进悦脾开胃、纳谷消食的功效。

4.化湿去浊　芳香药能疏通气机、宣化湿浊、消胀除痞、复脾健运，即有化湿运脾之功，如苍术、厚朴、藿香、佩兰、草豆蔻等均为芳香化湿的代表药，主治湿浊中阻、脾失健运、痞满呕吐等病证。

5.通窍止痛　芳香药行散走窜，芳香上达，通窍止痛，如辛夷、薄荷、白芷、细辛为上行头目、通窍止痛的代表药，主治鼻塞、鼻渊、头痛及齿痛等病症。

6.行气活血　芳香药还可疏散气机，透达经络，行气活血，通经止痛，消肿散结。如香附、乌药、玫瑰花为芳香疏泄、行气活血、调经止痛的代表药，主治肝郁气滞、月经不调、胸胁胀痛等；又乳香、没药、麝香为行气活血、通经止痛、散结消肿的代表药，主治气滞血瘀、心腹诸痛、经闭痛经、癥瘕积聚、痈肿疮毒等。

7.开窍醒神　芳香药又有芳香辟秽、开窍启闭、苏醒神志的功效，如麝香、冰片、苏合香、安息香、樟脑等都是芳香开窍的代表药，主治邪蒙心窍、神志昏迷等。

可见，芳香药性学说是四气五味学说的补充和发展，也是中药药性理论的重要组成部分。

第三节 升降浮沉

升降浮沉就是指药物对机体有向上、向下、向外、向内四种不同作用趋向。升，即上升提举，趋向于上；降，即下达降逆，趋向于下；浮，即向外发散，趋向于外；沉，即向内收敛，趋向于内。它是与疾病所表现的趋向性相对而言的。其中，升与降、浮与沉是相对立的，升与浮、沉与降既有区别，又有交叉，难以截然分开，在实际应用升与浮、沉与降又常相提并论。按阴阳属性区分，则升浮属阳、沉降属阴。升降浮沉是阐明药物作用的趋向性能，也是中药的理论基础之一。由于疾病在病势上常常表现出向上（如呕吐、呃逆、喘息）、向下（如脱肛、遗尿、崩漏）、向外（如自汗、盗汗）、向内（表证未解而入里）；在病位上则有在表（如外感表证）、在里（如里实便秘）、在上（如目赤肿痛）、在下（如腹水、尿闭）等的不同，因能够针对病情，改善或消除这些病证的药物，相对来说也就分别具有升降浮沉的作用趋向了。

大多数中药或属于升浮药性，或属于沉降药性。也有少数具有双向性，如川芎能上行头目、下行血海，麻黄走表发汗，又能利水消肿。也有一些中药无明显的趋向性，如苦楝皮杀虫疗癣，乳香活血止痛、消肿生肌。一般而言，升浮药具有疏散解表、宣毒透疹、解毒消疮、宣肺止咳、温里散寒、暖肝散结、温通经脉、通痹散结、行气开郁、活血消癥、开窍醒神、升阳举陷、涌吐等作用。故解表药、温里药、祛风寒湿药、行气药、活血祛瘀药、开窍药、涌吐药等多具有升浮特性。沉降药分别具有清热泻火、泻下通便、利水渗湿、重镇安神、平肝潜阳、息风止痉、降逆平喘、止呕、止呃、消积导滞、固表止汗、敛肺止咳、涩肠止泻、固崩止带、涩精止遗、收敛止血、收湿敛疮等作用。故清热药、泻下药、利水渗湿药、降气平喘药、降逆和胃药、安神药、平肝息风药、收敛止血药、收涩药等多具有沉降药性。

药物升降浮沉作用趋向性的形成，与药物在自然界生成禀受而形成的药性不同有关，并受炮制、配伍等诸多因素的影响。与四气、五味一样，升降浮沉也同样是通过药物作用于机体所产生的疗效而概括出来的中药理论。影响药物升降浮沉的因素与四气五味、及药物质地轻重有密切关系，并受到炮制和配伍的影响。

1.升降浮沉与四气五味有关 一般来讲，凡味属辛、甘，性属温、热的药物，大都是升浮药，如麻黄、升麻、黄芪等药；凡味属苦、酸、咸，性属寒、凉的药物，大都是沉降药，如大黄、芒硝、山楂等。

2.升降浮沉与药物的质地有关 汪昂《本草备要·药性总义》云："凡药轻虚者，浮而升；重实者，沉而降。"一般来讲，花、叶、皮、枝等质轻的药物大多为升浮药，如紫苏叶、菊花、蝉蜕等；而种子、果实、矿物、贝壳及质重者大多都是沉降药，如紫苏子、枳实、磁石、赭石等。除上述一般规律外，某些药也有特殊性，如旋覆花虽然是花，但功能降气消痰、止呕止噫，药性沉降而不升浮；苍耳子虽然是果实，但功能通窍发汗、散风除湿、药性升浮而不沉降，故有"诸花皆升，旋复独降；诸子皆降，苍耳独升"之说。

3.升降浮沉受炮制、配伍的影响 炮制可以影响甚至转变药物升降浮沉的性能。如有些药物酒制则升，姜炒则散，醋炒收敛，盐炒下行。如大黄，属于沉降药，峻下热结、泄热通便，经酒炒后，大黄则可清上焦火热，可治目赤头痛。故李时珍说："升者引之以咸寒，则沉而直达下焦，沉者引之以酒，则浮而上至巅顶。"

通过配伍也可影响药物升降浮沉的性能。一般来讲，升浮药在大队沉降药中能随之下降；反之，沉降药在大队升浮药中能随之上升。又如作为引经药，牛膝能引药下行，桔梗能载药上行。由此可见，药物的升降浮沉是受多种因素的影响，它在一定的条件下可相互转化，正如李时珍所说："升降在物，亦在人也。"

药物的升降浮沉性能，可以调整脏腑气机的紊乱，使之恢复正常的生理功能，或作用于机体的不同部位，因势利导，驱邪外出，从而达到治愈疾病的目的。具体而言，病变部位在上在表者宜升浮不宜沉降，如外感风热则应选用薄荷、菊花等升浮药来疏散；病变部位在下在里者宜沉降不宜升浮，如热结肠燥大便秘结者则应选用大黄、芒硝等沉降药来泄热通便；病势上逆者，宜降不宜升，如肝阳上亢头晕目眩则应选用赭石、石决明等沉降药来平肝潜阳；病势下陷，宜升不宜降，如气虚下陷久泻脱肛，则应用黄芪、升麻、柴胡等升浮药来升阳举陷。总之，必须针对疾病发生部位在上在下在表在里的区别，病势上的上逆下陷之区别，根据药物有升降浮沉的不同特性，恰当选用药物，这也是指导临床用药必须遵循的重要原则。此外，为了适应复杂病机，更好地调节紊乱的脏腑功能，还可采用升降浮沉并用的用药方法，如治疗风寒闭肺、宣降失常的咳喘，常用麻黄解表散寒、宣肺止咳，苦杏仁降气止咳平喘，二药相伍，升降并用，以成宣降肺气的配伍。可见，升降并用是适应复杂病机，调节紊乱脏腑功能的有效用药方法。

第四节 归　经

药物归经的理论，发源于秦汉，丰富发展于唐宋，形成于金元，完善于明清，经历了较长的历史时期，是指导临床用药的又一种重要的性能理论。"归经"这一术语的提出，是清代的医药学家沈金鳌，其所著《要药分剂》一书，对药物归经作了较全面的总结，把历代"引经""行经""入""走""归"及为某某经药等众多的说法，统一称为"归经"，并得到普遍认同而沿用至今。

归经是指药物对于机体某部分的选择性作用，即某药对某些脏腑经络部位的病变起着主要或特殊的治疗作用。药物的归经不同，其治疗作用也不同。归经指明了药物治病的适用范围，也就是说明了药效所在，包含了药物定性定位的概念。同时，也是阐明药物作用机理，指导临床用药的药性理论基本内容之一。

中药归经理论的形成是在中医基本理论指导下以脏腑经络学说为基础，以药物所治疗的具体病证为依据经过长期临床实践总结出来的用药理论。它与机体因素即脏腑经络生理特点，临床经验的积累，中医辨证理论体系的不断发展与完善及药物自身的特性密不可分。由于经络能沟通人体内外表里，所以一旦机体发生病变，体表病变可以通过经络影响到内在脏腑；反之，内在脏腑病变也可以反映到体表上来。由于发病所在脏腑及经络循行部位不同，临床上所表现的症状则各不相同。如心经病变多见心悸失眠；肺经病变常见胸闷喘咳；肝经病变每见胁痛抽搐等症。临床用朱砂、远志能治愈心悸失眠，说明它们归心经；用桔梗、紫苏子能治愈喘咳胸闷，说明它们归肺经；而选用白芍、钩藤能治愈胁痛抽搐，则说明它们能归肝经。至于一药能归数经，是指其治疗范围的扩大。如麻黄归肺与膀胱经，它既能发汗宣肺平喘，治疗外感风寒及咳喘之证，又能宣肺利尿，治疗风水水肿之证。由此可见，归经理论是通过脏腑辨证用药，从临床疗效观察中总结出来的用药理论。

掌握归经便于临床辨证用药，即根据疾病的临床表现，通过辨证审因，诊断出病变所在脏腑经络部位，按照归经来选择适当药物进行治疗。如病患热证，有肺热、心火、胃火、肝火等的不同，治疗时用药不同。若肺热咳喘，当用桑白皮、地骨皮等肺经药来泻肺平喘；若胃火牙痛当用石膏、黄连等胃经药来清泻胃火；若心火亢盛心悸失眠，当用朱砂、丹参等心经药以清心安神；若肝热目赤，当用夏枯草、龙胆草等肝经药以清肝明目。再如外感热病、热在卫分，发热、微恶风寒、头痛、咽痛，当用金银花、连翘等卫分药以辛凉解表、清热解毒；若热入气分，面赤恶热、高热烦渴，则当用石膏、知母等气分药以清热泻火、生津止渴。可见，归经理论为临床辨证用药提供了方便。

掌握归经理论还有助于区别功效相似的药物。如同是利尿药，有麻黄的宣肺利尿、黄芪的健脾利尿、附子的温阳利水、猪苓的通利膀胱之水湿等的不同。又羌活、葛根、柴胡、吴茱萸、细辛同为治头痛之药，但羌活善治太阳经头痛、葛根善治阳明经头痛、柴胡善治少阳经头痛、吴茱萸善治厥阴经头痛、细辛善治少阴经头痛。因此，在熟悉药物功效的同时，掌握药物的归经对相似药物的鉴别应用有十分重要的意义。

运用归经理论指导临床用药，还要依据脏腑经络相关学说，注意脏腑病变的相互影响，恰当选择用药。如肾阴不足、水不涵木、肝火上炎、目赤头晕，治疗时当选用黄柏、知母、枸杞子、菊花、地黄等肝、肾两经的药物来治疗，以益阴降火、滋水涵木；而肺病久咳，痰湿稽留，损伤脾气，肺病及脾，脾肺两虚，治疗时则要肺脾兼顾，采用党参、白术、茯苓、陈皮、半夏等肺、脾两经的药物来治疗，以补脾益肺、培土生金。而不能拘泥于见肝治肝、见肺治肺的单纯分经用药的方法。

在运用归经理论指导药物临床应用时，还必须与四气五味、升降浮沉学说结合起来，才能做到全面准确。如同归肺经的药物，由于有四气的不同，其治疗作用也各异。如紫苏温散肺经风寒、薄荷凉散肺经风热、干姜性热温肺化饮、黄芩性寒清肺泻火。同归肺经的药物，由于五味的不同，作用亦殊。如乌梅酸收固涩、敛肺止咳，麻黄辛以发表、宣肺平喘，党参甘以补虚、补肺益气，陈皮苦以下气、止咳化痰，蛤蚧咸以补肾、益肺平喘。同归肺经的药物，因其升降浮沉之性不同，作用迥异。如桔梗、麻黄药性升浮，故能开宣肺气、止咳平喘；苦杏仁、紫苏子药性降沉，故能泻肺止咳平喘。四气五味、升降浮沉、归经同是药性理论的重要组成部分，在应用时必须结合起来，全面分析，才能准确地指导临床用药。

四气五味只是说明药物具有不同的寒热属性和治疗作用，升降浮沉只是说明药物的作用趋向。二者都缺乏明确的定位概念，只有归经理论才能把药物的治疗作用与病变所在的脏腑经络部位有机地联系起来。事实证明，掌握好归经理论对于指导临床用药意义很大。然而，由于历代医家对一些药物功效的观察，认识上所存在的差异，归经方法的不同，以及药物品种的混乱，因此出现了本草文献中对某些药物归经的记载不够统一、准确，造成归经混乱的现象。据不完全统计，仅大黄一味就有十四种归经的说法，涉及十经之多，这充分说明归经学说有待整理和提高，但绝对不能因此而贬低归经学说的科学价值。正如徐灵胎所说："不知经络而用药，其失也泛，必无捷效；执经络而用药，其失也泥，反能致害。"既承认归经理论的科学性，又要看到它的不足之处，这是正确对待归经理论的态度。

第五节　毒　性

中药的"毒性"，通俗地讲就是关于中药"毒"的性能。作为中药性能，毒性具有普遍性，凡药均有毒。故古代常常把毒药看作是一切药物的总称。如《周礼·天官冢宰》已有"医师掌医之政令，聚毒药以供医事"的记载，张子和《儒门事亲·推原补法利害非轻说》云："凡药有毒也，非止大毒小毒谓之毒。甘草、苦参不可不谓之毒，久服必有偏胜。"可以看出，药与毒的关系密不可分，即有毒才治病、治病才为药、有毒能为患。这是毒性作为中药性能的基本内涵。也是凡药均有毒这一广义毒性概念的基本内涵。

对于中药毒性与药性的关系，明代张景岳首次进行了诠释，他在《类经》中指出："药以治病，因毒为能，所谓毒者，因气味之偏也。盖气味之正者，谷食之属是也，所以养人之正气。气味之偏者，药饵之属是也，所以去人之邪气，其为故也，正以人之为病，病在阴阳偏胜耳……大凡可辟邪安正者，均可称为毒药，故曰毒药攻邪也。"从而将毒性与药性、毒性与偏性联系在一起。

古人已经认识到毒性有大小。故历史上既有《本经》的"有毒无毒"分类，也有《黄帝内经》无毒、小毒、常毒、大毒分类。无毒之药仍具有治疗疾病的基本作用，"无毒之药，性虽平和，久而多之，则性有所偏"。故中药毒性的无毒这一层级，仍在中药毒性范畴之内。

一般而言，毒性越大，作用越强，相应的，其疗效及对机体的潜在危害性越强。本草及后世中药著作，对于容易引起机体损害的中药，在其性能项下，往往标注"有毒""小毒""大毒"等。《诸病源候论·解诸药毒候》亦云："凡药物云有毒及有大毒者，皆能变乱，于人为害，亦能杀人。"因此，毒性专指中药对机体的危害性时，就是狭义的中药毒性。

古今都有中药引起机体损害的记载和报道。自新中国成立以来，出现了大量中药中毒报告，仅单味药引起中毒就达上百种之多，其中植物药九十多种，如关木通、苍耳子、苦楝根皮、昆明山海棠、狼毒、萱草、附子、乌头、夹竹桃、雪上一枝蒿、福寿草、槟榔、乌桕、巴豆、半夏、牵牛子、山豆根、艾叶、白附子、瓜蒂、马钱子、黄药子、苦杏仁、桃仁、枇杷仁及曼陀罗花/苗、莨菪等；动物药及矿物药各十多种，如斑蝥、蟾蜍、鱼胆、芫青、蜂蛹及砒霜、升药、胆矾、铅丹、密陀僧、皂矾、雄黄、降药等。由此可见，文献中认为大毒、剧毒的固然有中毒致死的，小毒、微毒甚至无毒的同样也有中毒病例发生，故临床应用有毒中草药固然要慎重，就是"无毒"的，也不可掉以轻心。

中药中毒的主要原因有以下几方面：①剂量过大，如砒霜、胆矾、斑蝥、蟾酥、马钱子、附子、乌头等毒性较大的药物，用量过大，或时间过长可导致中毒。②误服伪品，如误以华山参、商陆代人参，独角莲代天麻使用。③炮制不当，如使用未经炮制的生附子、生乌头。④制剂服法不当，如乌头、附子中毒，多因煎煮时间太短，或服后受寒、进食生冷。⑤配伍不当，如甘遂与甘草同用，乌头与瓜蒌同用而致中毒。此外，还有药不对证、自行服药、乳母用药及个体差异也是引起中毒的原因。

因此，对于中药的使用一定要加强管理，尤其是对列入国务院《医疗用毒性药品管理办法》的中药品种的管理。这些中药包括：砒石、砒霜、水银、生马钱子、生川乌、生草乌、生白附子、生附子、生半夏、生南星、生巴豆、斑蝥、青娘虫、红娘虫、生甘遂、生狼毒、生藤黄、生千金子、生天仙子、闹羊花、雪上一枝蒿、红升丹、白降丹、蟾酥、洋金花、红粉、轻粉、雄黄。

明确中药毒性作为性能的基本特征，对于指导临床合理用药有重要意义：①慎重对待中药的使用。凡药均有毒，凡药均有偏性，因此，中药的使用应非常审慎。首先，无病不用药。如孙思邈《千金方》中指出："人体平和，唯须好将养，药势偏有所助，令人藏气不平，易受外患。"罗天益《卫生宝鉴》中指出："夫药以攻疾，无病不可饵也……无病服药，乃无事生事。"有病须辨证用药。如《药治通义》引程若水《医彀》曰："盖药有利有害，参芪归术，补气补血等药，利人处极多，亦有受其害者，不中病也。香燥苦寒，损气损血等药，害人处极多，亦有受其利者，适中病也。"故辨证用药、药证相应（中病），是保证中药用药安全有效的关键。②充分利用药毒以治病。根据"以毒攻毒"的原则，在保证用药安全的前提下，也可采用某些毒药治疗某些疾病。如用雄黄治疗疔疮恶肿、水银治疗疥癣梅毒、砒霜治疗白血病等，让有毒中药更好地为临床服务。③严格控制剂量和疗程。对有毒药物的用量，古人极其审慎，提出了一系列用量原则。一是从小量开始，逐渐增加剂量，疾愈即止。如《神农本草经》："若用毒药疗病，先起如黍粟，病去即止。不去倍之，不去十之，取去为度。"二是按毒药在方中的比例确定服用量。如陶弘景曰："一物一毒服一丸，如细麻；二物一毒服二丸，如大麻；三物一毒服三丸，如胡豆；四物一毒服四丸，如小豆；五物一毒服五丸，如大豆；六物一毒服六丸，如梧子。以此至十，皆如梧子，以数为丸。而毒中又有轻重，且如狼毒、钩吻，岂同附子、芫花辈耶？凡此之类，皆须量宜。"三是按毒的大小有无确定服用总量。如《素问·五常政大论》载："大毒治病十去其六，常毒治病十去其七，小毒治病十去其八，无毒治病十去其九。"剂量是决定中药起治疗效应或起毒性效应的重要参数，故适宜的用量是保证中药使用安全有效的重要因素。

除上述内容外，还可以通过炮制、配伍、剂型、用法等手段来达到安全有效用药的目的。①炮制方面：露蜂房有毒，"火熬之良"；斑蝥有毒，须"糯米中炒，米黄为度"。②配伍方面：《神农本草经》认为"若有毒宜制，可用相畏、相杀者，不尔，勿合用也"。陶弘景指出，"俗方每用附子，皆须甘草、人参、生姜相配者，正制其毒也"。③剂型方面：《神农本草经》载"药性有宜丸者，宜散者，宜水煮者，宜酒渍者，宜膏煎者，亦有一物兼宜者，亦有不可入汤酒者，并随药性，不得违越"。④用法方面，羊踯躅"不入汤服"，木鳖子"多从外治"，大风子"惟从外敷，不入内治"。这些均提示我们通过多种用药环节的控制，保证中药应用的安全性、保证有毒中药应用的安全性。

第三章　中药的应用

第一节　中药七情

中药有单用和合用，《神农本草经·序录》将中药应用中的多种情况总结为单行、相须、相使、相恶、相畏、相杀、相反等七种，称为"七情"。现将七情内容分述于下。

1.**单行**　单行就是用单味中药治疗某种疾病。一般病情单纯或病势较轻，如清金散，即单用一味黄芩，治疗肺热出血的病证；其他如马齿苋治疗痢疾、夏枯草膏消瘿瘤等皆属此类。也可用于病情危急的疾病，如独参汤，即单用一味人参，治疗大失血所引起元气虚脱的危重病证。

2.**相须**　相须就是两种性能功效类似的药物合用，可以增强原有药物治疗效果的配伍关系。如麻黄配桂枝，能增强发汗解表、祛风散寒的作用；附子、干姜配合应用，以增强温阳守中、回阳救逆的功效；陈皮配半夏以加强燥湿化痰、理气和中之功；全蝎、蜈蚣同用能明显增强平肝息风、止痉定搐的作用。

3.**相使**　相使就是以一种药物为主，另一种药物为辅，辅药可以提高主药的治疗效果的配伍关系。如治疗气虚水肿，以黄芪补气利水为主药，辅以茯苓健脾利湿，二药合用，茯苓能增强黄芪补气利水的治疗效果；又如治疗湿热泻痢，腹痛里急，以黄连清热燥湿、解毒止痢为主药，辅以木香行气上痛，二药合用，可增强黄连清热燥湿、行气止痛的治疗效果。

4.**相畏**　相畏就是一种药物的毒性或副作用能被另一种药物减轻或消除的配伍关系。如半夏畏生姜，即半夏的毒副作用可以被生姜所抑制。

5.**相杀**　相杀就是一种药物能够消除另一种药物的毒性或副作用的配伍关系。如生姜杀半夏，即生姜可以减轻或消除半夏的毒性或副作用。可见相畏和相杀没有质的区别，是从自身的毒副作用受到对方的抑制和自身能消除对方毒副作用的不同角度提出来的配伍方法，也就是同一配伍关系的两种不同提法。

6.**相恶**　相恶就是一种药物能使另一种药物的功效破坏或丧失的配伍关系。如人参恶莱菔子，莱菔子能削弱人参的补气作用；生姜恶黄芩，黄芩能削弱生姜的温胃止呕的作用。

7.**相反**　相反就是两种药物合用能产生或增强毒性或副作用的配伍关系。如甘草反甘遂；贝母反乌头等，详见用药禁忌"十八反""十九畏"中的药物。

药物的配伍应用是中医用药的主要形式，药物按一定法度加以组合，并确定一定的分量比例，制成适当的剂型，即是方剂。方剂是药物配伍的发展，也是药物配伍应用更为普遍、更为高级的形式。

第二节　用药禁忌

为了保证疗效和安全用药，必须注意用药禁忌。中药的用药禁忌主要包括配伍禁忌、证候禁忌、妊娠禁忌和服药的饮食禁忌四个方面。

一、配伍禁忌

所谓配伍禁忌，就是指某些药物合用会产生剧烈的毒副作用或降低和破坏药效，因而应该避免配合应用，也即《神农本草经》所谓："勿用相恶、相反者。"历代关于配伍禁忌的认识不完全一致，其中金元时期《儒门事亲》概括的"十八反"歌诀和明代《医经小学》概括的"十九畏"歌诀便于吟诵，流传较广。

"十八反"歌诀："本草明言十八反，半蒌贝蔹及攻乌，藻戟遂芫俱战草，诸参辛芍叛藜芦。"即乌头反贝母、瓜蒌、半夏、白及、白蔹；甘草反甘遂、大戟、海藻、芫花；藜芦反人参、丹参、玄参、沙参、细辛、芍药。

"十九畏"歌诀："硫黄原是火中精，朴硝一见便相争，水银莫与砒霜见，狼毒最怕密陀僧，巴豆性烈最为上，偏与牵牛不顺情，丁香莫与郁金见，牙硝难合京三棱，川乌、草乌不顺犀，人参最怕五灵脂，官桂善能调冷气，若逢石脂便相欺，大凡修合看顺逆，炮爁炙煿莫相依。"即硫黄畏朴硝，狼毒畏密陀僧，巴豆畏牵牛，丁香畏郁金，川乌、草乌畏犀角，牙硝畏三棱，官桂畏赤石脂，人参畏五灵脂。

"十八反""十九畏"作为中药配伍禁忌，有其历史渊源，也在《中国药典》中有其体现。因此，应当将"十八反""十九畏"作为用药禁忌来遵循。但是，应该看到，古今文献中，都有应用"十八反""十九畏"配伍的用于临床治疗的记载。因此，对"十八反""十九畏"同用应采取慎重从事的态度，若无充分根据和用药经验，最好不予使用，以免发生意外。

二、证候禁忌

由于药物的药性不同，其作用各有专长和一定的适应范围，因此，某种或某类病证不宜食用某种或某类药物，称证候禁忌。如麻黄性味辛温，功能发汗解表、散风寒，又能宣肺平喘利尿，故只适宜于外感风寒表实无汗或肺气不宣的喘咳，而对表虚自汗及阴虚盗汗、肺肾虚喘则应禁止使用。又如黄精甘平，功能滋阴补肺、补脾益气，主要用于肺虚燥咳、脾胃虚弱及肾虚精亏的病证。但因其性质滋腻，易助湿邪，因此，凡脾虚有湿、咳嗽痰多以及中寒便溏者则不宜服用。证候禁忌内容涉及范围较广，详见各论中每味药物的"使用注意"部分。

三、妊娠禁忌

妊娠禁忌是指妇女妊娠期间慎用或禁用某些药物。一般而言，凡能引起堕胎或损害胎元的药物均应作为妊娠禁忌的药物。根据药物对胎元损害程度的不同，一般可分为慎用与禁用两大类。慎用的药物包括通经祛瘀、行气破滞及辛热滑利之品，如桃仁、红花、牛膝、大黄、枳实、附子、肉桂、干姜、木通、冬葵子、瞿麦等；而禁用的药物是指毒性较强或药性猛烈的药物，如巴豆、牵牛、大戟、商陆、麝香、三棱、莪术、水蛭、斑蝥、雄黄、砒霜等。

凡禁用的药物绝对不能使用，慎用的药物可以根据病情的需要斟酌使用。

四、饮食禁忌

饮食禁忌是指服药期间对某些食物的禁忌，简称食忌，也就是通常所说的忌口。《本草经集注》说："服药不可多食生葫荽及蒜、鸡、生菜，又不可诸滑物果实等，又不可多食肥猪、犬肉、油腻肥羹、鱼鲙、腥臊等物。"指出了在服药期间，一般应忌食生冷、油腻、腥膻、有刺激性的食物。

此外，根据病情的不同，饮食禁忌也有区别。如热性病，应忌食辛辣、油腻、煎炸性食物；寒性病，应忌食生冷食物、清凉饮料等；胸痹患者应忌食肥肉、脂肪、动物内脏及烟、酒等；肝阳上亢头晕目眩、烦躁易怒者应忌食胡椒、辣椒、大蒜、白酒等辛热助阳之品；黄疸胁痛者应忌食动物脂肪及辛辣烟酒刺激之品；脾胃虚弱者应忌食油炸黏腻、寒冷固硬、不易消化的食物；肾病水肿者应忌食盐、碱过多的和酸辣太过的刺激食品；疮疡、皮肤病患者应忌食鱼、虾、蟹等腥膻发物及辛辣刺激性食品。此外，古代文献记载，甘草、黄连、桔梗、乌梅忌猪肉，鳖甲忌苋菜，常山忌葱，地黄、何首乌忌葱、蒜、萝卜，丹参、茯苓、茯神忌醋，土茯苓、使君子忌茶，薄荷忌蟹肉以及蜜反生葱、柿反蟹等，也应作为服药禁忌的参考。

第三节　中药的剂量

中药剂量是指临床应用时的分量。它主要指明了每味药的成人一日量。本书每味药物标明的用量，除特别注明以外，都是指干燥后生药，在汤剂中成人一日内用量。

中药的计量单位有重量，如市制：斤、两、钱、分、厘，公制：千克、克、毫克；数量如片、条、枚、支、角、只等。自明清以来，我国普遍采用16进位制的"市制"计量方法，即1市斤=16两=160钱。自1979年起，我国对中药生产计量统一采用公制，即1公斤=1000克=1000000毫克。为了处方和调剂计算方便，按规定以如下的近似值进行换算：1市两（16进位制）=30克；1钱=3克；1分=0.3克；1厘=0.03克。

尽管中药绝大多数来源于生药，安全剂量幅度较大，用量不像化学药品那样严格，但

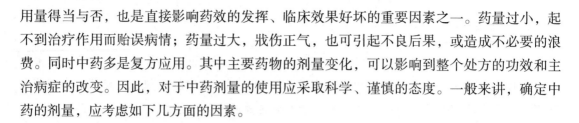

用量得当与否，也是直接影响药效的发挥、临床效果好坏的重要因素之一。药量过小，起不到治疗作用而贻误病情；药量过大，戕伤正气，也可引起不良后果，或造成不必要的浪费。同时中药多是复方应用。其中主要药物的剂量变化，可以影响到整个处方的功效和主治病症的改变。因此，对于中药剂量的使用应采取科学、谨慎的态度。一般来讲，确定中药的剂量，应考虑如下几方面的因素。

一、药物

剧毒药或作用峻烈的药物，应严格控制剂量，开始时用量宜轻，逐渐加量，一旦病情好转后，应当立即减量或停服，中病即止，防止过量或蓄积中毒。此外，花叶皮枝等量轻质松及性味浓厚、作用较强的药物用量宜小；矿物介壳质重沉坠及性味淡薄，作用温和的药物用量宜大；鲜品药材含水分较多用量宜大（一般为干品的4倍）；干品药材用量当小；过于苦寒的药物也不要久服过量，免伤脾胃；再如犀角、羚羊角、麝香、牛黄、猴枣、鹿茸、珍珠等贵重药材，在保证药效的前提下应尽量减少用量。在一般情况下，同样的药物入汤剂比入丸散剂的用量要大些；单味药使用比复方中应用剂量要大些；在复方配伍使用时，主要药物比辅助药物用量要大些。

二、患者

由于年龄、体质的不同，对药物耐受程度不同，则药物用量也有差别。一般老年、小儿、妇女产后及体质虚弱的病人，都要减少用量，成人及平素体质壮实的患者用量宜重。一般5岁以下的小儿用成人药量的1/4，5岁以上的儿童按成人用量减半服用。病情轻重、病势缓急、病程长短与药物剂量也有密切关系，一般病情轻、病势缓、病程长者用量宜小；病情重、病势急、病程短者用量宜大。

三、季节

夏季发汗解表药及辛温大热药不宜多用；冬季发汗解表药及辛热大热药可以多用；夏季苦寒降火药用量宜重；冬季苦寒降火药则用量宜轻。

除了剧毒药、峻烈药、精制药及某些贵重药外，一般中药常用内服剂量为5～10g；部分常用量较大剂量为15～30g；新鲜药物常用量为30～60g。

第四节　中药的用法

本书所述中药的服法，主要是指汤剂的煎煮及不同剂型的服用方法。

一、汤剂煎煮法

汤剂是中药最为常用的剂型之一，自商代伊尹创制汤液以来沿用至今，经久不衰。汤剂的制作对煎具、用水、火候、煮法都有一定的要求。

1.煎药用具 以砂锅、瓦罐为好，铝锅、搪瓷罐次之，忌用钢铁锅，以免发生化学变化，影响疗效。

2.煎药用水 古时曾用长流水、井水、雨水、泉水、米泔水等煎煮。现在多用自来水、井水、蒸馏水等，但总以水质洁净新鲜为好。

3.煎药火候 有文、武火之分。文火，是指使温度上升及水液蒸发缓慢的火候；武火，又称急火，是指使温度上升及水液蒸发迅速的火候。

4.煎煮方法 先将药材浸泡30～60分钟，用水量以高出药面3～4cm为度。一般中药煎煮两次，第二煎加水量为第一煎的1/3～1/2。两次煎液去渣滤净混合后分两次服用。煎煮的火候和时间，要根据药物性能而定。一般来讲，解表药、清热药宜武火煎煮，时间宜短，煮沸后煎3～5分钟即可；补养药需用文火慢煎，时间宜长，煮沸后再续煎30～60分钟。某些药物因其质地不同，煎法比较特殊，处方上需加以注明，归纳起来包括先煎、后下、包煎、另煎、溶化、泡服、冲服、煎汤代水等不同煎煮法。

（1）先煎：主要指有效成分难溶于水的一些金石、矿物、介壳类药物，应打碎先煎，煮沸20～30分钟，再下其他药物同煎，以使有效成分充分析出。如磁石、赭石、生铁落、生石膏、寒水石、紫石英、龙骨及牡蛎、海蛤壳、瓦楞子、珍珠母、石决明、紫贝齿、龟板、鳖甲等。此处，附子、乌头等毒副作用较强的药物，宜先煎45～60分钟后再下他药，久煎可以降低毒性，安全用药。

（2）后下：主要指一些气味芳香的药物，久煎其有效成分易于挥发而降低药效，须在其他药物煎沸5～10分钟后放入，如薄荷、青蒿、香薷、木香、砂仁、沉香、白豆蔻、草豆蔻等。此外，有些药物虽不属芳香药，但久煎也能破坏其有效成分，如钩藤、大黄、番泻叶等亦属后下之列。

（3）包煎：主要指那些黏性强、粉末状及带有绒毛的药物，宜先用纱布袋装好，再与其他药物同煎，以防止药液混浊或刺激咽喉引起咳嗽及沉于锅底，加热时引起焦化或糊化。如蛤粉、滑石、青黛、旋覆花、车前子、蒲黄及灶心土等。

（4）另煎：又称另炖，主要是指某些贵重药材，为了更好地煎出有效成分还应单独另煎，即另炖2～3小时。煎液可以另服，也可与其他煎液混合服用，如人参、西洋参、羚羊角、鹿茸、虎骨等。

（5）溶化：又称烊化，主要是指某些胶类药物及黏性大而易溶的药物，为避免入煎黏锅或黏附其他药物影响煎煮，可单用水或黄酒将此类药加热熔化，即烊化后，用煎好的药液冲服，也可将此类药放入其他药物煎好的药液中加热烊化后服用，如阿胶、鹿角胶、龟板胶、鳖甲胶、虎骨胶、鸡血藤胶及蜂蜜、饴糖等。

（6）泡服：又叫焗服，主要是指某些有效成分易溶于水或久煎容易破坏药效的药物，可以用少量开水或复方中其他药物滚烫的煎出液趁热浸泡，加盖闷润，减少挥发，半小时后去渣即可服用，如藏红花、番泻叶、胖大海等。

（7）冲服：主要指某些贵重药，用量较轻，为防止散失，常需要研成细末制成散剂用温开水或复方中其他药物煎液冲服，如麝香、牛黄、珍珠、羚羊角、猴枣、马宝、西洋参、鹿茸、人参、蛤蚧等；某些药物，根据病情需要，为提高药效，也常研成散剂冲服，如用于止血的三七、花蕊石、白及、紫珠草、血余炭、棕榈炭，以及用于息风止痉的蜈蚣、全蝎、僵蚕、地龙和用于制酸止痛的乌贼骨、瓦楞子、海蛤壳、延胡索等；某些药物高温容易破坏药效或有效成分难溶于水，也只能作散剂冲服，如雷丸、鹤草芽、朱砂等。此外，还有一些液体药物，如竹沥汁、姜汁、藕汁、荸荠汁、鲜地黄汁等也须冲服。

（8）煎汤代水：主要指某些药物为了防止与其他药物同煎使煎液混浊，难于服用，宜先煎后取其上清液代水再煎煮其他药物，如灶心土等。此外，某些药物质轻用量多、体积大、吸水量大，如玉米须、丝瓜络、金钱草等，也须煎汤代水用。

二、服药法

1.服药时间　汤剂一般每日一剂，煎两次分服，两次间隔时间为4～6小时。临床用药时可根据病情增减，如急性病、热性病可一日两剂，至于饭前还是饭后服则主要决定于病变部位和性质。一般来讲，病在胸膈以上者，如眩晕、头痛、目疾、咽痛等宜饭后服；如病在胸腹以下者，如胃、肝、肾等脏疾患，则宜饭前服。某些对胃肠有刺激性的药物宜饭后服；补益药多滋腻碍胃，宜空腹服；治疟药宜在疟疾发作前的两小时服用；安神药宜睡前服；慢性病定时服；急性病、呕吐、惊厥及石淋、咽喉病须煎汤代茶饮者，均可不定时服。

2.服药方法

（1）汤剂：一般宜温服。但解表药要偏热服，服后还须温覆盖好衣被，或进热粥，以助汗出；寒证用热药宜热服，热证用寒药宜冷服，以防格拒于外。如出现真热假寒当寒药温服，真寒假热者则当热药冷服，此即《黄帝内经》所谓"治热以寒，温以行之；治寒以热，凉以行之"的服药方法。

（2）丸剂：颗粒较小者，可直接用温开水送服；大蜜丸者，可以分成小粒吞服；若水丸质硬者，可用开水溶化后服。

（3）散剂、粉剂：可用蜂蜜加以调和送服，或装入胶囊中吞服，避免直接吞服，刺激咽喉。

（4）膏剂：宜用开水冲服，避免直接倒入口中吞咽，以免黏喉引起呕吐。

（5）冲剂、糖浆剂：冲剂宜用开水冲服；糖浆剂可以直接吞服。

此外，危重病人宜少量频服；一呕吐患者可以浓煎药汁，少量频服；对于神志不清或因其他原因不能口服时，可采用鼻饲给药法。在应用发汗、泻下、清热药时，若药力较强，要注意患者个体差异，一般得汗、泻下、热降即可停药，适可而止，不必尽剂，以免汗、下、清热太过，损伤人体的正气。

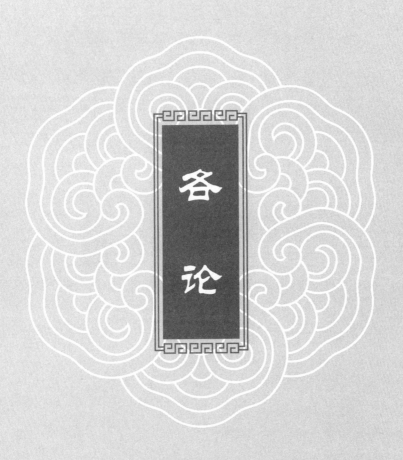

各论

第四章　宣肺发表药

以宣肺发表、治疗外邪犯肺病证（表证）为主要作用的药物，称宣肺发表药。根据其药性和作用特点，宣肺发表药分为辛温发表药和辛凉发表药两类。

【性能主治】本类药物多具辛味，其性疏散轻扬，入肺经、膀胱经，偏行肌表，能促进肌体发汗，使表邪由汗出而解，又能开泄汗孔以利肺气宣发。故既能发汗解表，又能宣肺止咳平喘。主治外感表证或外邪犯肺咳嗽、气喘。其中，药性偏温热者，具有发散风寒之功，适用于风寒表证或风寒咳嗽气喘，称为辛温发表药；药性偏寒凉者，具有疏散风热之功，适用于风热表证或风热咳嗽气喘，称为辛凉发表药。此外，本类药物还兼有透疹、利水消肿、止痛、消疮等功效，可用于治疗麻疹透发不畅、水肿、疼痛、疮肿等。

【应用要点】

1.对证用药　本类药物均适用于治疗外感表证和表证兼咳嗽气喘者，在使用时应针对外感风寒、风热表邪的不同，有针对性地选择辛凉发表药或辛温发表药；在此基础上，应注意药物性能特征与外感咳嗽、气喘个体表现的对应性。

2.配伍用药　为了增强疗效，本类药物常配伍使用。为了增强止咳平喘之力，常与其他化痰、止咳、平喘药物配伍使用。针对外感咳喘兼见的病邪和患者体质，可配伍祛暑、化湿、润燥药。对虚人外感咳喘，应根据正气不足的具体表现，选择益气、助阳、养阴或补血药配伍，以扶正祛邪。

3.注意事项　使用本类药物时，要注意发汗适度；津液不足者，尤要注意发汗与养阴兼顾。本类药物中的辛散轻扬之品，入汤剂不宜久煎，以免有效成分损失而降低药效。

第一节　辛温发表药

本节药物性味多为辛温，功效发散风寒，宣肺。发汗力强，主治风寒之邪侵袭肌表所致的风寒表证或风寒咳嗽、气喘者。也可用于皮肤瘙痒、麻疹透发不畅、鼻塞不通等。有些药物兼有止痛、祛风湿、利尿等功效，又可治疗头痛、痹证、水肿等症，但以兼有风寒表证或属寒证者为宜。

麻黄 Máhuáng

本品首载于《神农本草经》，为麻黄科植物草麻黄 *Ephedra sinica* Stapf.、中麻黄 *Ephedra intermedia Schrenk* et C.A.Mey.或木贼麻黄 *Ephedra equisetina* Bge.的干燥草质茎。主产于山西、河北、甘肃等地。立秋至霜降间割取地上部分，晾干或晒干，切段入药。生用或制用。

以干燥、茎粗、淡绿、内心充实、味苦涩者为佳。

【**处方用名**】麻黄、生麻黄、蜜麻黄、麻黄绒。

【**主要药性**】辛、微苦，温。归肺、膀胱经。

【**功效**】发汗散寒，宣肺平喘，利水消肿。

【**性能特点**】本品辛温发散，微苦略降，开泄力大，药力较强。入肺与膀胱经，外能开腠理，透毛窍，散风寒，以发汗解表，善治风寒表实无汗；内能开宣肺气，通畅气机，以平喘，善治肺气壅滞之咳嗽气喘；此外，上能宣肺以通调水道、下能温通膀胱以助气化而利水消肿，主治水肿尿少，尤善治风水水肿。

【**肺病应用**】

1.风寒感冒 本品味辛发散，性温散寒，主入肺与膀胱经，善于开腠理、透毛窍而发汗解表，发汗力强，为发汗解表之要药。宜用于外感风寒所致的恶寒发热、无汗、头痛、身痛、鼻塞、脉浮紧等表实证，每与桂枝相须为用，以增强发汗散寒解表之力，如麻黄汤（《伤寒论》）。

2.咳嗽气喘 本品辛散苦降，辛开皮毛之郁闭以宣畅肺气，苦泄上逆之肺气以复其肃降，故有止咳平喘作用。凡肺气壅遏，胸闷喘咳，无论属寒属热，皆可配伍运用，故为治咳喘要药。因其性温，以治风寒外束，肺气内壅之喘咳最为适宜，常与苦杏仁、甘草配伍，如三拗汤（《太平惠民和剂局方》）。若治外感风寒，寒饮停肺，咳嗽气喘，痰多清稀者，常配伍细辛、干姜、半夏等，如小青龙汤（《伤寒论》）。若治肺热壅盛，高热喘急者，常与石膏或黄芩等清泄之品同用，如麻杏石甘汤（《伤寒论》）。

3.水肿 本品上能宣通肺气，通调水道；下能温通膀胱，故有利水退肿之效。常用于水肿、小便不利兼有表证之风水水肿，常与生姜、白术、甘草等同用，如越婢加术汤（《金匮要略》）。

【**常用药对**】

1.麻黄配桂枝 麻黄辛散开泄，功专宣肺发汗散邪；桂枝辛甘温煦，透达营卫，功善解肌发表。两药伍用，可增强发汗解表作用，适用于外感风寒表实诸证。

2.麻黄配干姜 麻黄长于发汗解表，宣肺平喘；干姜善于温肺化饮。两药伍用，可增强散寒解表、化饮平喘之功，多用于外感风寒、内停水饮的咳喘证。

3.麻黄配射干 麻黄长于宣肺平喘；射干功善祛痰利咽。两药伍用，共达宣肺祛痰，止咳平喘之功。适用于痰饮郁肺，气逆而喘，喉中痰鸣如水鸡声，胸膈满闷等症。

4.麻黄配白术 麻黄功善发汗解表；白术功长健脾燥湿。两药伍用，肺脾同治，使肺气得以宣通，脾气得以健运，水湿得以下行，共达发汗解表、散寒祛湿之功。适用于风寒袭表，肺失宣降，水道不通所致的风水证。

5.麻黄配苦杏仁 麻黄辛开宣肺，微苦降气，能宣肺平喘；苦杏仁苦降，功专止咳平喘。两药合用，宣降肺气以开壅滞，善治肺气壅遏之咳喘。

6.麻黄配五味子 麻黄辛散，开宣肺气，以止咳平喘，五味子酸涩敛肺以止咳平喘。

两药配伍，能使宣敛有度，既舒畅肺气，又不辛散耗气，又不酸涩敛邪，实开合配伍之妙对。

【用法用量】内服：2～10g，煎汤，或入丸散。生麻黄，偏于发汗解表，利水消肿；蜜麻黄，偏于宣肺平喘；麻黄绒发汗力减缓。

【使用注意】表虚自汗、阴虚盗汗及肾虚咳喘者忌服。高血压、失眠患者应慎用。

【本草文献】

1.《神农本草经》：主中风、伤寒头痛，温疟。发表出汗，去邪热气，止咳逆上气，除寒热，破癥坚积聚。

2.《滇南本草》：治鼻窍闭塞不通、香臭不闻，肺寒咳嗽。

3.《本草蒙筌》：劫咳逆、痿痹。

4.《本草纲目》：麻黄乃肺经专药，故治肺病多用之。

5.《本草经疏》：麻黄，轻可去实，故疗伤寒，为解肌第一。专主中风伤寒头痛，温疟，发表出汗，去邪气者，盖以风寒湿之外邪，客于阳分皮毛之间，则腠理闭拒，荣卫气血不能行，故谓之实，此药轻清，故能去其壅实，使邪从表散也；咳逆上气者，风寒郁于手太阴也；寒热者，邪在表也；五脏邪气缓急者，五缓六急也；风胁痛者，风邪客于胁下也，斯皆卫实之病也。卫中风寒之邪既散，则上来诸证自除矣。

6.《医林纂要·药性》：补肝，行水液，泻肺，降逆气，行彻肌表，故以为足太阳经之药。

7.《本草正义》：麻黄轻清上浮，专疏肺郁，宣泄气机，是为治感第一要药。虽曰解表，实为开肺。

桂枝 Guìzhī

本品首载于《名医别录》，为樟科植物肉桂 *Cinnamomum cassia* Presl 的干燥嫩枝。主产于广东、广西、云南等地。春夏季节剪取嫩枝，去叶，切成小段或切片，晒干。生用。以质嫩、色红棕、香气浓者为佳。

【处方用名】桂枝、桂枝尖、嫩桂枝。

【主要药性】辛、甘，温。归心、肺、膀胱经。

【功效】发汗解肌，温通经脉，助阳化气，平冲降气。

【性能特点】本品辛温发散，甘温助阳，入心、肺、膀胱经，既外散风寒，又助卫阳，治风寒感冒无论表实表虚皆宜。内温脏腑，通畅经脉，有良好的止痛、化气行水之功，善治寒凝血滞诸痛、阳不化气之水肿及痰饮。

【肺病应用】

1.风寒感冒　本品辛散，甘温助阳扶卫，故有外散风寒、助卫实表、发汗解肌之功。对于外感风寒，不论表实无汗、表虚有汗及阳虚受寒者，均宜使用。治疗外感风寒、表实无汗、咳喘者，常与麻黄同用，如麻黄汤（《伤寒论》）；若外感风寒、表虚有汗者，当与白芍同用，以调和营卫、发汗解肌，如桂枝汤（《伤寒论》）。

2.**痰饮咳喘**　本品甘温，既可温扶脾阳以助运水，又可温通膀胱以助气化，而行水湿痰饮之邪，为治疗痰饮病的常用药。治脾阳不运、水湿内停所致的痰饮病咳嗽、眩晕、心悸者，常与茯苓、白术同用，如苓桂术甘汤（《金匮要略》）。

【常用药对】

1.**桂枝配白芍**　桂枝善于宣阳气于卫分，畅营血于肌表，有助卫实表、发汗解肌、外散风寒之功；白芍能养血和营敛阴。二者伍用，发汗之中有养阴敛汗之效，虽发汗而不伤阴；和营之中有调卫之功，使营阴不滞，共奏发汗解肌、调和营卫之功。适用于外感风寒表虚所致的发热、恶寒、汗出、头痛、脉浮缓等症，以及营卫不和所致的汗出、发热等症。因桂枝又能温中散寒止痛；白芍又能柔肝缓急止痛，二药相配，对脾胃虚寒所致的脘腹挛急疼痛，有温中补虚、缓急止痛之功。

2.**桂枝配茯苓**　桂枝辛甘温煦，善于助阳化气；茯苓善于健脾利水渗湿。二药相伍，通阳利水，常用治阳虚不运、水湿内停所致的痰饮、咳喘、水肿。桂枝能温通心阳；茯苓善健脾宁心安神，二者伍用，有温阳益气、宁心安神之功，也可用治心阳不足所致的心悸、气短、失眠等。

【用法用量】内服：3～10g；煎汤，或入丸散。外用：适量，研末调敷，或煎汤熏洗。

【使用注意】温热病、阴虚火旺、血热妄行等证当忌用。孕妇及月经过多者慎用。

【本草文献】

1.《名医别录》：（主）心痛，胁风，胁痛，温筋通脉，止烦，出汗。主温中，利肝肺气，心腹寒热，冷疾，霍乱转筋，头痛，腰痛，出汗，止烦，止唾，咳嗽，鼻衄。

2.《珍珠囊》：去伤风头痛，开腠理，解表发汗，去皮肤风湿。

3.《用药心法》：桂枝气味俱轻，故能上行发散于表。

4.《宝庆本草折衷》：治伤寒表虚，取其轻而能发散，亦宜入治上焦药。

5.《本草汇言》：桂枝，散风寒，逐表邪，发邪汗，止咳嗽，去肢节间风痛之药也。气味虽不离乎辛热，但体属枝条，仅可发散皮毛肌腠之间，游行臂膝肢节之处。

6.《本草经疏》：实表祛邪。主利肝肺气，头痛，风痹骨节挛痛。

7.《本草备要》：温经通脉，发汗解肌。

8.《药性切用》：温营散表，发汗祛寒，为伤寒中风营分散寒专药。

9.《医林纂要·药性》：补肝泻肺，行阳气于四表，变调荣卫，化汗液，去邪闭，外彻腠理，祛四肢及胁下风湿。

10.《本草再新》：温中行血，健脾燥胃，消肿利湿。治手足发冷作麻、筋抽疼痛，并外感寒凉等症。

11.《药性通考》：能治上焦头目，兼横行于臂，调荣血，和肌表，止躁出汗，疏邪散风，乃治伤寒之要药。

紫苏叶 Zǐsūyè

本品首载于《名医别录》，为唇形科植物紫苏 *Perilla frutescens*（L.）Britt. 的干燥叶（或带嫩枝）。主产于江苏、浙江、河北。夏季枝叶茂盛时采收。除去杂质，晒干，切碎，生用。以叶大、色紫、不碎、香气浓、无枝梗、无杂质者为佳。

【处方用名】紫苏叶、苏叶。

【主要药性】辛，温。归肺、脾经。

【功效】解表散寒，行气和胃。

【性能特点】本品辛温发散，入肺、脾经。既散肺经风寒，又理脾胃气滞，为治风寒感冒常用药，兼气滞胀满者尤佳。此外，还能安胎、解鱼蟹毒。

【肺病应用】

风寒感冒　本品辛散性温，发汗解表散寒之力较为缓和。因其外能解表散寒，内行胸脘之气，且略兼化痰止咳之功，故风寒表证而胸脘满闷、恶心呕逆，或咳嗽痰多者，较为适宜。治疗前者，常与香附、陈皮等配伍，如香苏散（《太平惠民和剂局方》）；治疗后者，可与苦杏仁、桔梗等药同用，如杏苏散（《温病条辨》）。

【常用药对】

1.**紫苏叶配苦杏仁**　紫苏叶善于解表散寒，兼能宣肺化痰止咳；苦杏仁善于降气止咳平喘。二药配伍，外能解表散寒以取微汗，内能调畅肺气以化痰止咳，常用治风寒或凉燥犯肺所致的恶寒头痛、咳嗽痰稀、气促鼻塞等症。

2.**紫苏叶配陈皮**　紫苏叶行气宽中；陈皮理气调中，燥湿化痰。二者伍用，既能理气燥湿化痰以治痰湿壅肺之咳嗽痰多、胸闷不舒，又能行气宽中除胀以治脾胃气滞之脘腹胀满、恶心呕吐。

3.**紫苏叶配广藿香**　二药都能解表散寒，理气和中。紫苏叶长于行气宽中；广藿香长于化湿和中。二者相互配用，有解表散寒、理气化湿和中之功，常用于治疗外感风寒、内伤湿滞所致的恶寒发热、腹痛、吐泻等症。

4.**紫苏叶配蝉蜕**　紫苏叶发散风寒，行气宽中；蝉蜕轻浮升散，疏散风热，利咽透疹。二药伍用，药性平和，能祛风解表，适用于外感表证病轻者。

【用法用量】内服：5～10g，煎汤；治鱼蟹中毒，可单用至30～60g，不宜久煎；或入丸散。外用：适量，捣敷、研末撒或煎汤洗。也可用鲜品。

【使用注意】本品辛散耗气，故气虚者慎用。

【本草文献】

1.《滇南本草》：发汗，解伤风头痛，定吼喘，下气，宽膨，消胀，消痰。

2.《本草纲目》：解肌发汗，散风寒，行气宽中，消痰利肺，和血，温中，止痛，定喘，安胎，解鱼蟹毒，治蛇犬伤。

3.《本草汇言》：紫苏，散寒气，清肺气，宽中气，安胎气，下结气，化痰气，乃治气之神药也。

4.《药品化义》：紫苏叶，为发生之物。辛温能散，气薄能通，味薄发泄，专解肌发表，疗伤风伤寒，及疟疾初起，外感霍乱，湿热脚气，凡属表证，放邪气出路之要药也。

5.《长沙药解》：苏叶辛散之性，善破凝寒而下冲逆，扩胸腹而消胀满，故能治胸中瘀结之证而通经达脉，发散风寒，双解中外之药也。

6.《医林纂要·药性》：补肝，泻肺，舒气，行血，祛风，散寒，肝之药也。

7.《本草正义》"紫苏，芳香气烈。外开皮毛，泄肺气而通腠理；上则通鼻塞，清头目，为风寒外感灵药；中则开胸膈，醒脾胃，宣化痰饮，解郁结而利气滞。

附：紫苏梗

本品为紫苏的茎，性味辛、甘，微温。归肺、脾、胃经。功能理气宽中利膈，行气安胎。主治气滞胸闷脘胀、胸胁疼痛、恶心呕吐、胎动不安。用量5～9g，不宜久煎。

广藿香 Guǎnghuòxiāng

本品首载于《名医别录》，为唇形科植物广藿香 *Pogostemon cablin*（Blanco）Benth.的干燥地上部分。主产于广东。夏秋季枝叶茂盛时采割，日晒夜闷，反复至干。切段生用。以茎坚实、叶少、味香浓者为佳。

【处方用名】广藿香、藿香。

【主要药性】辛，微温。归脾、胃、肺经。

【功效】芳香化浊，和中止呕，发表解暑。

【性能特点】本品微温芳香善化湿浊，辛散微温而轻宣肌表风寒。入脾、胃、肺经，内化中焦湿浊而醒脾、止呕，外散肌表风寒而发表解暑。善治湿浊中阻证，寒湿中阻之呕吐或兼表者最宜。

【肺病应用】

1.湿痰、寒痰咳嗽　本品芳香辛散，微温化湿，既能解表散寒，又能化中焦湿浊而醒脾，对外感风寒，寒湿困脾，久而聚湿为痰，症见脘腹胀满、恶心呕吐、咳嗽、痰多清稀者，可与肉桂、干姜、陈皮、苍术、厚朴同用，如藿香半夏散（《是斋百一选方》）。

2.暑湿或湿温初起　本品既能化湿和中，又可解散表邪。治外感风寒，内伤湿滞，症见恶寒发热、头痛脘闷、呕恶吐泻之暑湿证者，配紫苏、白芷等，如藿香正气散（《太平惠民和剂局方》）；若湿温病初起，邪在气分，湿重于热，症见发热身困、胸闷恶心、口腻不渴者，可与厚朴、半夏、茯苓同用；若湿热并重，症见身热困倦、胸闷腹胀、溺赤便秘者，可与黄芩、滑石、茵陈等同用，如甘露消毒丹（《温热经纬》）。

【常用药对】

1.广藿香配佩兰　广藿香气味芳香，功能醒脾化湿，为芳香化湿浊的要药，善于化湿浊、止呕吐；佩兰气味清香，性平不燥，善祛中焦秽浊陈腐之气。两药配伍，相须为用，共奏化湿解暑之功。凡湿浊中阻，无论兼寒兼热，也无论有无表证，均可投用。

2.广藿香配半夏　广藿香气味芳香，化湿和胃止呕；半夏性温燥，燥湿降逆止呕。二药配伍，具有除寒湿、和脾胃、止呕吐之效，用于寒湿内阻之腹满呕吐者。

【用法用量】内服：5～10g，煎汤，不宜久煎；或入丸散。鲜品加倍。

【使用注意】阴虚血燥者不宜用。

【本草文献】

1.《本草蒙筌》：治霍乱吐泻，心腹绞痛，肺虚在寒，上焦壅热。能理脾肺之气。

2.《景岳全书》：此物香甜不峻，善快脾顺气，开胃口，宽胸膈，进饮食，止霍乱呕吐，理肺化滞。

3.《药品化义》：凡诸气药，独此体轻性温，大能卫气，专养肺胃。

4.《医林纂要·药性》：补肝和胃，泻肺邪之清冷，舒胸膈之热郁。

5.《本草求真》：醒脾止恶，宣胸止呕。

6.《本草再新》：解表散邪，利湿除风，清热止渴。治呕吐霍乱，疟，痢，疮疥。梗：可治喉痹，化痰、止咳嗽。

7.《本草正义》：藿香，清分微温，善理中州湿浊痰涎，为醒脾快胃，振动清阳妙品。

生姜　Shēngjiāng

本品首载于《名医别录》，为姜科植物姜 *Zingiber officinale* Rosc. 的新鲜根茎。主产于四川、贵州、湖北等地。秋、冬二季采挖，除去须根和泥沙，切片，生用。以块大、丰满、质嫩者为佳。

【处方用名】生姜、鲜生姜、鲜姜。

【主要药性】辛，温。归肺、脾、胃经。

【功效】解表散寒，温中止呕，化痰止咳。

【性能特点】本品味辛性微温，入肺经。走表则发散风寒，入里则温肺化痰止咳，为治风寒感冒与咳嗽所常用。入脾经，善温中止呕，故有"呕家圣药"之称，兼解鱼蟹毒。

【肺病应用】

1.风寒感冒　本品辛散温通，能发汗解表，祛风散寒，但作用较弱，故适用于风寒感冒轻症，可单煎或配红糖、葱白煎服。本品更多是作为辅助之品，与桂枝、羌活等辛温解表药同用，以增强发汗解表之力。

2.肺寒咳嗽　本品辛温发散，能温肺散寒、化痰止咳，对于肺寒咳嗽，不论有无外感风寒，或痰多痰少，皆可选用。治疗风寒客肺，痰多咳嗽，恶寒头痛者，每与紫苏、苦杏仁等同用，如杏苏散（《温病条辨》）。外无表邪而痰多者，常与陈皮、半夏等药同用，如二陈汤（《太平惠民和剂局方》）。

【常用药对】

1.生姜配半夏　生姜温中止呕、温肺止咳、解毒；半夏性温有毒，燥湿化痰、降逆止呕。两药配伍，一是增强止呕之功，主治胃寒、寒饮恶心、呕吐；二是增强温肺化痰止咳之功，主治肺寒咳嗽；三是生姜制半夏之毒。

2. 生姜汁配竹沥　生姜汁善于和中宣散豁痰，并可制竹沥寒凉之偏性；竹沥善于清热豁痰，定惊通络。二者配伍，祛痰通络之功显著，常用治痰热咳喘、头痛、中风失语、肢体麻木等。

【**用法用量**】内服：3～10g，煎汤，或捣汁冲服，或入丸散。外用：适量，捣敷，搽患处，或炒热熨。生姜偏于解表散寒、温中止呕、化痰止咳。生姜汁偏于祛痰止呕。煨姜偏于温中止呕。姜皮偏于行气消肿。

【**使用注意**】本品辛温，故阴虚内热及热盛者忌用。长期使用，可致助热生火。

【**本草文献**】

1.《名医别录》：主伤寒头痛鼻塞，咳逆上气。

2.《本草经集注》：杀半夏、茛菪毒。去痰下气，止呕吐，除风邪寒热。

3.《药性论》：主痰水气满，下气；生与干并治嗽，疗时疾，止呕逆不下食。

4.《本草拾遗》：汁，解毒药，破血调中，去冷除痰，开胃。

5.《食疗本草》：去痰下气，除壮热，治转筋、心满。

6.《开宝本草》：味辛，微温。主伤寒头痛鼻塞，咳逆上气，止呕吐。

7.《本草衍义》：初得寒热痰嗽，烧一块，含咬之终日间，嗽自愈。

8.《本草衍义补遗》：辛温，俱轻，阳也。主伤寒头痛、鼻塞、咳逆上气，止呕吐之圣药。治咳嗽痰涎多用者，此药能行阳而散气故也。

9.《丹溪心法附馀》：凡中风、中暑、中气、中毒、中恶、干霍乱、一切卒暴之病，用姜汁与童便服，立可解散，盖姜能开痰下气，童便降火也。

10.《本草经疏》：生姜所禀，与干姜性气无殊，第消痰、止呕、出汗、散风、祛寒、止泄、疏肝、导滞，则功优于干姜。

11.《药品化义》：生姜辛窜，药用善豁痰利窍，止寒呕，去秽气，通神明。

12.《本草从新》：姜汁，开痰，治噎膈反胃，救暴卒，疗狐臭，搽冻耳。煨姜，和中止呕。

荆芥 Jīngjiè

本品首载于《神农本草经》，为唇形科植物荆芥 *Schizonepeta tenuifolia* Briq. 的干燥地上部分。主产于江苏、浙江、江西等地。夏、秋二季花开到顶、穗绿时采割。除去杂质，晒干，切段。生用或炒炭用。以色淡黄绿、穗长而密、香气浓者为佳。

【**处方用名**】荆芥、炒荆芥、荆芥炭。

【**主要药性**】辛，微温。归肺、肝经。

【**功效**】解表散风，透疹，消疮。

【**性能特点**】本品辛香微温，轻宣发散。入肺、肝经。善散风解表、透疹止痒，治表证及疹痒无论风寒风热皆宜，为解表散风通用药。炒炭善止血，治各种出血。

【肺病应用】

1.外感表证 本品辛散气香，长于发表散风，且微温不烈，药性和缓，为发散风寒药中药性最为平和之品。对于外感表证，无论风寒、风热或寒热不明显者，均可使用。用治风寒感冒，恶寒发热、头痛无汗者，常与防风、羌活、独活等药同用，如荆防败毒散（《摄生众妙方》）；治疗风热感冒，发热头痛者，每与辛凉解表药金银花、连翘、薄荷等配伍，如银翘散（《温病条辨》）。

2.麻疹不透，风疹瘙痒 本品质轻透散，祛风止痒，宣散疹毒。用治表邪外束，麻疹初期、疹出不畅，常与蝉蜕、薄荷、紫草等药同用；若配伍苦参、防风、白蒺藜等药，又治风疹瘙痒。

3.鼻衄 本品炒炭能止血，用治衄血、吐血、便血、尿血、崩漏等多种出血证。治血热妄行之衄血、吐血，常配伍生地黄、白茅根、侧柏叶等药；治血热便血、痔血，每与地榆、槐花、黄芩炭等药同用；治妇女崩漏下血，可配伍棕榈炭、莲房炭等固崩止血药。

【常用药对】

1.荆芥配防风 二药皆微温而不燥热，长于祛风解表。荆芥发汗之力较强；防风祛风之力尤胜。二者同用，祛风发汗而不燥烈，常用于四时感冒、恶寒发热、身痛无汗以及风疹瘙痒等。

2.荆芥配生石膏 荆芥质轻透散，善于疏散风邪；生石膏辛甘大寒，长于清泻肺胃火热。二者配伍，辛凉疏散，既清且透。适用于外感风热所致的发热、头痛、目赤、咽痛。

3.荆芥配薄荷 二药芳香升浮，轻扬疏散，皆善上行。荆芥微温而药性平和，善于祛风解表，透疹；薄荷性凉，长于疏散风热，清利头目，透疹止痒。二者同用则相辅相成，外可发汗解表，透疹止痒；上可清利头目，宣透郁火。

4.荆芥配僵蚕 荆芥质轻辛散，长于祛风止痒；僵蚕辛散，能祛风止痛。两药配伍，增强止痒、解表之功。适用于风疹瘙痒及外感头身疼痛。

【用法用量】内服：5~10g，煎汤，不宜久煎；或入丸散。外用：适量，煎水熏洗，捣烂外敷或研末调敷。生荆芥，偏于发表透疹消疮；荆芥炭止血力强。荆芥花穗称为荆芥穗，其祛风发汗力强于荆芥，尤善治疗表证头面症状突出者。

【使用注意】本品辛散，有发汗之功，故体虚多汗者慎用，阴虚火旺头痛忌用。

【本草文献】

1.《神农本草经》：主寒热，鼠瘘，瘰疬生疮，破结聚气，下瘀血，除湿痹。

2.《药性论》：治恶风贼风，口面㖞斜，遍身顽痹，心虚忘事，益力添精。主辟邪毒气，除劳，治丁肿。

3.《滇南本草》：上清头目诸风，止头痛明目。解肺、肝、咽喉热痛，消肿，除诸毒，发散疮痈。治便血，止女子暴崩，消风热，通肺气鼻窍塞闭。

4.《本草纲目》：散风热，清头目，利咽喉，消疮肿。

5.《本草备要》：散风湿，清头目，利咽喉。

6.《雷公炮制药性解》：主结气，瘀血，酒伤食滞；能发汗，去皮毛诸风；凉血热，疗痛痒诸疮。

7.《景岳全书》：能解肌发表，退寒热，清头目，利咽喉，破结气。

8.《本草求真》：风在于皮里膜外，而见肌肤灼热，头目昏眩，咽喉不利，身背疼痛者，用此治无不效。

9.《得配本草》：祛风邪，清头目，利咽喉，消疮毒。

防风 Fángfēng

本品首载于《神农本草经》，为伞形科植物防风 *Saposhnikovia divaricata*（Turcz.）Schischk.的干燥根。主产于黑龙江、内蒙古、吉林等地。春、秋二季采挖未抽花茎植株的根，除去须根和泥沙，晒干。切厚片，生用或炒炭用。以条粗壮、断面皮部色浅棕、木部浅黄色者为佳。

【**处方用名**】防风、关防风、防风炭。

【**主要药性**】辛、甘，微温。归膀胱、肝、脾经。

【**功效**】祛风解表，胜湿止痛，止痉。

【**性能特点**】本品辛散微温，入膀胱、肝、脾经。善祛风、胜湿而解表、止痛、止痒、解痉，无论外风、内风、风湿所致病证，也无论兼寒兼热，皆可投用，为治风要药。

【**肺病应用**】

1.**外感表证**　本品辛温发散，以辛散祛风解表为主，又能胜湿、止痛，且甘缓微温不峻烈，故外感风寒、风湿、风热表证均可配伍使用。治风寒表证，头痛身痛、恶风寒者，常与荆芥、羌活、独活等同用，如荆防败毒散（《摄生众妙方》）；治外感风湿，头痛如裹、身重肢痛者，每与羌活、藁本、川芎等同用，如羌活胜湿汤（《内外伤辨惑论》）；治风热表证，发热恶风、咽痛口渴者，常配伍薄荷、蝉蜕、连翘等辛凉解表药。本品发散作用温和，对卫气不足、肌表不固而感冒风邪者，与黄芪、白术等益卫固表药同用，共奏扶正祛邪之效，如玉屏风散（《丹溪心法》）。

2.**风疹瘙痒**　本品辛温发散，能祛风止痒，可以治疗多种皮肤病，其中尤以风邪所致之隐疹瘙痒较为常见。本品药性平和，风寒、风热所致之隐疹瘙痒皆可配伍使用。治疗风寒者，常与麻黄、白芷、苍耳子等配伍，如消风散（《太平惠民和剂局方》）；治疗风热者，常配伍薄荷、蝉蜕、僵蚕等药；治疗湿热者，可与土茯苓、白鲜皮、赤小豆等同用；若血虚风燥者，常与当归、地黄等配伍，如消风散（《外科正宗》）；若兼里实热结者，常配伍大黄、芒硝、黄芩等药，如防风通圣散（《宣明论方》）。

【**常用药对**】

1.**防风配黄芪**　防风辛散，长于祛风解表；黄芪甘温，益气固表。两药配伍，既祛肌表之风邪，又实卫固表，有较强的扶正祛邪作用，适用于体虚易于感冒及表虚自汗者。

2.**防风配苍术**　防风辛甘微温，善于祛风解表、胜湿止痛；苍术辛苦温，具有祛风湿、发汗解表之功。二者配伍，祛风湿，发汗解表，散寒止痛，适用于风寒夹湿的表证以及风寒湿痹。

【用法用量】内服：5～10g，煎汤；或入酒剂、丸散剂。外用：适量，煎汤熏洗。

【使用注意】本品药性偏温，阴血亏虚、热病动风者不宜使用。

【本草文献】

1.《神农本草经》：主大风头眩痛，恶风，风邪，目盲无所见，风行周身，骨节疼痹，烦满、久服轻身。

2.《名医别录》：胁痛胁风，头面去来，四肢挛急，字乳金疮内痉。

3.《医学启源》：疗风通用，泻肺实，散头目中滞气，除上焦风邪之仙药也。

4.《药类法象》：疗风通用，泻肺实如神，散头目中滞气，除上焦风邪之仙药也。

5.《本草纲目》：三十六般风，去上焦风邪，头目滞气，经络留湿，一身骨节痛。除风去湿仙药。

6.《本草蒙筌》：收滞气面颊，尤泻肺实有余。

7.《本草备要》：搜肝泻肺，散头目滞气、经络留湿，主上部见血。

8.《本草经疏》：防风治风通用，升发而能散，故主大风头眩痛，恶风风邪，周身骨节疼痹，胁痛、胁风头面去来，四肢挛急，下乳，金疮因伤于风内痉。

9.《药性解》：泻肺金，疗诸风，开结气，理目痛。

10.《本经逢原》：治上盛风邪，泻肺实喘满，及周身痹痛。

白芷 Báizhǐ

本品首载于《神农本草经》，为伞形科植物白芷 *Angelica dahurica*（Fisch.ex Hoffm.）Benth.et Hook.f. 或杭白芷 *Angelica dahurica*（Fisch.ex Hoffm.）Benth.et Hook.f.var.*formosana*（Boiss.）Shan et Yuan 的干燥根。主产于浙江、四川、河南等地。夏、秋间叶黄时采挖，除去须根和泥沙，晒干或低温干燥。切厚片，生用。以条粗壮、体重、粉性足、棕色油点多、香气浓郁者为佳。

【处方用名】白芷、香白芷、川白芷、杭白芷。

【主要药性】辛，温。归胃、大肠、肺经。

【功效】解表散寒，祛风止痛，宣通鼻窍，燥湿止带，消肿排脓。

【性能特点】本品辛温芳香，入肺、胃经。外散风寒而解表，上通鼻窍而止痛，风寒头痛、鼻塞最宜。善除手足阳明经之邪，阳明头痛最宜、牙痛效良。又能燥湿散寒而止带、消肿排脓而疗疮。

【肺病应用】

1.**风寒感冒** 本品辛散温通，祛风解表散寒，而以止痛、通鼻窍见长，宜于外感风寒，头身疼痛、鼻塞流涕之症，常与防风、羌活、川芎等同用，如九味羌活汤（《此事难知》）。

2.**鼻渊** 本品祛风、散寒、燥湿，可宣利肺气，升阳明清气，通鼻窍而止疼痛，故可用治鼻渊，鼻塞不通，浊涕不止，前额疼痛，每与苍耳子、辛夷等同用，如苍耳子散（《济生方》）。

3. 皮肤瘙痒 本品有祛风除湿止痒之功，可用治皮肤风湿瘙痒，多与豨莶草、苍耳子同用。

【常用药对】

1. 白芷配细辛 二者皆辛温气香，均能祛风解表、散寒止痛、宣通鼻窍，相须为用，则药力更强，适用于外感风寒引起的恶寒发热、头痛鼻塞以及鼻衄鼻渊、头痛、眉棱骨痛、牙痛。

2. 白芷配苍耳子、辛夷 白芷辛香归肺经，善通鼻窍、止痛；苍耳子、辛夷均为通鼻窍要药。三药合用，主治鼻渊、鼻塞、前额疼痛，尤宜于风寒郁肺者。

【用法用量】内服：3～10g，煎汤；或入丸散。外用：适量，研末掺，或调敷。

【使用注意】本品辛香温燥，阴虚血热者忌服。

【本草文献】

1.《神农本草经》：主女人漏下赤白，血闭阴肿，寒热，风头（头风）侵目泪出，长肌肤，润泽，可作面脂。

2.《医学启源》：治手阳明头痛，中风寒热，解利药也。《主治秘要》云：治头痛在额，及疗风通用，去肺经风。

3.《滇南本草》：祛皮肤游走之风，止胃冷腹痛寒痛，周身寒湿疼痛。

4.《本草纲目》：治鼻渊、鼻衄，齿痛、眉棱骨痛，大肠风秘，小便去血，妇人血风眩晕，翻胃吐食；解砒毒，蛇伤，刀箭金疮。

5.《本草求真》：白芷，气温力厚，通窍行表，为足阳明经祛风散湿主药。故能治阳明一切头面诸疾，如头目昏痛，眉棱骨痛，即牙龈骨痛，面黑瘢疵者是也。且其风热乘肺，上烁于脑，渗为渊涕；移于大肠，变为血崩血闭，肠风痔瘘痈疽；风与湿热，发于皮肤，变为疮疡燥痒；皆能温散解托，而使腠理之风悉去，留结之痈肿潜消，诚祛风上达，散湿火要剂也。

6.《得配本草》：通窍发汗，除湿散风，退热止痛，排脓生肌。

细辛 Xìxīn

本品首载于《神农本草经》，为马兜铃科植物北细辛 *Asarum heterotropoides* Fr.Schmidt var.*mandshuricum*（Maxim.）Kitag.、汉城细辛 *Asarum sieboldii* Miq.var.*seoulense* Nakai 或华细辛 *Asarum sieboldii* Miq. 的干燥根和根茎。前两种习称"辽细辛"，主产于辽宁、吉林、黑龙江；华细辛主产于陕西。夏季果熟期或初秋采挖，除净地上部分和泥沙，阴干。切段，生用。以根灰黄、叶绿、干燥、味辛辣而麻舌者为佳。

【处方用名】细辛、辽细辛、北细辛。

【主要药性】辛，温；有小毒。归心、肺、肾经。

【功效】解表散寒，祛风止痛，通窍，温肺化饮。

【性能特点】本品芳香气浓，辛温走窜，入心、肺、肾经，有小毒而力较强。善祛风散寒、通窍止痛，为治风寒、风湿所致疼痛及鼻渊鼻塞头痛之良药，尤宜治疗少阴头痛、鼻渊与牙痛。能温散肺寒、化痰饮，为治寒饮伏肺之要药。

【肺病应用】

1.风寒感冒　本品辛温发散，芳香透达，长于解表散寒、祛风止痛，宜于外感风寒，头身疼痛较甚者，常与羌活、防风、白芷等祛风止痛药同用，如九味羌活汤（《此事难知》）；因其既能散风寒，又能通鼻窍，并宜于风寒感冒而见鼻塞流涕者，常配伍白芷、苍耳子等药。细辛既入肺经散在表之风寒，又入肾经而除在里之寒邪，配麻黄、附子，可治阳虚外感，恶寒发热、无汗、脉反沉者，如麻黄附子细辛汤（《伤寒论》）。

2.鼻渊　本品辛散温通，芳香透达，散风邪，化湿浊，通鼻窍，常用治鼻渊等鼻科疾病之鼻塞、流涕、头痛者，为治鼻渊之良药，宜与白芷、苍耳子、辛夷等散风寒、通鼻窍药配伍。

3.肺寒咳喘　本品辛散温通，外能发散风寒，内能温肺化饮，常用于治疗风寒咳喘证，或寒饮咳喘证。治疗外感风寒，水饮内停之恶寒发热、无汗、喘咳、痰多清稀者，常与麻黄、桂枝、干姜等同用，如小青龙汤（《伤寒论》）；治寒痰停饮射肺，咳嗽胸满，气逆喘急者，可配伍茯苓、干姜、五味子等药，如苓甘五味姜辛汤（《金匮要略》）。

【常用药对】

1.细辛配茯苓　细辛辛温，善于温肺化饮；茯苓甘淡平，善于健脾利水渗湿。二药配伍，温化痰饮之功更著，适用于痰饮停肺所致的咳喘、痰多清稀、色白量多。

2.细辛配五味子　细辛辛温，归肺，有温肺化饮之功；五味子味酸入肺，有敛肺止咳之功。二药配伍，既有温宣之力，又有敛降之能，共奏温肺化饮、止咳平喘之功。主治寒饮咳喘、风寒咳嗽等。

3.细辛配附子　细辛外散风寒，内祛阴寒，温通肾气，开通诸窍；附子补火助阳，散寒止痛。二药伍用，温通宣散，既走膀胱经之表，又入肾经之里，相得益彰，共奏补火助阳、散寒止痛、蠲痰化饮之功。适用于阳虚阴盛所致的胸痹心痛以及阳虚痰饮咳喘。

【用法用量】内服：1～3g；煎汤；散剂，每次服0.5～1g。入汤剂久煎，有利于减轻毒性，保障用药安全。

【使用注意】本品有毒，用量不宜过大，尤其是研末服，更须谨慎。不宜与藜芦同用。药性温热，阴虚阳亢头痛、肺燥伤阴干咳者忌用。

传统习惯使用细辛的全草入药。现《中国药典》规定根和根茎入药。根和根茎挥发油含量高，其中有毒成分黄樟醚含量相应也高。因此，按现行规定的入药部位，细辛用量更应严格控制。

【本草文献】

1.《神农本草经》：主咳逆、头痛、脑动、百节拘挛、风湿痹痛、死肌。久服明目，利九窍，轻身长年。

2.《名医别录》：温中下气，破痰，利水道，开胸中，除喉痹、齆鼻、风痫、癫疾，下乳结。汗不出，血不行，安五脏，益肝胆，通精气。

3.《本草经集注》：患口臭者含之多效，最能除痰明目也。

4.《药性论》：治咳逆上气、恶风、风头、手足拘急，安五脏六腑，添胆气，去皮风湿痒，能止眼风泪下，明目，开胸中滞，除齿痛，主血闭、妇人血沥腰痛。

5.《日华子本草》：治咳，消死肌疮肉，胸中结聚。

6.《本草纲目》：细辛，辛温能散，故诸风寒风湿头痛、痰饮、胸中滞气、惊痫者，宜用之。口疮、喉痹、齿诸病用之者，取其能散浮热，亦火郁则发之之义也。辛能泄肺，故风寒咳嗽上气者宜用之。

7.《本草汇言》：细辛，佐姜、桂能驱脏腑之寒，佐附子能散诸疾之冷，佐独活能除少阴头痛，佐荆、防能散诸经之风，佐芩、连、菊、薄，又能治风火齿痛而散解诸郁热最验也。

8.《本草经疏》：细辛，风药也。风性升，升则上行，辛则横走，温则发散，故主咳逆、头痛脑动，百节拘挛，风湿痹痛，死肌。盖痹及死肌，皆是感地之湿气，或兼风寒所成，风能除湿，温能散寒，辛能开窍，故疗如上诸风寒湿疾也。

9.《本草通玄》：主风寒湿头疼，痰厥气壅。

10.《本经逢原》：主痰结湿火，鼻塞不利。

11.《神农本草经百种录》：散肺经之风。

12.《长沙药解》：细辛，敛降冲逆而止咳，驱寒湿而荡浊，最清气道，兼通水源，温燥开通，利肺胃之壅阻，驱水饮而逐湿寒，润大肠而行小便，善降冲逆，专止咳嗽。其诸主治，收眼泪、利鼻壅、去口臭、除齿痛、通经脉，皆其行郁破结，下冲降逆之力也。

13.《医林纂要·药性》：润肾，宣达命门之气，以窜达于九窍百骸，潜通咽后。

14.《本草求原》：治鼻瘜（为末吹鼻）、耳聋（为末，黄蜡丸塞耳）、客忤（同桂纳口中）、齿䘌肿痛（煎水含）、虚寒呕吐（同丁香研，柿蒂汤下）。

苍耳子 Cāng'ěrzǐ

本品首载于《神农本草经》，为菊科植物苍耳 *Xanthium sibiricum* Patr. 的干燥成熟带总苞的果实。主产于山东、江苏、湖北。秋季果实成熟时采收，干燥，除去梗、叶等杂质。炒去硬刺用。以粒大、饱满、色黄绿者为佳。

【处方用名】苍耳子、炒苍耳子。

【主要药性】辛、苦，温；有小毒。归肺经。

【功效】散风寒，通鼻窍，祛风湿。

【性能特点】本品辛散苦燥，辛温通达，有小毒，主归肺经。既散风寒、通鼻窍，又除湿、止痛、止痒，为治外感鼻塞头痛之佳品，又为治鼻渊头痛之要药，还可治痹痛与疹痒。

【肺病应用】

1.风寒感冒　本品辛温宣散，既能外散风寒，又能通鼻窍、止痛，用治外感风寒、鼻塞流涕者，可与防风、白芷、羌活、藁本等其他发散风寒药同用。

2.鼻渊　本品辛温行散，善通鼻窍以除鼻塞、止前额及鼻内胀痛，常用治鼻渊头痛、不闻香臭、时流浊涕者，为治鼻渊之良药，尤宜于鼻渊而有外感风寒者。常与辛夷、白芷等散风寒、通鼻窍药配伍，如苍耳子散（《济生方》）。若鼻渊证属风热外袭或湿热内蕴者，本品可与薄荷、黄芩等同用。

3.风疹瘙痒　本品能祛风湿止痒，与地肤子、白鲜皮、白蒺藜等药同用，治风疹瘙痒。

【常用药对】

1.苍耳子配麻黄　二者皆能发散风寒。两药配伍，能增强发散风寒，宣通鼻窍之功，常用治风寒感冒，鼻塞流涕以及鼻衄、鼻渊头痛、鼻塞流涕者。

2.苍耳子配防风　二者皆能祛风止痒，相合则药力更佳，常用治风邪所致的隐疹瘙痒。

【用法用量】内服：3~10g，煎汤；或入丸散。外用：适量，捣敷，或煎汤洗。

【使用注意】血虚头痛不宜服用。过量服用易致中毒。

【本草文献】

1.《神农本草经》：主风头寒痛，风湿周痹，四肢拘挛痛，恶肉死肌。久服益气，耳目聪明，强志轻身。

2.《日华子本草》：治一切风气，填髓暖腰脚，治瘰疬、疥癣及瘙痒。

3.《医学入门·本草》：主五痔肿痛，及时疫风寒，头痛鼻涕不止。凉肝明目，治齿痛且动。

4.《本草正》：治鼻渊。

5.《本草备要》：善发汗，散风湿，上通脑顶，下行足膝，外达皮肤。治头痛，目暗，齿痛，鼻渊。

6.《玉楸药解》：消肿开痹，泄风去湿。治疥疠风瘙隐疹。

7.《得配本草》：治鼻息肉。

8.《要药分剂》：治鼻瘜。

辛夷 Xīnyí

本品首载于《神农本草经》，为木兰科植物望春花 *Magnolia biondii* Pamp.、玉兰 *Magnolia denudata* Desr. 或武当玉兰 *Magnolia sprengeri* Pamp. 的干燥花蕾。主产于河南、四川、陕西等地。冬末春初花未开放时采收，除去枝梗，阴干。生用。以花蕾未开放、身干而完整、内瓣紧密、色绿、无枝梗、香气浓者为佳。

【处方用名】辛夷、辛夷花、木笔花。

【主要药性】辛，温。归肺、胃经。

【功效】散风寒，通鼻窍。

【性能特点】本品辛温芳香，入肺经，善通鼻窍。兼有散风寒之力，故为治鼻渊头痛与风寒头痛鼻塞所常用。

【肺病应用】

1.风寒感冒 本品能发散风寒，宣通鼻窍。治外感风寒、鼻塞头痛者，可配伍防风、白芷、细辛等药。若风热感冒而鼻塞头痛者，亦可与薄荷、金银花、菊花等配伍使用。

2.鼻塞，鼻渊 本品辛温发散，芳香通窍，其性上达，既能祛除风寒邪气，又善通鼻窍，为治鼻渊头痛、鼻塞流涕之要药。偏风寒者，常与白芷、细辛、苍耳子等同用，如苍耳子散（《济生方》）；偏风热者，多与薄荷、连翘、黄芩等同用。若肺胃郁热发为鼻疮者，可与黄连、连翘、野菊花等配伍。

【常用药对】

1.辛夷配天花粉 辛夷善于发散风寒，宣肺通窍；天花粉善于清泄肺热。二者配伍，则鼻窍宣通，郁热清泄，脓涕自除，常用治鼻渊流脓涕不止者。

2.辛夷配苍耳子 两药均能发散风寒，宣肺通窍，皆为治疗鼻鼽鼻渊常用药。两者配伍，发散风寒，宣肺通窍之力更著，常用治风寒感冒以及鼻鼽鼻渊之头痛鼻塞流涕。

【用法用量】内服：煎汤，3~10g；或入丸散。外用：适量，捣敷，或煎汤熏洗。本品有毛，刺激咽喉，入汤剂宜用纱布包煎。

【使用注意】鼻病因于阴虚火旺者忌服。

【本草文献】

1.《神农本草经》：主五脏身体寒热风，风头脑痛，面䵝。

2.《名医别录》：温中解肌，利九窍，通鼻塞、涕出，治面肿引齿痛，眩冒、身兀兀如在车船之上者。生须发，去白虫。

3.《滇南本草》：治脑漏鼻渊，祛风，新瓦焙为末。治面寒痛，胃气疼，热酒服。

4.《本草纲目》：鼻渊，鼻鼽，鼻窒，鼻疮及痘后鼻疮。

肺开窍于鼻，而阳明胃脉环鼻而上行，脑为元神之府，鼻为命门之窍；人之中气不足，清阳不升，则头为之倾，九窍为之不利。辛夷之辛温走气而入肺，能助胃中清阳上行通于天，所以能温中治头面目鼻之病。

5.《本草经疏》：辛夷，主五脏身体寒热，风头脑痛，面䵝，解肌，通鼻塞涕出。面肿引齿痛者，皆二经受风邪所致，足阳明主肌肉，手太阴主皮毛，风邪之中人，必自皮毛肌肉，以达于五脏，而变为寒热；又鼻为肺之窍，头为诸阳之首，三阳之脉会于头面，风客阳分则为头痛、面歪、鼻塞、涕出、面肿引齿痛，辛温能解肌散表，芳香能上窜头目，逐阳分之风邪，则诸证自愈矣。眩冒及身兀兀如在车船之上者，风主动摇之象故也，风邪散，中气温，则九窍通矣。大风之中人，则毛发脱落，风湿之浸淫，则肠胃生虫，散风行湿，则须发生而虫自去矣。

6.《本草新编》：辛夷，通窍而上走于脑舍，（治）鼻塞鼻渊之症。

7.《玉楸药解》：泄肺降逆，利气破壅。

8.《医林纂要·药性》：快胃气，泻肺邪，通关利窍，去热祛风，亦能解肌发汗。

9.《本经续疏》：无五脏身体寒热，而风头脑痛者，是阳淫极上不得阴交而化风，非辛夷所可治也。五脏身体寒热，而不风头脑痛者，是邪连中外，不随阳气而透达，亦非辛夷所可治也。惟风头脑痛之属五脏身体寒热者，乃可以辛夷治。

第二节 辛凉发表药

本节药物性味多辛凉，功效发散风热，发汗力较弱，适用于外感风热或温热病邪侵袭卫表所致的外感表证。部分药物分别兼有清头目、利咽喉、透疹、止痒、止咳的作用，又可用治风热所致目赤、咽喉肿痛、麻疹不透、风疹瘙痒以及咳嗽等症。

薄荷 Bòhe

本品首载于《新修本草》，为唇形科植物薄荷 *Mentha haplocalyx* Briq. 的干燥地上部分。主产于江苏、浙江。夏、秋二季茎叶茂盛或花开至三轮时，选晴天，分次采割，晒干或阴干。切段，生用。以叶多、色深绿、味清凉、香气浓者为佳。

【处方用名】薄荷、苏薄荷。

【主要药性】辛，凉。归肺、肝经。

【功效】疏散风热，清利头目，利咽透疹，疏肝行气。

【性能特点】本品辛凉宣散，入肺、肝经。既善散上焦风热与肌表风热而清利头目、利咽、透疹，治风热感冒、温病卫分证或风热头痛目赤、咽喉肿痛、麻疹不透；又能疏散肝经郁滞，治肝气郁滞证。

【肺病应用】

1. **风热感冒，温病初起** 本品辛凉，轻清凉散，为疏散风热常用之品，故风热感冒和温病卫分证常用。治风热感冒或温病初起、邪在卫分，发热、微恶风寒、头痛等症，常与金银花、连翘、牛蒡子、荆芥等配伍，如银翘散（《温病条辨》）。

2. **风热上攻之咽喉肿痛** 本品轻扬升浮、芳香通窍，善疏散上焦风热，清头目、利咽喉。治风热壅盛，咽喉肿痛，常配伍桔梗、生甘草、僵蚕等，如六味汤（《喉科秘旨》）；治风热上攻，头痛眩晕，宜与川芎、石膏、白芷等配伍，如上清散（《丹溪心法》）；治疗风热上攻之目赤多泪，可与桑叶、菊花、蔓荆子等同用。

3. **麻疹不透，风疹瘙痒** 本品质轻宣散，有疏散风热、宣毒透疹、祛风止痒之功。治风热束表，麻疹不透，常配伍蝉蜕、牛蒡子、柽柳等，如竹叶柳蒡汤（《先醒斋医学广笔记》）。治风疹瘙痒，可与荆芥、防风、僵蚕等同用。

【常用药对】

1. **薄荷配菊花** 二者均有疏散风热，清利头目之功。且薄荷又能疏肝行气；菊花善于清肝明目。二者配伍，疏散头面郁热的作用更著，常用于外感风热或肝火上炎所致的头痛头晕、目赤肿痛等症。

2.薄荷配牛蒡子　二者均有疏散风热、利咽透疹作用，相须配用，效力更著。常用治风热表证或温病初起、发热咽痛等症，以及麻疹初起、疹透不畅及风疹、隐疹。

3.薄荷配桑叶　薄荷辛凉，散肌表及上焦风热而解表、清利头目；桑叶甘寒质轻，既疏散风热，又清肺润燥、清肝明目。两药配伍能增强疏散风热、明目、利咽、止头痛之功，善治风热表证、温病卫分证、风热上攻咽痛、目赤、头痛。

4.薄荷配桔梗　薄荷善于疏散风热，清利咽喉；桔梗善于开宣肺气，利咽开音。二者配伍，共奏散风热、利咽喉之效，常用治风热上攻所致的咽喉肿痛。

5.薄荷配僵蚕　薄荷与僵蚕皆有疏散风热之功，薄荷兼能利咽，僵蚕长于息风止痉，并能解毒散结。二者配伍，有疏散风热、解毒利咽、息风止痉之功，常用治热毒壅滞于上所致的咽痛、痄腮、大头瘟，以及小儿外感抽搐。

【用法用量】内服：3~6g，煎汤，不宜久煎；或入丸散。外用：适量，鲜品捣敷或捣汁涂，也可煎汤洗或含漱。薄荷叶长于发汗解表，薄荷梗偏于行气和中。

【使用注意】本品芳香辛散，发汗耗气，故体虚多汗者不宜使用。薄荷油有抗着床、抗早孕作用，可以终止妊娠，减少乳汁分泌，故孕妇、产妇、哺乳期妇女不宜使用。

【本草文献】

1.《新修本草》：主贼风伤寒，发汗。恶气心腹胀满，霍乱，宿食不消，下气。

2.《日华子本草》：治中风失音，吐痰，除贼风，疗心腹胀，下气，消宿食及头风等。

3.《履巉岩本草》：凉上膈，去风痰。

4.《滇南本草》：上清头目诸风，止头痛、眩晕，发热，祛风痰。治伤风咳嗽，脑漏鼻流臭涕，退男女虚劳发热。

5.《本草纲目》：利咽喉、口齿诸病。治瘰疬，疮疥，风瘙隐疹。捣汁含漱，去舌苔语涩；挪叶塞鼻，止衄血，涂蜂螫蛇伤。

6.《本草经疏》：薄荷，辛多于苦而无毒。辛合肺，肺合皮毛，苦合心而从火化，主血脉，主热，皆阳脏也。贼风伤寒，其邪在表，故发汗则解。

7.《景岳全书》：其性凉散，通关节，利九窍，乃手厥阴、太阴经药。清六阳会首，散一切毒风，治伤寒头痛寒热，发毒汗，疗头风脑痛，清头目咽喉口齿风热诸病，除心腹恶气胀满霍乱，下气消食痰，辟邪气秽恶，引诸药入营卫，开小儿之风涎，亦治瘰疬、痈肿、疮疥、风瘙、隐疹。

8.《药品化义》：薄荷，味辛能散，性凉而清，通利六阳之会首，祛除诸热之风邪。取其性锐而轻清，善行头面，用治失音，疗口齿，清咽喉。

9.《本草求真》：薄荷，气味辛凉，功专入肝与肺，故书载辛能发散，而于头痛、头风、发热恶寒则宜，辛能通气，而于心腹恶气、痰结则治；凉能清热，而于咽喉、口齿、眼、耳、隐疹、疮疥、惊热、骨蒸、衄血则妙。

10.《医学衷中参西录》：薄荷味辛，气清郁香窜，性平。其力能内透筋骨，外达肌表，宣通脏腑，贯串经络，服之能透发凉汗，为温病宜汗解者之要药。若少用之，亦善调和内伤，治肝气胆火郁结作痛，或肝风内动，忽然痫痉，头疼、目疼、鼻渊、鼻塞、齿疼、咽喉肿疼，肢体拘挛作疼，一切风火郁热之疾，皆能治之。

牛蒡子 Niú bàngzǐ

本品首载于《名医别录》，为菊科植物牛蒡 *Arctium lappa* L.的干燥成熟果实。主产于河北、吉林、辽宁等地。秋季果实成熟时采收果序，晒干，打下果实，除去杂质，再晒干。生用或炒用，用时捣碎。以粒大、饱满、色灰褐者为佳。

【处方用名】牛蒡子、牛子、炒牛蒡子。

【主要药性】辛、苦，寒。归肺、胃经。

【功效】疏散风热，宣肺透疹，解毒利咽。

【性能特点】本品辛寒清散，苦寒清泄，入肺胃经，外散风热而解表透疹，内解热毒而消肿利咽；上能清宣肺气而祛痰止咳，下能润肠而通便。

【肺病应用】

1.咽痛，咳嗽　本品辛散苦泄，寒能清热，功能疏散风热、清利咽喉，故常用于治疗外感风热而见咽喉红肿疼痛，或咳嗽痰多不利者。治外感风热或温病初起，发热、咽喉肿痛等症，常配金银花、连翘、荆芥、桔梗等，如银翘散（《温病条辨》）。治外感风热、肺热咳嗽咳痰不畅者，常与桑叶、桔梗、浙贝母、甘草等同用。

2.麻疹不透，风疹瘙痒　本品清泄透散，能疏散风热，透泄热毒。治麻疹不透或透而复隐，常与薄荷、柽柳、竹叶等同用，如竹叶柳蒡汤（《先醒斋医学广笔记》）。治风湿浸淫血脉而致的疮疹瘙痒，常配伍荆芥、蝉蜕、苍术等，如消风散（《外科正宗》）。

【常用药对】

1.牛蒡子配桔梗　牛蒡子外有宣散之性，内有清泄之能，且能祛痰，故善利咽，不论风热感冒、痰热、热毒所致咽痛均宜；桔梗宣肺利咽，祛痰止咳。两药配伍，对于风热犯肺、痰热、热毒内盛所致咽痛皆有良效。

2.牛蒡子配山药　牛蒡子能清热宣肺祛痰；山药功善补益脾肺。二药配伍，清热化痰而不伤正，补益肺脾而不滞痰，具有清化痰热、补益脾肺之功，常用于咳嗽日久不愈、咳痰不畅、体质较弱者。

3.牛蒡子配连翘　牛蒡子善于疏散风热，解毒消肿；连翘长于清热解毒、消痈散结，并能疏散风热。二者配伍，疏散风热、清热解毒、消痈散结之力增强，常用治风热感冒或温病初起以及热毒咽喉肿痛、口舌生疮、痈肿疮疡。

4.牛蒡子配柽柳　牛蒡子能疏散表邪而解毒透疹；柽柳能发表透疹。二药相合，增强解表透疹之功，常用治麻疹透发不畅及隐疹瘙痒。

【用法用量】内服：6～12g，煎汤，或入丸散。入煎剂宜打碎，炒用寒性略减。

【使用注意】本品性寒，滑肠通便，气虚便溏者慎用。

【本草文献】

1.《珍珠囊》：润肺散气，主风毒肿，利咽膈。

2.《本草备要》：辛平。润肺解热，散结除风，利咽膈，理痰嗽，消斑疹，利二便，行十二经，散诸肿疮疡之毒，利腰膝凝滞之气。

3.《本草经疏》：恶实，为散风除热解毒之要药。辛能散结，苦能泄热，热结散则脏气清明，故明目而补中。风之所伤，卫气必壅，壅则发热，辛凉解散则表气和，风无所留矣。藏器主风毒肿诸痿；元素主润肺、散结气、利咽膈、去皮肤风、通十二经络者，悉此意耳。故用以治瘾疹、痘疮，尤获奇验。

4.《景岳全书》：味苦辛，降中有升。治风毒斑疹诸痿，散疮疡肿毒喉痹及腰膝凝寒痹滞之气，以其善走十二经而解中有散也。

5.《药品化义》：牛蒡子能升能降，力解热毒。味苦能清火，带辛能疏风，主治上部风痰，面目浮肿，咽喉不利，诸毒热壅，马刀瘰疬，颈项痰核，血热痘疮，时行疹子，皮肤隐疹。凡肺经郁火，肺经风热，悉宜用此。

6.《药性解》：牛蒡子，味辛，性温，无毒，入十二经。主风湿瘾疹盈肌、咽喉风热不利、诸肿疮疡之毒、腰膝凝滞之气，润肺止嗽，散气消痰一名恶实，一名鼠粘子。

7.《痧胀玉衡》：解痧毒，清喉痧中要药。

8.《本草求真》：牛蒡味辛且苦，既能降气下行，复能散风除热，是以感受风邪热毒而见面目浮肿，咳嗽痰壅，咽间肿痛，疮疡斑疹，及一切臭毒、痧闭、痘疮紫黑、便闭等症，无不借此表解里清。

9.《本草正义》：牛蒡之用，能疏散风热，起发痘疹，而善通大便，苟非热盛，或脾气不坚实者，投之辄有泄泻，则辛泄苦降，下行之力为多。

蝉蜕 Chántuì

本品首载于《神农本草经》，为蝉科昆虫黑蚱 *Cryptotympana pustulata* Fabricius 的若虫羽化时脱落的皮壳。主产于山东、河北、河南等地。夏、秋二季采集，除去泥沙，晒干。生用。以体轻、完整、色黄亮者为佳。

【处方用名】蝉蜕、蝉衣、净蝉衣、蝉退。

【主要药性】甘，寒。归肺、肝经。

【功效】疏散风热，利咽，透疹，明目退翳，解痉。

【性能特点】本品甘寒质轻，归肺、肝经，疏散清透肺、肝之热，而具有解表、利咽、透疹、明目退翳、解痉之功。主治风热表证、咽痛音哑、麻疹不透、风疹瘙痒、肝热动风等。

【肺病应用】

1.**风热感冒，温病初起，咽痛音哑**　本品甘寒清热，质轻上浮，长于疏散肺经风热以宣肺利咽、开音疗哑，故风热感冒，温病初起，症见声音嘶哑或咽喉肿痛者尤为适宜。治风热感冒或温病初起，发热恶风，头痛口渴者，常配伍薄荷、牛蒡子、前胡等，如《时病论》辛凉解表法。治疗风热火毒上攻之咽喉红肿疼痛、声音嘶哑，与薄荷、牛蒡子、金银花、连翘等同用，如蝉薄饮（《中国当代名中医秘验方临证备要》）。

2.麻疹不透，风疹瘙痒 本品宣散透发，疏散风热，透疹止痒。治风热外束，麻疹不透，可与麻黄、牛蒡子、升麻等同用，如麻黄散（《杂病源流犀烛》）；治风湿浸淫肌肤血脉，皮肤瘙痒，常配荆芥、防风、苦参等同用，如消风散（《外科正宗》）。

3.痰壅咳嗽 本品甘寒清热，质轻上浮，长于疏散肺经风热、清利咽喉，用治小儿肺气壅滞不利之痰壅咳嗽，常与人参、陈皮、五味子、甘草等同用，如蝉壳汤（《小儿卫生总微论方》）。

【常用药对】

1.蝉蜕配薄荷 二者均有疏散风热，透疹止痒，利咽之功。两药相须为用则药力更强，常用于风热感冒或温病初起、麻疹初起透发不畅、风疹、皮肤瘙痒以及风热上攻所致的咽喉肿痛。

2.蝉蜕配僵蚕 二者都有疏散风热、息风止痉之功，蝉蜕兼能宣肺利咽，僵蚕又能化痰散结。两药配伍，能疏散风热、化痰散结，常用治外感风热及温热邪毒所致的发热、咽喉肿痛、目赤翳障等症。

3.蝉蜕配橘红 蝉蜕疏散风热，清利咽喉；橘红理气和中，燥湿化痰。二者配伍，清扬疏散，能祛风化痰止咳，用于外感风邪所致的咽痒咳嗽。

4.蝉蜕配胖大海 蝉蜕疏散风热，利咽开音；胖大海清肺化痰、利咽。两药合用，增强利咽开音之功，善治风热、肺热之咽痛、喑哑。

5.蝉蜕配凤凰衣 蝉蜕甘寒，清热宣肺利咽；凤凰衣甘平，润肺开音，两药相合，一宣一润，利咽开音，主治素体阴虚、外感风热、音哑声嘶者。

【用法用量】内服：3～6g，煎汤，或研末冲服，或作丸散服。一般病证用量宜小；止痉则需大剂量。

【使用注意】孕妇慎用。

【本草文献】

1.《医学入门·本草》：主风邪头眩，皮肤瘙痒疥癣，小儿惊痫、夜啼，癫病，杀疳虫。

2.《本草纲目》：治头风眩运，皮肤风热，痘疹作痒，破伤风及疔肿毒疮，大人失音，小儿噤风天吊，惊哭夜啼，阴肿。

3.《本草备要》：轻散风热。

4.《景岳全书》：此物饮风吹露，气极清虚，故能疗风热之证。

5.《本草崇原》：眼膜翳障，痘瘄不起，皮肤隐疹，一切风热之证，取而用之。

6.《医林纂要·药性》：缓肝养肺，去血热，除风湿。

7.《得配本草》：入手太阴经。除风热，发痘疹，下胞胎，通乳汁，杀疳虫，治瘾疹。

8.《医学衷中参西录》：无气味，性微凉。能发汗，善解外感风热，为温病初得之要药。

桑叶 Sāngyè

本品首载于《神农本草经》，为桑科植物桑 *Morus alba* L.的干燥叶。全国大部分地区均产。初霜后采收，除去杂质，晒干。生用或蜜炙用。以叶片完整、大而厚、色黄绿、无杂质者为佳。

【处方用名】桑叶、霜桑叶、冬桑叶、蜜桑叶。

【主要药性】甘、苦，寒。归肺、肝经。

【功效】疏散风热，清肺润燥，清肝明目。

【性能特点】本品质轻疏散，苦寒清泄，甘寒益阴。入肺经，能疏散风热、清润肺燥；入肝经，能清火养阴而明目；兼凉血而止血。主治风热、燥热、阴虚内燥、血热所致诸疾。

【肺病应用】

1.风热感冒，温病初起　本品甘寒质轻，轻清疏散，又能清肺热、润肺燥，故常用于风热感冒或温病初起，邪热犯肺，发热、咽痒、咳嗽等症，常与菊花相须为用，并配伍连翘、薄荷、桔梗等，如桑菊饮（《温病条辨》）。

2.燥热伤肺之咳嗽　本品苦寒清泄肺热，甘寒凉润肺燥，故可用于燥热伤肺，咳嗽痰少、色黄而黏稠，或干咳少痰、咽痒等症。轻者可与苦杏仁、沙参、贝母等同用，如桑杏汤（《温病条辨》）；重者可与生石膏、麦冬、阿胶等同用，如清燥救肺汤（《医门法律》）。

【常用药对】

1.桑叶配苦杏仁　桑叶性寒归肺，清肺润肺；苦杏仁苦降归肺，止咳平喘。两药配伍，清肺润燥止咳，主治肺热或燥热伤肺之咳嗽痰少、痰黄，或干咳少痰。方如桑杏汤。

2.桑叶配枇杷叶　桑叶疏散风热，清肺润燥，宣肺止咳；枇杷叶降气肃肺，化痰止咳。二者配伍，共奏宣降肺气、化痰止咳之功，常用治风热燥火犯肺、宣降失职所致的咳喘、痰出不爽等。

3.桑叶配紫苏子　桑叶能疏风清热，凉血通络；紫苏子能降气化痰，止咳平喘。二者配伍，能疏风清热、降气止咳平喘，常用治肺热受风而致咳逆上气、吐痰黏稠、气喘、口渴等症。

4.桑叶配桑白皮　桑叶疏风清热，宣肺止咳；桑白皮清泄肺热，降气平喘。二药合用，宣降肺气、清热止咳平喘，常用治风热蕴肺、咳嗽上气、痰黄或白而黏稠者。

【用法用量】内服：5~10g，煎汤，或入丸散。外用：适量，煎水洗眼或捣敷。生桑叶偏于发散表邪、清热；蜜炙桑叶偏于润肺止咳。

【使用注意】据报道，桑叶对子宫有兴奋作用，孕妇使用宜慎重。

【本草文献】

1.《神农本草经》：除寒热，出汗。

2.《本草纲目》：治劳热咳嗽，明目，长发。

3.《本经逢原》：桑叶清肺胃，去风明目。

4.《药性切用》：入肺而清肃气化，除烦退热，为肺虚挟热专药。

5.《得配本草》：清西方之燥，泻东方之实，去风热，利关节，疏肝，止汗。

6.《本草求真》：清肺泻胃，凉血燥湿。

7.《重庆堂随笔》：桑叶，虽治盗汗，厢风温暑热服之，肺气清肃，即能汗解。

菊花 Júhuā

本品首载于《神农本草经》，为菊科植物菊 *Chrysanthemum morifolium* Ramat.的干燥头状花序。主产于浙江、安徽、河南等地。9～11月花盛开时分批采收，阴干或焙干，或熏、蒸后晒干。生用。药材按产地和加工方法不同，分为"亳菊""滁菊""贡菊""杭菊"等。由于花的颜色不同，又有黄菊花和白菊花之分。以花朵完整、颜色新鲜、气清香、少梗叶者为佳。

【处方用名】菊花、白菊花、亳菊、滁菊、贡菊、怀菊、祁菊、杭白菊、黄菊花、杭黄菊。

【主要药性】甘、苦，微寒。归肺、肝经。

【功效】疏散风热，平肝明目，清热解毒。

【性能特点】本品质轻疏散，苦寒清泄，甘寒益阴。入肺经，善疏散风热而解表。入肝经，善泄热益阴而平肝明目。兼清解热毒而治疮肿。主治风热、肝热、热毒所致诸疾。

【肺病应用】

风热感冒，温病初起 本品体轻达表，气清上浮，微寒清热，功能疏散肺经风热。常用治风热感冒或温病初起，温邪犯肺，发热、头痛、咳嗽等症，每与桑叶相须为用，并常配伍连翘、薄荷、桔梗等，如桑菊饮（《温病条辨》）。

【常用药对】

1.**菊花配桑叶** 二药皆能疏散风热，平肝，清肝明目。二者常相须为用以增强疏散风热、平肝、清肝明目之功，常用治风热表证或温病初起发热、咳嗽，肝阳上亢之头痛眩晕、风热上攻或肝火上炎的目赤肿痛。

2.**菊花配金银花** 二药皆有疏散风热、清热解毒之功，相互配伍能增强疏散风热、清热解毒之功，常用治风热感冒、温病初起、疔疮肿毒。

3.**菊花配僵蚕** 菊花善于疏散风热，兼能清热；僵蚕善于祛风散热，化痰散结。二药相合，有疏风散热、消肿散结之功，常用于风热上壅所致的咽喉肿痛。

【用法用量】内服：5～10g，煎汤，或入丸散，或泡茶饮。外用：适量，煎汤熏洗，或捣烂敷。疏散风热多用黄菊花；平肝、清肝明目多用白菊花。

【使用注意】外感风寒、脾胃虚寒等证不宜用。气虚头痛、眩晕不宜用。

【本草文献】

1.《开宝本草》：疗腰痛去来陶陶，除胸中烦热，安肠胃，利五脉，调四肢。

2.《本草衍义》：专治头目风热，今多收之作枕。

3.《本草纲目》：菊花，昔人谓其能除风热，益肝补阴，盖不知其尤多能益金、水二脏也，补水所以制火，益金所以平木，木平则风息，火降则热除，用治诸风头目，其旨深微。

4.《药鉴》：主明目聪耳，除胸中烦热，又治头眩头痛。

5.《药品化义》：甘菊，取白色者，其体轻，味微苦，性气和平，至清之品。……是以肺气虚，须用白甘菊。如黄色者，其味苦重，清香气散，主清肺火。凡头风眩晕，鼻塞热壅，肌肤湿痹，四肢游风，肩背疼痛，皆系肺气热，以此清顺肺金，且清金则肝木有制。又治暴赤眼肿、目痛泪出。是以清肺热须用黄甘菊。

6.《本经逢原》：菊得金水之精英，补水以制火，益金以平木，为去风热之要药。

7.《神农本草经百种录》：味苦，平。主风，头眩肿痛，目欲脱，泪出，芳香上达，又得秋金之气，故能平肝风而益金水。皮肤死肌，清肺疏风。

8.《本草纲目拾遗》：专入阳分。治诸风头眩，解酒毒疔肿。

白茶菊：通肺气，止咳逆，清三焦郁火，疗肌热，入气分。

9.《本草求真》：甘菊：祛风养肺，滋肾明目。

10.《本草分经》：能益肺肾，以制心火而平肝木，祛风除热，明目散湿痹。

11.《本草便读》：平肝疏肺，清上焦之邪热……益阴滋肾。

前胡 Qiánhú

本品首载于《名医别录》，为伞形科植物白花前胡 *Peucedanum praeruptorum* Dunn 或紫花前胡 *Peucedanum decursivum* Maxim 的干燥根。前者主产于浙江、河南、湖南等地；后者主产于江西、安徽等地。冬季至次春茎叶枯萎或未抽花茎时采挖，除去须根，洗净，晒干或低温干燥。切薄片。生用或蜜炙用。以根粗壮、皮部肉质厚、质柔软、断面油点多、香气浓者为佳。

【处方用名】前胡、蜜前胡。

【主要药性】苦、辛，微寒。归肺经。

【功效】疏散风热，降气化痰。

【性能特点】本品苦泄辛散，微寒能清，专入肺经。既疏风清热，又降气祛痰，善治外感风热或痰热阻肺之咳喘。

【肺病应用】

1.**外感风热证**　本品有宣散之性，其气寒，故能疏散风热、宣发肺气。对外感风热、身热头痛、咳嗽痰多尤为适宜。常与桑叶、牛蒡子、桔梗等同用；配辛温发散、宣肺之品如荆芥、紫苏等同用，也可治外感风寒咳嗽，如杏苏散（《温病条辨》）。

2.**痰浊壅肺咳喘证**　本品辛散苦降，善降肺气而祛痰涎，适用于痰浊壅肺、肺失宣降之咳喘胸满、咳痰黄稠量多，常配苦杏仁、桑白皮、贝母等，如前胡散（《太平圣惠方》）。

【常用药对】

1.**前胡配苦杏仁**　前胡苦辛微寒，既降气化痰止咳、又疏散风热；苦杏仁味苦降泄，长于肃降肺气而止咳平喘。两药配伍，可增强宣肺降气、止咳平喘之功，适用于外感风热或痰热壅肺之咳嗽痰黄、喘息不止。

2. 前胡配荆芥 前胡苦辛微寒，功专降气化痰，又能宣散风热；荆芥辛微温不烈，长于祛风散寒解表。两药配伍，共奏祛风解表、宣肺止咳之功，适用于外感风寒、风热，邪气束肺之咳嗽气喘。

3. 前胡配桑叶 前胡苦辛微寒，既降气化痰止咳，又能疏散风热；桑叶甘苦寒，既能疏散风热，又能清肺润燥。两药相合，疏散风热、清肺化痰之力增强，且不伤肺气、肺阴，适用于外感风热，或肺热咳嗽痰多。

【用法用量】内服：3～10g，煎汤，或入丸散。

【使用注意】本品为苦泄宣散之品，故阴虚火嗽、寒饮咳喘均不宜用。

【本草文献】

1.《名医别录》：主疗痰满，胸胁中痞，心腹结气，风头痛，去痰实，下气。治伤寒寒热，推陈致新，明目益精。

2.《日华子本草》：治一切劳，下一切气，止嗽，破癥结，开胃下食，通五脏，主霍乱转筋，骨节烦闷，反胃呕逆，气喘，安胎，小儿一切疳气。

3.《滇南本草》：解散伤风伤寒，发汗要药，止咳嗽，升降肝气，明目退翳，出内外之痰。

4.《本草纲目》：清肺热，化痰热，散风邪。

5.《本草备要》：能除实热，治痰热哮喘，咳嗽呕逆，痞膈霍乱，小儿疳气，有推陈致新之绩，明目安胎。

6.《本草汇言》：散风寒、净表邪、温肺气、消痰嗽。

7.《景岳全书》：味苦气寒，降也，阴中微阳。去火痰实热；开气逆结滞，转筋霍乱；除胸中痞满，气喘呕逆，咳嗽烦闷；治伤寒寒热，风热头疼；解婴儿疳热。

8.《本草通玄》：前胡，肺肝药也。散风驱热，消痰下气，开胃化食，止呕定喘，除嗽安胎，止小儿夜啼。

9.《本经逢原》：其功长于下气，故能治痰热喘嗽，痞膈诸疾，气下则火降。痰亦降矣，为痰气之要味，治伤寒寒热及时气内外俱热。

10.《药义明辨》：其功先在散结，结散则气下，而痰亦降，所以为痰气要药。

浮萍 Fúpíng

本品首载于《神农本草经》，为浮萍科植物紫萍*Spirodela polyrrhiza*（L.）Schleid.的干燥全草。全国大部分地区均产。6～9月采收，洗净，除去杂质，晒干。生用。以色绿、背紫者为佳。

【处方用名】浮萍、浮萍草、紫背浮萍。

【主要药性】辛，寒。归肺经。

【功效】发汗解表，透疹止痒，利尿消肿。

【性能特点】本品辛寒质轻，升浮宣散。上入肺经，能疏散风热、解表、透疹止痒；开宣肺气、通调水道而利水消肿。尤善治风疹瘙痒与风水水肿。

【肺病应用】

1.感冒 本品辛寒，质轻上浮，有宣肺发汗、疏散风热之功。治风热感冒、发热无汗等症，可与薄荷、蝉蜕、连翘等同用。若风寒感冒，恶寒无汗，则与麻黄、香薷、羌活等同用。

2.麻疹不透 本品能宣肺透疹，用于麻疹透发不畅，可与薄荷、牛蒡子、蝉蜕等配伍使用。

3.风疹瘙痒 本品能祛风止痒，用于风热瘾疹、皮肤瘙痒，可与地肤子、紫草等配伍。

4.水肿 本品开宣肺气、通调水道而利尿消肿，故以治疗水肿尿少兼风热表证者为宜，可单用，或与麻黄、连翘、冬瓜皮等同用。

【常用药对】

1.浮萍配麻黄 浮萍辛凉，发汗解表、利水；麻黄辛温，发汗解表、利水。配伍应用能增强发汗、利水之功，既可用治感冒无汗，又可用治水肿兼有表证者。

2.浮萍配薄荷、蝉蜕 浮萍质轻上浮，有宣肺发汗、疏散风热、透疹之功；薄荷善于疏散风热，透疹；蝉蜕疏散风热，利咽，透疹；三者配伍，疏散风热，透疹，宜于风热感冒、发热无汗以及麻疹初起、透发不畅。

【用法用量】内服：3~9g，煎汤，或入丸散，或捣汁饮。外用：适量，煎汤浸洗。

【使用注意】发汗力强，表虚自汗者不宜使用。

【本草文献】

1.《神农本草经》：主暴热身痒，下水气，胜酒，长须发，止消渴。久服轻身。

2.《太平圣惠方》：又治鼻衄，濒湖以治目赤、口疮，既善清火，而又导热下行，其效良捷。

3.《本草图经》：治时行热病，亦堪发汗。

4.《本草衍义补遗》：水萍，发汗尤甚。

5.《滇南本草》：发汗，解毒。治疥癫，疮癣，祛皮肤瘙痒之风。

6.《本草纲目》：主风湿麻痹，脚气，打仆伤损，目赤翳膜，口舌生疮，吐血、衄血，癜风、丹毒。

7.《本草经疏》：水萍，其体轻浮，其性清燥，能祛湿热之药也。热气郁于皮肤则作痒，味辛而气清寒，故能散皮肤之湿热也。寒能除热，燥能除湿，故下水气。

8.《玉楸药解》：辛凉发表。治瘟疫斑疹，疗肌肉麻痹、中风喝斜，瘫痪，医痈疽热肿、隐疹瘙痒、杨梅粉刺、汗斑皆良，利小便闭癃，消肌肤肿胀。

9.《本草求真》：古人谓其发汗胜于麻黄，下水捷于通草，一语括尽浮萍之功。

第五章　清热药

凡以清泄里热、治疗肺热证为主要作用的药物，称为清热药。根据其药性和主治肺热证的不同，可将清热药分为清热泻火药、清热解毒药和清虚热药等三类。

【性能主治】

本类药物药性寒凉，沉降入里，通过清热泻火、凉血、解毒及清虚热等不同作用，使里热得以清解。即内经所谓"热者寒之"，《神农本草经》所谓"疗热以寒药"的意思。其中，具有清气分热，适用于气分实热证，称为清热泻火药；具有清热解毒，适用于热毒炽盛之痈肿疮疡等证，称为清热解毒药；具有清虚热、退骨蒸，适用于热邪伤阴、阴虚发热等证，称为清虚热药。

【应用要点】

1.对证用药　本类药物主要适用于温热病高热烦渴、温毒发斑、痈肿疮毒及阴虚发热等里热证。在使用时，应根据热证的虚实、真假及热证所在部位和热的程度不同，有针对性地选择清热泻火、清热解毒和清虚热的药物；在此基础上，应注意结合温热病的发病特点，选择不同的辨证标准和治法，使清热药的应用更有针对性。

2.配伍用药　为了增强疗效，本类药物常配伍其他药物共同使用。如里热兼有表证，治宜先解表后清里，或配解表药用，以达到表里双解；如里热兼积滞，宜配通里泻下药用，以达以泻代清的目的。

3.注意事项　本类药物性多寒凉，易伤脾胃，故脾胃气虚，食少便溏者慎用；苦寒药物易化燥伤阴，热证伤阴或阴虚患者慎用；清热药禁用于阴盛格阳或真寒假热之证。

第一节　清热泻火药

热为火之渐，火为热之极。本类药物性味多苦寒或甘寒，清热力较强，用以治疗火热较盛的病证，故称为清热泻火药。本类药物以清泄气分邪热为主，适用于热病邪入气分而见高热、口渴、汗出、烦躁，甚或神昏谵语、舌红苔黄、脉洪数实者。此外，因各药归经的差异，还分别适用于肺热、胃热、心火、肝火等引起的脏腑火热证。

使用清热泻火药时，若里热炽盛而正气已虚，则宜适配补虚药，以扶正祛邪。

石膏 Shígāo

本品首载于《神农本草经》，为硫酸盐类矿物硬石膏族石膏，主含含水硫酸钙（$CaSO_4 \cdot 2H_2O$）。主产于湖北、甘肃、四川等地，以湖北应城产者最佳。全年可采。为纤维状的集合体，呈长块状、板块状或不规则块状。白色、灰白色或淡黄色，有的半透明。研细生用或煅用。

【处方用名】生石膏、煅石膏。

【主要药性】甘、辛，大寒。归肺、胃经。

【功效】生用：清热泻火，除烦止渴；煅用：敛疮生肌，收湿，止血。

【性能特点】本品性味辛甘寒，性寒清热泻火，辛寒解肌透热，甘寒清胃热、除烦渴，为清泄肺胃气分实热之要药。善治邪热壅肺或气分热盛之证。

【肺病应用】

1.**肺热咳喘**　本品辛寒入肺经，其辛寒解肌透热之性，尤善清透肺经实热。凡肺热壅盛所致咳喘、气急甚或小儿鼻翼扇动之症，无论外邪袭肺或肺气郁而化热，均可应用。治肺热咳喘、发热口渴者，常配伍止咳平喘之麻黄、苦杏仁等，如麻杏石甘汤（《伤寒论》）。

2.**骨蒸劳热久嗽**　用石膏文如束针者一斤，粉甘草一两，细研如面，日以水调三四服，言其无毒有大益，乃养命上药，不可忽其贱而疑其寒（《外台秘要》）。

【常用药对】

1.**石膏配知母**　石膏辛寒，善清气分热邪；知母苦寒质润，能清热生津。两药相须为用，清泄气分邪热以生津液，善治气分热盛津伤之证。

2.**石膏配麻黄**　石膏辛寒清透，善清郁热；麻黄辛散宣肺，能宣肺平喘。两药合用，寒凉透散以清热，宣发肺气以平喘，善治邪热壅肺之咳喘。

3.**石膏配人参**　石膏寒凉，清热泻火、除烦止渴；人参甘温，补脾益肺。两药合用，清热益气生津，善治暑热初起，或热病后期，余热未尽、气津两亏之证。

【用法用量】生石膏内服：15～60g，煎汤，宜先煎。煅石膏外用：适量，研末撒敷患处。

【使用注意】脾胃虚寒及阴虚内热者忌用。

【本草文献】

1.《神农本草经》：主中风寒热，心下逆气，惊喘，口干舌焦，不能息，腹中坚痛，产乳，金疮。

2.《汤液本草》：入手太阴经、少阳经，足阳明经，……仲景治伤寒阳明证，身热，目痛鼻干，不得卧。身以前，胃之经也。胸，胃肺之室。邪在阳明，肺受火制，故用辛寒以清肺，所以号为白虎汤也。

3.《本草衍义补遗》：石膏，本阳明经药，阳明主肌肉，其甘也，能缓脾益气，止渴去火，其辛也，能解肌出汗，上行至头，又入手太阴、少阳，而可为三经之主者。研为末，醋研丸如绿豆大，以泻胃火、痰火、食积。

4.《本草蒙筌》：味辛、甘，气微寒。……入肺胃三焦。能出汗，解肌上行而理头痛；甘则缓脾，益气生津以上渴消。故风邪伤阳，寒邪伤阴，总解肌表可愈；……仲景加白虎名，身以前胃之经，胸者肺之室。邪在阳明，肺受火制，故用石膏辛寒，以清肺，所以号为白虎。

5.《本草纲目》：东垣李氏云，立夏前多服白虎汤者，令人小便不禁，此乃降令太过也，阳明津液不能上输于肺，肺之清气亦复下降故尔。初虞世《古今录验方》治诸蒸病有五蒸汤，亦是白虎加人参、茯苓、地黄、葛根，因病加减。

6.《景岳全书》：味甘辛，气大寒，……善祛肺胃三焦之火，而尤为阳明经之要药。

7.《本草崇原》：金能制风，故主治中风之寒热。心下逆气惊喘者，阳明胃络上通于心，逆则不能上通，致有惊喘之象矣，……禀金气则有肃杀之能，故除邪鬼。

8.《本草备要》：色白入肺，兼入三焦。诸经气分之药。

9.《本草经解》：石膏气微寒，秉天初冬寒水之气，入足太阳寒水膀胱经；味辛无毒，得地西方燥金之味，入手太阴肺经、足阳明燥金胃、手阳明燥金大肠经，……用石膏辛寒之味，以泻阳明实火也。

10.《本草求真》：石膏专入胃腑，兼入脾、肺。甘辛而淡，体重而降，其性大寒。

知母 Zhīmǔ

本品首载于《神农本草经》，为百合科植物知母 *Anemarrhena asphodeloides* Bge. 的干燥根茎。主产于河北、山西及山东等地。春、秋二季采挖，除去须根及泥沙，晒干，习称"毛知母"。或除去外皮，晒干。切片入药，生用，或盐水炙用。以肥大、质硬、表面被金黄色绒毛、断面黄白色者为佳。

【处方用名】知母、炒知母、肥知母。

【主要药性】苦、甘，寒。归肺、胃、肾经。

【功效】清热泻火，生津润燥。

【性能特点】本品苦寒清泄，甘寒滋润，擅长滋阴润燥。善清上中下三焦之热而滋润，上能清肺润燥，善治肺热燥咳；又甘寒质润，泻肺火，润肺燥，尤善治肺阴虚内热之消渴证。

【肺病应用】

1.肺热燥咳　本品主入肺经而长于泻肺热、润肺燥，用治肺热燥咳，常配贝母用，如二母散（《证治准绳》）；若配苦杏仁、莱菔子，可治肺燥久嗽气急，如宁嗽煎（《奇方类编》）。

2.内热消渴　本品性甘寒质润，能泻肺火、滋肺阴，可用治阴虚内热之消渴证，常配天花粉、葛根等药用，如玉液汤（《医学衷中参西录》）。

【常用药对】

1.知母配贝母　知母苦甘性寒，质柔性润，能清肺火、润肺燥，以化痰止咳；贝母苦甘而寒，主入肺经，既能清肺热、润肺化痰，又能开郁散结，清泄胸中郁结之火。两药相合，既滋阴润肺，又清热化痰，善治阴虚劳嗽、肺燥咳嗽。

2. 知母配麦冬 二药均为泻肺火、滋润肺阴之品，相须为用，滋阴清热效力更强，常用于肺热伤津、燥咳痰少或无痰者。

3. 知母配百合 百合宁心安神，润肺止咳；知母清热泻火，滋阴润燥。二药配伍，一润一清，宁心安神，清热润肺。

【用法用量】内服：6～12g，煎汤，或入丸散。清热泻火宜生用，滋阴降火宜盐水炒用。

【使用注意】本品性寒质润，有滑肠作用，故脾虚便溏者不宜用。

【本草文献】

1.《日华子本草》：通小肠，消痰止嗽，润心肺，补虚乏，安心止惊悸。

2.《本草衍义补遗》：消痰，止嗽。

3.《本草纲目》：知母之辛苦寒凉，下则润肾燥而滋阴，上则清肺金而泻火，乃二经气分药也。

4.《景岳全书》：故其在上，则能清肺止渴，却头痛，润心肺，解虚烦喘嗽，吐血衄血，去喉中腥臭，……知母能消肺金制肾水化源之火，去火可以保阴，是即所谓滋阴也。

5.《本草经疏》：肺为水之上源，肾属水，清热滋肺金，益水脏，则水自下矣。补不足者，清热以滋金水之阴，故补不足。

6.《本草崇原》：皮外有毛，故除皮毛之邪气，……益气者，益肺气之内虚。

7.《本草备要》：上清肺金而泻火，……治嗽者，清肺火也，……热在上焦气分，结秘而渴，乃肺中伏热，不能生水，膀胱绝其化源，宜用渗湿之药，泻火清金，滋水之化源，……如肺不燥，但膀胱热，宜泻膀胱，此正治；如因肺热不能生水，则清肺，此隔二之治。

8.《本经逢原》：下则润肾燥而滋阴，上则清肺热而降烦。

9.《本草正义》：知母寒润，止治实火，泻肺以泄壅热，肺痈燥咳宜之，而虚热咳嗽大忌。

芦根 Lúgēn

本品首载于《神农本草经》，为禾本科植物芦苇 *Phragmites communis* Trin. 的新鲜或干燥根茎。全国各地均有分布。全年均可采挖，一般在夏、秋季挖起地下茎，除掉泥土，剪去须根，切段，晒干或鲜用。以条粗壮、黄白色、有光泽、无须根、质嫩者为佳。

【处方用名】鲜芦根、芦根、干芦根。

【主要药性】甘，寒。归肺、胃经。

【功效】清热生津，除烦，止呕，利尿。

【性能特点】本品甘淡性寒清利，入肺经善清透肺热，善治肺热咳嗽；又清心胃之火而除烦，善治胃热呕吐、热病烦渴；清利小肠与膀胱经湿热而利尿，善治热淋涩痛。

【肺病应用】

1.肺热咳嗽，肺痈吐脓　本品入肺经善清透肺热，用治肺热咳嗽，常配黄芩、浙贝母、瓜蒌等药用。若治风热咳嗽，可配桑叶、菊花、苦杏仁等药用，如桑菊饮（《温病条辨》）。若治肺痈吐脓，则多配薏苡仁、冬瓜仁等用，如苇茎汤（《千金方》）。

2.肺胃热盛，津伤烦渴　本品性味甘寒，既能清透肺胃气分实热，又能生津止渴、除烦，故可用治热病伤津、烦热口渴者，常配麦冬、天花粉等药用；或以其鲜汁配麦冬汁、梨汁、荸荠汁、藕汁服，如五汁饮（《温病条辨》）。

【常用药对】

1.芦根配地骨皮　芦根和地骨皮同为甘寒之品，皆能入肺而除肺热、平喘咳。芦根生津润燥，偏入气分，主去肺中邪热；地骨皮质轻而性寒，轻以去实，寒能胜热，善入血分，主泻肺中伏火。二药相伍，相须为用，一气一血，具有清肺而不伤阴、护阴液而不致恋邪之特色，用治肺热阴伤、肺失清肃之喘咳，尤宜于正气稍弱、伏火不盛者。

2.芦根配白茅根　白茅根与芦根皆为甘寒凉润之品，均能入肺胃二经而具清热之功。二药同用，相须相辅，清热生津力强，其清热不伤阴，生津不恋邪，性平缓而不黏腻，故为甘寒清热之妙对，可用于治疗肺热阴亏、咳嗽咽干。

【用法用量】内服：15～30g；煎汤，或入丸散；鲜品加倍，可捣汁用。

【使用注意】脾胃虚寒者忌服。

【本草文献】

1.《本草经疏》：肺为水之上源，脾气散精，上归于肺，始能通调水道，下输膀胱。

2.《医林纂要》：能渗湿行水，疗肺痈。

3.《玉楸药解》：清降肺胃，消荡郁烦，生津止渴，除呕下食，治噎哕懊恼。

4.《本草求真》：治无他奇，惟清肺降火，是其所能，……芦中空，故入心肺清上焦热，热解则肺之气化行。

5.《医学衷中参西录》：其性凉能清肺热，中空能理肺气，而又味甘多液，更善滋阴养肺，则用根实胜于用茎明矣。

6.《南京民间药草》：治喉痛。

天花粉 Tiānhuāfěn

本品首载于《神农本草经》，为葫芦科植物栝楼 *Trichosanthes kirilowii* Maxim.或双边栝楼 *Trichosanthes rosthornii* Harms 的干燥根。全国南北各地均产，主产于河南、广西及山东等地，以河南产量大、质量优，习称安阳花粉。秋、冬二季采挖，洗净，除去外皮，切厚片。鲜用或干燥用。以色洁白、粉性足、质细嫩、体肥满者为佳。

【处方用名】天花粉、栝楼根。

【主要药性】甘、微苦，微寒。归肺、胃经。

【功效】清热生津，消肿排脓。

【性能特点】本品苦寒清泄，微甘而润，并兼行散，既能泻火以清肺热，又能生津以润肺燥，善治燥热伤肺，干咳少痰、痰中带血等肺热燥咳证；本品甘寒清润，又具生津润燥之功，善治燥热伤肺，气阴两伤之咳喘咯血。

【肺病应用】

1.肺热燥咳　本品既能泻火以清肺热，又能生津以润肺燥，用治燥热伤肺，干咳少痰、痰中带血等肺热燥咳证，可配天冬、麦冬、生地黄等药用，如滋燥饮（《杂病源流犀烛》）；取本品生津润燥之功，配人参用治燥热伤肺、气阴两伤之咳喘咯血，如参花散（《万病回春》）。

2.内热消渴　本品善清肺胃热、生津止渴，可用治积热内蕴、化燥伤津之消渴证，常配麦冬、芦根、白茅根等药用（《千金方》）；若配人参，则治内热消渴、气阴两伤者，如玉壶丸（《仁斋直指方论》）。

3.咽喉肿痛　本品具有清热、消肿作用，配薄荷等分为末，西瓜汁送服，可治风热上攻、咽喉肿痛，如银锁匙（《外科百效全书》）。

【常用药对】

1.天花粉配瓜蒌皮　天花粉性甘寒，微苦，偏于降火润燥、生津止渴；瓜蒌皮善于利气宽胸，清化热痰。二药相配各使其长，相使相助，具有清热生津、开胸散结之效，适用于津伤肺燥、气逆咳嗽之证，生津润燥而不令气壅留饮，利气清热而不致耗津助燥，为治疗津伤肺燥咳嗽之佳品。

2.天花粉配连翘　天花粉偏于清肺润燥，生津止渴，消肿排脓；连翘味苦性凉，轻清而浮，善清心而去上焦诸热，为治疮要药，散结消肿。二药伍用，相使相助，清热解毒作用增强，主治发热、咽痛疮疡、口干烦渴。

【用法用量】内服：9～15g，煎汤，或入丸散。外用：适量，研末撒布或调敷。

【使用注意】脾胃虚寒大便滑泻者忌服，不宜与乌头类中药同用。

【本草文献】

1.《滇南本草》：治痈疮肿毒，并止咳嗽带血。

2.《药鉴》：甘能补肺，润能降气导痰，治嗽之要药也。润肺生津液。

3.《药性解》：入肺、心、脾、胃、小肠五经。主肺火盛而喉痹。

4.《景岳全书》：最凉心肺。

5.《本草汇言》：天花粉，退五脏郁热，如心火盛而舌干口燥，肺火盛而咽肿喉痹。

6.《本草备要》：降火润燥，滑痰解渴。

7.《本草分经》：降火润燥，滑痰，生津，解渴。

8.《医学衷中参西录》：天花粉，为其能生津止渴，故能润肺，化肺中燥痰，宁肺止嗽，治肺病结核。

栀子 Zhīzi

本品首载于《神农本草经》，为茜草科植物栀子 *Gardenia jasminoides* Ellis 的干燥成熟果实。主产于浙江、江西、湖南等地。9～11月果实成熟呈红黄色时采收，除去果梗及杂质，蒸至上汽或置沸水中略烫，取出，干燥。生用、炒焦或炒炭用。以个小、完整、仁饱满、内外色红者为佳。

【处方用名】 栀子、山栀、焦山栀。

【主要药性】 苦，寒。归心、肺、三焦经。

【功效】 泻火除烦，清热利湿，凉血解毒，外用消肿止痛。

【性能特点】 本品苦寒降泄清利，善清心肺三焦之火，导湿热之邪从小便而出。入气分能泻火而除烦，善治外感热病的气分证初期；入血分能凉血解毒而止血，善治鼻衄。

【肺病应用】

1.外感热病发热 本品苦寒清降，泻火泄热而除烦，为治外感热病的气分证初期，见有发热、胸闷、心烦等症之要药，可与淡豆豉同用，如栀子豉汤（《伤寒论》）。

2.鼻衄 本品功能清热凉血、止血，可用治血热妄行鼻衄证，常配白茅根、大黄、侧柏叶等药用，如十灰散（《十药神书》）。

【常用药对】

1.栀子配淡豆豉 栀子苦寒，解郁除烦，导热下行；淡豆豉气味俱轻，既能清表宣热，又能和降胃气。二药相配，宣中有降，降中有宣，为治热扰胸膈之良方。

2.栀子配竹茹 栀子苦寒，善清三焦郁火；淡竹茹清热化痰，宁神开郁。二药合用，清泻三焦，治痰热蕴结。

【用法用量】 内服：6～10g，煎汤。外用生品适量，研末调敷。

【使用注意】 本品苦寒伤胃，脾虚便溏者不宜用。

【本草文献】

1.《神农本草经》：主五内邪气，……酒疱齇鼻，……轻浮而象肺也，色赤而象火，故能泻肺中之火。

2.《汤液本草》：或用栀子利小便，实非利小便，清肺也，肺气清而化，膀胱为津液之府，小便得此气化而出也。

3.《本草蒙筌》：因轻浮象肺，色赤象火，故治至高之分，而泻肺中之火也。

4.《药性解》：不知惟其上行，最能清肺，肺气清而化，则小便从此气化而出。

5.《本草经疏》：面赤酒齇鼻者，肺热之候也，肺主清肃，酒热客之，即见是证，于开窍之所延及于面也。肺得苦寒之气则酒热自除，而面鼻赤色皆退矣。

6.《本经逢原》：栀子仁体性轻浮，专除心肺客热。

7.《本草思辨录》：肺与大肠相表里，服栀子则益其大肠之寒。

黄芩 Huángqín

本品首载于《神农本草经》，为唇形科植物黄芩 *Scutellaria baicalensis* Georgi 的干燥根。主产于河北、山西及内蒙古等地。春、秋两季采挖，去除须根及泥沙，晒后撞去粗皮，蒸透或开水润透切片，晒干。生用、酒炙或炒炭用。以条粗长、质坚实、色黄、除净外皮者为佳。

【处方用名】黄芩、子芩、炒黄芩。

【主要药性】苦，寒。归肺、胆、脾、大肠、小肠经。

【功效】清热燥湿，泻火解毒，止血，安胎。

【性能特点】本品苦寒清泄燥湿，主入肺经，善清泄肺火及上焦实热，主治肺热壅遏所致咳嗽痰稠；性味苦寒，清热燥湿，善清中上焦湿热，善治湿热阻遏气机所致的胸闷呕吐、身热不扬；兼入血分，能凉血而止血，善治血热吐衄。

【肺病应用】

1. **肺热咳嗽，外感热病**　本品主入肺经，善清泄肺火及上焦实热，用治肺热壅遏所致咳嗽痰稠，可单用，如清金丸（《丹溪心法》）；若配苦杏仁、桑白皮、紫苏子，可治肺热咳嗽气喘，如清肺汤（《万病回春》）；若配法夏，可治肺热咳嗽痰多，如黄芩半夏丸（《袖珍方大全》）；本品苦寒，清热泻火力强，配薄荷、栀子、大黄等，可用治外感热病，中上焦热盛所致之高热烦渴、面赤唇燥、尿赤便秘、苔黄脉数者，如凉膈散（《太平惠民和剂局方》）。

2. **胸闷**　本品性味苦寒，功能清热燥湿，善清肺胃胆及大肠之湿热，尤长于清中上焦湿热。治湿温、暑湿证，湿热阻遏气机而致胸闷恶心呕吐、身热不扬、舌苔黄腻者，常配滑石、白豆蔻、通草等药用，如黄芩滑石汤（《温病条辨》）。

【常用药对】

1. **黄芩配黄连**　黄芩苦寒，善清上焦湿热，主清肺火；黄连大苦大寒，主治湿火郁结，湿热在里，以黄连清湿生之热，黄芩解热生之湿。二药配伍，清肺经湿热，善治肺热咳嗽。

2. **黄芩配半夏**　黄芩苦寒清热，主清肺火；半夏辛温善燥湿化痰。两药相伍，更具清热化痰之功，用于肺热咳嗽效果更佳。

【用法用量】内服：3～9g，煎汤，或入丸、散；外用：适量，煎水洗，或研末调敷。

【使用注意】本品苦寒伤胃，脾胃虚寒者不宜使用。

【本草文献】

1.《药性赋》：中枯而飘者泻肺火，消痰利气。

2.《药类法象》：泄肺受火邪，上逆于膈上，补膀胱之寒水不足，乃滋其化源也。

3.《本草衍义补遗》：治痰热者，假此以降其火也。

4.《本草发挥》：肺苦气上逆，急食苦以泄之，……上焦湿热，亦用黄芩，泻肺火故也。

5.《滇南本草》：上行泻肺火。

6.《本草蒙筌》：宿芩泻肺火，消痰利气，更除湿热，不留积于肌表间。

7.《本草正》：枯者清上焦之火，消痰利气，定喘咳，……清咽。

8.《药品化义》：黄芩中枯者名枯芩，条细者名条芩，一品宜分两用。盖枯芩体轻主浮，专泻肺胃上焦之火，主治胸中逆气，膈上热痰，咳嗽喘急，……其条芩体重主降，专泻大肠下焦之火，主治大便闭结，……以其能清大肠也。

第二节　清热解毒药

本类药物性质寒凉，清热之中更长于解毒，具有清解火热毒邪的作用。主要适用于痈肿疮毒、丹毒、瘟毒发斑、痄腮、咽喉肿痛、热毒下痢、虫蛇咬伤、癌肿、水火烫伤以及其他急性热病等。在临床用药时，应根据各种证候的不同表现及兼证，结合具体药物的特点，有针对性地选择应用，并应根据病情的需要给以相应的配伍。如热毒在血分者，可配伍清热凉血药；火热炽盛者，可配伍清热泻火药；夹有湿邪者，可配伍利湿、燥湿、化湿药；疮痈肿毒、咽喉肿痛者，可配伍活血消肿药或软坚散结药；热毒血痢、里急后重者，可配伍活血行气药等。

本类药物易伤脾胃，中病即止，不可过服。

金银花 Jīnyínhuā

本品首载于《新修本草》，为忍冬科植物忍冬 *Lonicera japonica* Thund. 的干燥花蕾或带初开的花。我国南北各地均有分布，主产于河南、山东等省。夏初花开放前采摘，阴干。生用，炒用或制成露剂使用。以花未开放、色黄白、肥大者为佳。

【处方用名】金银花、双花、忍冬花。

【主要药性】甘，寒。归肺、心、胃经。

【功效】清热解毒，凉散风热。

【性能特点】本品甘寒质轻，疏透芳香，主入肺经，清肺经热邪，宣肺解表，善治外感风热；又可清解热毒，善治热毒或风热所致的咽喉肿痛；本品甘寒，具有清热解毒、散痈消肿之功效，善治肺痈咳吐脓血。

【肺病应用】

1. 肺痈咳吐脓血　本品甘寒，清热解毒，散痈消肿，为治一切内痈外痈之要药。用治肺痈咳吐脓血者，常与鱼腥草、芦根、桃仁等同用，以清肺排脓。

2. 外感风热，咽喉肿痛　本品甘寒，芳香疏散，善散肺经热邪，透热达表，又可清热解毒，常与连翘、薄荷、牛蒡子等同用，治疗外感风热或温病初起、身热头痛、咽喉肿痛、口渴，如银翘散（《温病条辨》）。

【常用药对】

1. 金银花配连翘　二药均能清热解毒、疏散风热、透热达表，配伍应用可加强疗效，常用于治疗风热感冒证。

2. 金银花配败酱草　金银花性甘寒，清热解毒、散痈消肿；败酱草则性凉味辛、苦，善祛瘀排脓，尤善疗内痈。二药相配可增强清热散痈消肿之力，用治肺痈效果佳。

【用法用量】内服：6~15g，煎汤，或入丸散。外用：适量，捣敷。

【使用注意】脾胃虚寒及气虚疮疡脓清者忌用。

【本草文献】

1.《药性解》：金银花，味苦甘，性平，微寒，无毒，入肺经。

2.《本草备要》：甘寒入肺。

3.《本草求真》：金银花专入肺，……入肺散热。

4.《常用中草药手册》：清热解毒。治外感发热咳嗽。

连翘 Liánqiào

本品首载于《神农本草经》，为木犀科植物连翘 *Forsythia suspensa*（Thunb.）Vahl 的干燥果实。产于我国东北、华北、长江流域至云南。秋季果实初熟尚带绿色时采收，除去杂质，蒸熟，晒干，习称"青翘"；果实熟透时采收，晒干，除去杂质，习称"老翘"或"黄翘"。青翘采得后即蒸熟晒干，筛取籽实作"连翘心"用。生用。青翘以色青绿、无枝梗者为佳；老翘以色黄、壳厚、无种子、纯净者为佳。

【处方用名】连翘、青翘。

【主要药性】苦，微寒，归肺、心、小肠经。

【功效】清热解毒，消肿散结。

【性能特点】本品苦而微寒，质轻性散，既能清解热毒，又能疏透消散，善治痰火郁结瘰疬痰核；清热解毒力强，素有"疮家圣药"之称；此外，本品苦能清泄，寒能清热，入心、肺二经，长于清心火，散上焦风热，善治外感风热、热入心包证。

【肺病应用】

1.瘰疬痰核　本品苦而微寒，主入肺经，苦寒能清热，又能消肿散结，可用治痰火郁结、瘰疬痰核，常与夏枯草、浙贝母、玄参、牡蛎等同用，共奏清火散结、化痰消肿之效。

2.咽喉肿痛　本品苦能清泄，寒能清热，入心、肺二经，长于清心火，散上焦风热，常与金银花、薄荷、牛蒡子等同用，治疗风热外感或温病初起，头痛发热、口渴咽痛，如银翘散（《温病条辨》）。

【常用药对】

1.连翘配夏枯草　连翘性苦寒，质轻性散，入肺经，善清肺热、消肿散结，可治痰火郁结；夏枯草性苦寒、味辛，善清火，散郁结。二药相伍可使清火散结之力增强，用于治疗痰火互结之瘰疬痰核。

2.连翘配牛蒡子　连翘性苦寒，质轻可升浮宣散、疏散风热、清热解毒；牛蒡子性苦寒，味辛，入肺经，善宣肺利咽、疏散风热。二药相配可治疗外感风热引起的发热、咳嗽、咽痛等症。

【用法用量】内服：6~15g，煎汤，或入丸散。

【使用注意】脾胃虚寒及气虚脓清者不宜用。

【本草文献】

1.《神农本草经》：主寒热，鼠瘘、瘰疬、痈肿、恶疮、瘿瘤。

2.《珍珠囊》：连翘之用有三：泻心经客热，一也；去上焦诸热，二也，为疮家圣药，三也。

3.《药鉴》：同片芩，则入肺泻火。

4.《本草经解》：连翘气平，秉天秋平之金气，入手太阴肺经。

5.《医学衷中参西录》：味淡微苦，性凉。具升浮宣散之力，……能透表解肌，清热逐风，又为治风热要药，……为其性凉而升浮，故又善治头目之疾，……鼻渊或流浊涕成脑漏证，皆能主之。

穿心莲 Chuānxīnlián

本品首载于《岭南采药录》，为爵床科植物穿心莲 *Andrographis paniculata*（Burm.F.）Nees 的干燥地上部分。我国南方诸地均有栽培，主产于广东、广西、福建。秋初茎叶茂盛时采收，除去杂质，洗净，切段，晒干生用，或鲜用。以色绿、叶多者为佳。

【处方用名】穿心莲、一见喜。

【主要药性】苦，寒。归心、肺、大肠、膀胱经。

【功效】清热解毒，凉血，消肿。

【性能特点】本品苦寒质轻，苦寒泻火清肺，解毒，善治肺热咳嗽气喘、肺痈、咽喉肿痛；苦寒降泄，清热解毒，善治外感风热或温病初起；此外，还能解蛇毒。

【肺病应用】

1.**外感风热** 本品苦寒降泄，清热解毒，善治外感风热或温病初起，发热头痛，可单用，如穿心莲片（《中国药典》）；亦常与金银花、连翘、薄荷等同用。

2.**肺热咳喘** 本品善清肺火，凉血消肿，故常与黄芩、桑白皮、地骨皮合用，治疗肺热咳嗽气喘。

3.**肺痈** 与鱼腥草、桔梗、冬瓜仁等药同用，则治肺痈咳吐脓痰。

4.**咽喉肿痛** 与玄参、牛蒡子、板蓝根等药同用，常用治咽喉肿痛。

【常用药对】

1.**穿心莲配薄荷** 穿心莲性味苦寒，善清热解毒；薄荷性凉，味辛，善疏散肺经风热。二药相配，穿心莲清热解毒，得薄荷辛散之助，外疏风温之邪，内清肺经之火，治疗风温犯肺之证。

2.**穿心莲配桔梗** 穿心莲苦寒，清热之力强；桔梗善于升提肺气、祛痰排脓。二药配伍，桔梗借穿心莲苦寒清热之力，穿心莲得桔梗祛痰之助，共治痰热咳喘、肺痈脓肿，相须为用。

【用法用量】内服：6~9g煎汤，或入丸散；外用：适量。

【使用注意】本品苦寒易伤胃气，可出现恶心、食欲不振等副作用；胃、十二指肠溃疡病患者不宜服用。

【本草文献】

1.《岭南采药录》：能解蛇毒，又能理内伤咳嗽。

2.《泉州本草》：清热解毒，消炎退肿。治咽喉炎症，痢疾，高热。

3.《江西草药》：清热凉血，消肿止痛。治支气管炎，……百日咳。

大青叶 Dàqīngyè

本品首载于《名医别录》，为十字花科植物菘蓝 *Isatis indigotica* Fort. 的干燥叶片。主产于江苏、安徽及河北等地。夏、秋二季分 2～3 次采收，生用。以叶大、无柄、色暗灰绿者为佳。

【处方用名】大青叶。

【主要药性】苦、寒。归心、胃经。

【功效】清热解毒，凉血消斑。

【性能特点】本品苦寒，善解心胃二经实火热毒；又入血分而能凉血消斑，气血两清，治温热病心胃毒盛、热入营血、气血两燔、高热神昏、发斑发疹；此外又善解瘟疫时毒，有解毒利咽、凉血消肿之效，治心胃火盛、咽喉肿痛、口舌生疮。

【肺病应用】

1.**风热咳嗽** 本品苦寒，善解心胃二经，清热解毒，若与葛根、连翘、白芷、桔梗、牛蒡子等药同用，便能表里同治，故可用于风热表证或温病初起、发热头痛、口渴咽痛、咳嗽等，如清温解毒丸（《中国药典》）。

2.**肺胃热盛，咽喉肿痛** 本品苦寒，既能清心胃实火，又善解瘟疫时毒，有解毒利咽、凉血消肿之效。用治心胃肺火盛、咽喉肿痛、口舌生疮、喘咳者，常与麻黄、石膏、生地黄、大黄、升麻等同用，如大青汤（《圣济总录》）。

【常用药对】

1.**大青叶配青黛** 大青叶苦寒，入心、胃二经，功善清热解毒、凉血消斑；青黛入肝、肺，主清肝火、泻肺热，清热解毒、凉血止血。两药合用增清热解毒、凉血之功，治心胃火盛、咽喉肿痛、口舌生疮及肝火犯肺、咳嗽胸痛。

2.**大青叶配石膏** 大青叶苦寒，清心胃实火，解瘟疫时毒，有解毒利咽、凉血消肿之效；石膏辛甘寒，凉而能散，有清热泻火之功，两药合用增清热泻火之功，用治心胃肺火盛证。

【用法用量】内服：9～15g，煎汤，或入丸散。鲜品 30～60g。外用适量。

【使用注意】脾胃虚寒者忌用。

【本草文献】

1.《名医别录》：疗时气头痛，大热，口疮。

2.《日华子本草》：治热毒风，心烦闷，渴疾口干，小儿鼻热疾，风疹天行热疾及金石药毒，兼涂痈肿毒。

3.《本草纲目》：主热毒痢，黄疸，喉痹，丹毒。

4.《本草正》：治瘟疫热毒发斑，风热斑疹，痈疡肿痛，除烦渴，止鼻衄，吐血，……凡以热兼毒者，皆宜蓝叶捣汁用之。

板蓝根 Bǎnlán' gēn

本品首载于《新修本草》，为十字花科植物菘蓝 *Isatis indigotica* Fort、爵床科植物马蓝 *Baphicacanthus cusia*（Nees）Bremek 的干燥根。主产于内蒙古、陕西、甘肃等地。秋季采挖。表面浅灰黄色，粗糙，有纵皱纹及横斑痕，并有支根痕，根头部略膨大，顶端有一凹窝，周边有暗绿色的叶柄残基，较粗的根并现密集的疣状突起及轮状排列的灰棕色的叶柄痕。质坚实而脆，断面皮部黄白色至浅棕色，木质部黄色。以根平直粗壮、坚实、粉性大者为佳。生用。

【处方用名】板蓝根，北板蓝根，南板蓝根。

【主要药性】苦，寒。归心、胃经。

【功效】清热解毒，凉血，利咽。

【性能特点】本品苦寒，入心、胃经，善于清解实热火毒，有类似于大青叶的清热解毒之功，而更以解毒利咽散结见长，又有凉血消肿之功，用于治疗外感风热或温病初起，以及发热头痛咽痛。主治多种瘟疫热毒之证。

【肺病应用】

外感发热，咽喉肿痛　本品苦寒，入心、胃经，善于清解实热火毒，有类似于大青叶的清热解毒之功，而更以解毒利咽散结见长。用治外感风热或温病初起，发热头痛咽痛，咳嗽，可单味使用，或与金银花、荆芥等疏散风热药同用；若风热上攻，咽喉肿痛，常与玄参、马勃、牛蒡子等同用。

【常用药对】

板蓝根配大青叶　板蓝根苦寒，入心、胃经，善于清解实热火毒、凉血；大青叶苦寒，入心、胃经，清热解毒、凉血。两药合用，增强清热解毒、凉血之功。治肺热喘咳，咽喉肿痛。

【用法用量】内服：9～15g，煎汤，或入丸散。

【使用注意】体虚而无实火热毒者忌服，脾胃虚寒者慎用。

【本草文献】

1.《现代汉医实用药物学》：消肿止痛。主治瘟疫邪热、丹毒、赤肿、咽痛。

2.《北方常用中草药手册》：利咽喉。

青黛 Qīng dài

本品首载于《药性论》，为爵床科植物马蓝 *Baphicacanthus cusia*（Nees）Bremek、蓼科

植物蓼蓝 *Polygonum tinctorium* Ait 或十字花科植物菘蓝 *Isatis indigotica* Fort. 的叶或茎叶经加工制得的干燥粉末或团块。主产于福建、云南、江苏等地。福建所产品质最优，称"建青黛"。秋季采收以上植物的落叶，加水浸泡，至叶腐烂，叶落脱皮时，捞去落叶，加适量石灰乳，充分搅拌至浸液由乌绿色转为深红色时，捞取液面泡沫，晒干而成。研细用。

【处方用名】青黛。

【主要药性】咸，寒。归肝、肺经。

【功效】清热解毒，凉血消斑，清肝泻火，定惊。

【性能特点】本品咸寒，入肝、肺，主清肝火泻肺热，且能清热解毒、凉血止血。故主治肝火犯肺，咳嗽胸痛，痰中带血；寒能清热，咸以入血，故有清热解毒、凉血、止血、消斑之效，善治温毒发斑；又清热解毒、凉血消肿之效，用治热毒炽盛、咽喉肿痛、喉痹。

【肺病应用】

1.咳嗽胸痛，痰中带血　本品咸寒，主清肝火，又泻肺热，且能凉血止血。故主治肝火犯肺，咳嗽胸痛，痰中带血，常与海蛤粉同用，如黛蛤散（《卫生鸿宝》）。若肺热咳嗽，痰黄而稠者，可配海浮石、瓜蒌仁、川贝母等同用，如青黛海石丸（《证因脉治》）。

2.咽痛口疮，火毒疮疡　本品有清热解毒，凉血消肿之效。用治热毒炽盛、咽喉肿痛、喉痹者，常与板蓝根、甘草同用；若口舌生疮，多与冰片同用，撒敷患处；用治火毒疮疡、痄腮肿痛，可与寒水石共研为末，外敷患处，如青金散（《普济方》）。

【常用药对】

1.青黛配海蛤粉　青黛咸寒，主清肝火，又泻肺热，且能凉血止血，海蛤粉甘咸，善消血块、化痰积，两药合用，增消肝火、泻肺热、化痰之功。治肝火犯肺，咳嗽胸痛，痰中带血。

2.青黛配板蓝根　青黛咸寒，有清热解毒、凉血消肿之效；板蓝根苦寒，有清热解毒、凉血消肿之功。两药合用增清热解毒、凉血消肿之功，主治热毒炽盛、咽喉肿痛、喉痹。

【用法用量】内服：1.5～3g，本品难溶于水，一般作散剂冲服，或入丸剂服用。外用适量。

【使用注意】胃寒者慎用。

【本草文献】

1.《本草纲目》：去热烦，吐血，咯血，斑疮，阴疮，杀恶虫。

2.《药性解》：唇焦口渴，上膈稠痰，疗伤寒赤斑，面黄鼻赤。

3.《本草述》：治中风、头风、胁痛、瘰、颤振、眩晕、咳嗽、久嗽、呕吐、舌衄、咳嗽血，寒疝。

4.《本草新编》：以其善凉肺金之气。肺主皮毛，皮肤之发斑，正肺之火也。

玄参 Xuánshēn

本品首载于《神农本草经》，为玄参科植物玄参 *Scrophularia ningpoensis* Hemsl. 的干燥根。产于我国长江流域及陕西、福建等地，野生、家种均有。冬季茎叶枯萎时采挖，生用。以条粗壮、质坚实、断面乌黑者为佳。

【**处方用名**】玄参、元参。

【**主要药性**】甘、苦、咸，微寒。归肺、胃、肾经。

【**功效**】清热凉血，泻火解毒，滋阴。

【**性能特点**】本品咸寒入血分而能清热凉血，治温病热入营分，身热夜甚、心烦口渴；性味甘寒质润能清热生津、滋阴润燥，治热病伤阴、津伤便秘、肺肾阴虚、骨蒸劳嗽；性味苦咸寒既能清热凉血，又能泻火解毒，用治肝经热盛、目赤肿痛。

【**肺病应用**】

1.**咽喉肿痛**　本品滋阴降火、泻火解毒，又有良好的祛痰利咽作用。治热毒壅盛、咽喉肿痛、大头瘟毒，可与连翘、板蓝根、黄芩等配伍，如普济消毒饮（《东垣试效方》）；治阴虚肺燥、虚火上炎之咽喉肿痛、干咳少痰，与生地黄、麦冬、川贝母等配伍，如养阴清肺丸（《重楼玉钥》）。

2.**肺肾阴虚，骨蒸劳嗽**　本品味甘微苦，性凉多液，原为清补肾经之药。又能入肺以清肺中烁热、解毒消火，可配百合、生地黄、川贝母等同用，如百合固金汤（《慎斋遗书》）。

【**常用药对**】

1.**玄参配生地黄**　玄参咸寒，入血分而清热凉血，泻火解毒，滋阴；生地黄甘苦寒而守，清热凉血，养阴生津。两药合用，增清热生津、滋阴润燥之功，寓泻于补，治肺肾阴虚、骨蒸劳嗽。

2.**玄参配金银花**　性味苦咸寒，清热凉血，泻火解毒；金银花味甘性寒，气味芳香，既可清透疏表，又能解血分热毒。两药合用增清热解毒之功，治咽喉肿痛、风热犯肺。

【**用法用量**】内服：10～15g，煎汤，或入丸散。

【**使用注意**】脾胃虚寒，食少便溏者不宜服用。反藜芦。

【**本草文献**】

1.《本草纲目》：滋阴降火，解斑毒，利咽喉，通小便血滞。

2.《药性解》：入心、肺、肾三经，……疗咽喉，消瘿瘤，散痈肿……玄参气轻清而苦，故能入心肺，以清上焦之火。

3.《本草经疏》：散结气而能软坚，故主瘰疬也。散结凉血降火，故解斑毒，利咽喉也。

4.《药鉴》：统治咽喉肿痛，软利而即消，……又痰药用之，即能消痰，何也？气理则痰自清也。

5.《景岳全书》：本草言其惟入肾经，而不知其尤走肺脏，故能退无根浮游之火，散周身痰结热痈，逐颈项咽喉痹毒、瘰疬结核。

6.《本草崇原》：启肾精之气，上交于肺。

7.《本草备要》：利咽喉，……入肺中，循喉咙，系舌本。

8.《本经逢原》：咽喉肿痛之专药，……又治伤寒阳毒，汗下不解，发斑咽痛……消瘰疬病结核。

9.《本草求真》：以制浮游无根之火攻于咽喉，……消痰除嗽。

10.《医学衷中参西录》：能入肺以清肺家燥热，解毒消火，最宜于肺病结核、肺热咳嗽。

11.《本草正义》：玄参，禀至阴之性，专主热病，味苦则泄降下行，故能治脏腑热结等证。……疗胸膈心肺热邪，清膀胱肝肾热结。疗风热之咽痛，泄肝阳之目赤，止自汗盗汗，治吐血衄血。

蒲公英 Púgōngyīng

本品首载于《新修本草》，为菊科植物蒲公英 *Taraxacum mongolicum* Hand.‑Mazz.、碱地蒲公英 *T.sinicum* Kitag. 或同属数种植物的干燥全草。全国各地均有分布。夏至秋季花初开时采挖，鲜用或生用。以叶多、色绿、根完整者为佳。

【处方用名】蒲公英、公英、鲜公英、黄花地丁。

【主要药性】苦、甘，寒。归肝、胃经。

【功效】清热解毒，消肿散结，利湿通淋。

【性能特点】本品苦寒能清解火热毒邪、泄降滞气，治内外热毒疮痈诸证，兼能疏郁通乳，治目赤肿痛；性味苦、甘而寒，能清利湿热、利尿通淋，治热淋涩痛、湿热黄疸；又清肝明目，治肝火上炎引起的目赤肿痛。

【肺病应用】

1.肺痈吐脓　本品苦寒，既能清解火热毒邪，又能泄降滞气，故为清热解毒、消痈散结之佳品，用治肺痈吐脓，常与鱼腥草、冬瓜仁、芦根等同用。

2.痰热郁肺　本品性味苦、甘而寒，清肺祛痰，清热解毒，用于痰热郁肺，常与金银花、鱼腥草等合用。

【常用药对】

1.蒲公英配鱼腥草　蒲公英苦寒能降泻肺气，清热解毒，消肿散结；鱼腥草辛以散结，主入肺经，清解肺热，消痈排脓。两药同用，增清热解毒、消肿散结之功。治肺痈吐脓。

2.蒲公英配车前草　蒲公英性味苦、甘而寒，能清利湿热、利尿通淋；车前草味甘，性寒，利水，清热。两药合用增清热利尿、通淋之功。治热淋涩痛、湿热黄疸。

【用法用量】内服：9～15g，煎汤或入丸散。外用鲜品适量捣敷或煎汤熏洗患处。

【使用注意】用量过大，可致缓泻。

【本草文献】

1.《本草衍义补遗》：化热毒，消恶肿结核，解食毒，散滞气。

2.《药性解》：化热毒，消恶疮结核。

3.《景岳全书》：散结核瘰疬最佳。

4.《本草新编》：蒲公英，味苦，气平。入阳明、太阴。溃坚肿，消结核，解食毒，散滞气。

漏芦 Lòulú

本品首载于《神农本草经》，为菊科植物祁州漏芦 *Rhaponticum uniflorum*（L.）DC.的干燥根。在我国北方各省多有分布，主产于东北、华北、西北。春、秋二季采挖，生用。以外皮浅棕色、条均匀、质坚、不空心者为佳。

【处方用名】漏芦。

【主要药性】苦，寒。归胃经。

【功效】清热解毒，消痈散结，通经下乳，舒筋通脉。

【性能特点】本品苦寒降泄，故有清热解毒、消痈散结之效，又因其能通经下乳，故尤为治乳痈之良药；味苦降泄，有良好的通经下乳之功，为产后乳汁不通的常用药；又性善通利，有舒筋通脉活络之功，治疗湿痹、筋脉拘挛、骨节疼痛。

【肺病应用】

肺中热毒 本品苦寒降泄，若治肺中热毒，可与葳蕤、玄参、防己、苦参、乌梢蛇等药同用，如漏芦丸（《圣济总录》）。

【常用药对】

1.**漏芦配连翘** 漏芦苦寒降泄，清热解毒、消痈散结；连翘苦寒，主入心经，既能清心火、解疮毒，又能消散痈肿结聚。两药同用，以增强清热解毒之功。治肺热肺痈。

2.**漏芦配王不留行** 漏芦味苦降泄，有良好的通经下乳之功；王不留行，性味苦平，主通经下乳、消肿敛疮。两药合用增强通乳、消痈之功。治乳汁不通，乳痈。

【用法用量】内服：5～9g，煎汤，或入丸散。外用，研末调敷或煎水洗。

【使用注意】气虚、疮疡平塌者及孕妇忌服。

【本草文献】

1.《本草经疏》：入手太阴，……故主皮肤热，恶疮疽痔。

2.《本草备要》：通肺，……生肌杀虫。

羚羊角 Língyángjiǎo

本品首载于《神农本草经》，为牛科动物赛加羚羊 *Saiga tatarica* Linnaeus的角。主产于新疆、青海及甘肃等地。全年均可捕捉，秋季猎取最佳。镑片或粉碎成细粉。以角肉丰满、色润、有光泽、质嫩、无裂纹、显有鲜红血斑（称全活羚羊）者为佳。

【处方用名】羚羊角。

【主要药性】咸，寒。归肝、心经。

【功效】平肝息风，清肝明目，散血解毒。

【性能特点】本品主入肝经，咸寒质重，善能清泄肝热、平肝息风、镇惊解痉；本品解热镇痛，可用于风湿热痹、肺热咳喘、百日咳等。

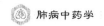

【肺病应用】

肺热咳喘 本品清热、解热，对于肺热咳喘、百日咳等，既能清解肺热，又能散热解热。临床报道称，用羚羊角水解注射液治疗小儿肺炎有较好效果。

【常用药对】

羚羊角配石膏 羚羊角咸寒，入心肝二经，寒以胜热，故能气血两清、清热凉血散血、泻火解毒；石膏辛甘寒，入肺、胃经，善清泄肺胃气分实热。两药合用可增清热泻火之功，治肝火犯肺、肺热喘咳。

【用法用量】 内服：1~3g，宜单煎2小时以上。磨汁或研粉服，每次0.3~0.6g。

【使用注意】 本品性寒，脾虚慢惊者忌用。

【本草文献】

1.《景岳全书》：疗小儿惊悸烦闷，痰火不清。

2.《本草求真》：羚羊角专入肝，兼入心、肺。苦咸大寒，功专入肝泻火，兼入心、肺二经。病则烦满气逆，噎塞不通，寒热及伤寒伏热，而羚羊角能降之。

3.《医学衷中参西录》：性近于平不过微凉。最能清大热，兼能解热中之大毒。且既善清里，又善透表，能引脏腑间之热毒达于肌肤而外出，疹之未出，或已出而速回者，皆可以此表之，为托表透疹之妙药。

鱼腥草 Yúxīngcǎo

本品首载于《名医别录》，为三白草科植物蕺菜 *Houttuynia cordata* Thunb. 的干燥地上部分。主产于江苏、浙江及江西等地。夏季茎叶茂盛花穗多时采割，干燥，生用。以身干、无根、无杂质、鱼腥气浓者为佳。

【处方用名】 鱼腥草。

【主要药性】 辛，微寒。归肺经。

【功效】 清热解毒，消痈排脓，利尿通淋。

【性能特点】 本品寒能泄降，辛以散结，主入肺经，以清解肺热见长，又具消痈排脓之效，故为治肺痈之要药，治痰热壅肺、胸痛、咳吐脓血，亦治外痈疮毒；辛寒，既能清热解毒，又能消痈排脓，治外痈疮毒；又有清热除湿、利水通淋之效，善清膀胱湿热，治疗小便淋沥涩痛。

【肺病应用】

1.**肺痈** 本品寒能泄降，辛以散结，主入肺经，以清解肺热见长，又具消痈排脓之效，故为治肺痈之要药。用治痰热壅肺，胸痛，咳吐脓血，常与桔梗、芦根、瓜蒌等药同用。

2.**肺热咳嗽** 本品性寒能降，若肺热咳嗽，痰黄气急，常与黄芩、贝母、知母等药同用。

【常用药对】

1.**鱼腥草配蒲公英** 鱼腥草辛以散结，主入肺经，清解肺热，消痈排脓；蒲公英苦寒能降泻肺气，清热解毒，消肿散结。两药同用，增清热解毒、消肿散结之功。治肺痈吐脓。

2.**鱼腥草配黄芩**　鱼腥草辛寒，清热解毒；黄芩味苦性寒，善清肺热。两药合用，可增强清泄肺热止咳之功。

【用法用量】内服：15～25g，煎汤或入丸散。鲜品用量加倍，水煎或捣汁服。外用适量，捣敷或煎汤熏洗患处。

【使用注意】本品含挥发油，不宜久煎。虚寒证及阴性疮疡忌服。

【本草文献】

1.《滇南本草》：治肺痈咳嗽带脓血，痰有腥臭，大肠热毒，疗痔疮。

2.《本草经疏》：治痰热壅肺，发为肺痈吐脓血之要药。

3.《本经逢原》：治咽喉乳蛾，捣取自然汁，灌吐顽痰殊效。

金荞麦 Jīnqiáomài

本品首载于《新修本草》，为蓼科植物金荞麦*Fagopyrum dibotrys*（D.Don）Hara的干燥根茎。产于陕西、江苏及江西等地。冬季采挖，除去茎及须根，洗净、晒干。切成厚片，生用。以个大、质坚硬者为佳。

【处方用名】苦荞麦、野荞麦、天荞麦。

【主要药性】微辛、涩，凉。归肺经。

【功效】清热解毒，排脓祛瘀。

【性能特点】本品微辛、涩，凉。有清热解毒、活血消痈、祛痰利咽的作用。常用于肺脓疡、麻疹肺炎、扁桃体周围脓肿。

【肺病应用】

1.**肺痈**　本品辛凉，既可清热解毒，又善排脓祛瘀，并能清肺化痰，故以治疗肺痈咳痰浓稠腥臭或咳吐脓血为其所长，可单用，或与鱼腥草、金银花、芦根等配伍应用。

2.**肺热咳嗽**　本品具清热解毒之性，治肺热咳嗽，可与天花粉、矮地茶、射干等同用。

3.**咽喉肿痛**　本品凉以清热，辛以散结，有解毒、消痈、利咽、消肿之效，与射干、山豆根同用，可用治咽喉肿痛。

【常用药对】

金荞麦配鱼腥草　清热化痰，祛瘀排脓。金荞麦辛凉，长于清肺热、消痈脓；鱼腥草辛微寒，善于清热解毒、消痈排脓。两药合用，治疗肺痈脓肿。

【用法用量】内服：15～45g，煎汤或入丸散。亦可用水或黄酒隔水密闭炖服。

【使用注意】孕妇禁用，服用后应避免日晒，慎防光敏反应。

【本草文献】

《本草纲目拾遗》：治喉闭，喉风喉毒，用醋磨漱喉。治白浊，捣汁冲酒服。

败酱草 Bàijiàngcǎo

本品首载于《神农本草经》，为败酱科植物黄花败酱*Patrinia scabiosaefolia* Fisch.ex

Link.、白花败酱 *P.villose* Juss.的干燥全草。全国大部分地区均有分布，主产于四川、河北及河南等地。夏、秋季采收，全株拔起，除去泥沙，洗净，阴干或晒干。切段，生用。以根长、叶多而色绿、气浓者为佳。

【处方用名】败酱草、苏败酱、遏蓝菜。

【主要药性】辛、苦，微寒。归胃、大肠、肝经。

【功效】清热解毒，消痈排脓，祛瘀止痛。

【性能特点】本品清降中有行散之性，故既可清热解毒，又能活血化瘀，且长于行肠胃瘀滞，善消内痈，故为腹腔脓肿常用药，如对阑尾炎、肝脓肿及妇女子宫附件的炎症有专效。

【肺病应用】

肺痈 本品辛散苦泄寒凉，既可清热解毒，又可消痈排脓，可用治肺痈咳吐脓血者，常与鱼腥草、芦根、桔梗等同用。若治痈肿疮毒，无论已溃未溃皆可用之，常与金银花、连翘等药配伍，并可以鲜品捣烂外敷，均效。

【常用药对】

1.败酱草配薏苡仁 败酱草辛苦微寒，清热解毒、消痈排脓、利湿消肿；薏苡仁性凉，味甘、淡，清热利水排脓。两药合用则清热消痈排脓之功著。

2.败酱草配金银花 败酱草长于清热解毒、祛瘀消痈排脓；金银花清热解毒，为疮家之圣药。两药合用可治疗痈脓证。

【用法用量】内服：6~15g，煎汤或入丸散。外用适量。

【使用注意】脾胃虚弱，食少泄泻者忌服。

【本草文献】

1.《日华子本草》：治鼻洪吐血。

2.《本草乘雅》：从治暴热，火疮赤气，焦烁肺金肤皮形藏，而为疥瘙疽痔，马鞍热气者。

射干 Shègān

本品首载于《神农本草经》，为鸢尾科植物射干 *Belamcanda chinensis*（L.）DC.的干燥根茎。主产于湖北、河南、江苏等地。春初刚发芽或秋末茎叶枯萎时采挖，以秋季采收为佳。除去苗茎、须根及泥沙，洗净，晒干。切片，生用。以肥满、肉色黄白、无须根者为佳。

【处方用名】射干、乌扇。

【主要药性】苦，寒。归肺经。

【功效】清热解毒，消痰，利咽。

【性能特点】能清能降，功能降火解毒，散血肿，利咽喉，清肺散结。

【肺病应用】

1.咽喉肿痛 本品苦寒泄降，清热解毒，主入肺经，有清肺泻火、利咽消肿之功，为治咽喉肿痛常用之品。主治热毒痰火郁结、咽喉肿痛，可单用，如射干汤（《圣济总录》）。

2.痰盛咳喘 本品善清肺火，降气消痰，以平喘止咳。常与桑白皮、马兜铃、桔梗等药同用，治疗肺热咳喘、痰多而黄；若与麻黄、细辛、生姜、半夏等药配伍，则可治疗寒痰咳喘、痰多清稀，如射干麻黄汤（《金匮要略》）。

【常用药对】

射干配马勃 射干苦寒，清热解毒，消痰，利咽；马勃清肺利咽。两药合用，利咽止痛，常用于治疗咽喉肿痛。

【用法用量】内服：3～9g，煎汤或入丸散。外用适量。

【使用注意】本品苦寒，脾虚便溏者不宜使用。孕妇忌用或慎用。

【本草文献】

1.《神农本草经》：主咳逆上气，喉痹咽痛，不得消息，散结气，腹中邪逆，食饮大热。

2.《日华子本草》：消痰，破癥结，胸膈满，腹胀，气喘。

3.《本草衍义》：今治肺气、喉痹为佳。

4.《本草衍义补遗》：行太阴厥阴之积痰，使结核自消甚捷，……又治喉痛，切一片含之，效。

5.《滇南本草》：治咽喉肿痛，咽闭喉风，乳蛾，疖腮红肿，牙根肿烂，攻散疮痈一切热毒等症。

6.《本草蒙筌》：止喉痹刺疼，……行太阴厥阴之积痰，消突核甚捷。仍治胸满气胀，更疗咳急涎多。

7.《本草纲目》：射干，能降火，故古方治喉痹咽痛为要药。

8.《药性解》：入肺、肝、脾三经。主咳逆上气、咽喉诸证。

9.《本草经疏》：主咳逆上气，喉痹咽痛不得消息，散结气，胸中邪逆。

10.《本草新编》：入肺、肝、脾三经，……治胸满气胀，咳嗽气结。此物治外感风火湿热痰症，……射干入肺，而能散气中之结，故风痰遇之而消。

11.《本草分经》：肝肺积痰，解毒，治喉痹咽痛。

山豆根 Shāndòugēn

本品首载于《开宝本草》，为豆科植物越南槐*Sophora tonkinensis* Gapnep.的干燥根及根茎。本品又名广豆根。主产于广西、广东、江西等地。全年可采。除去杂质，洗净，干燥。切片生用。以秋季采挖者为佳。

【处方用名】山豆根、广豆根。

【主要药性】苦，寒；有毒。归肺、胃经。

【功效】清热解毒，利咽消肿。

【性能特点】本品味甘苦，气寒，甘所以和毒，寒所以除热，凡毒必热必辛，得清寒之气，甘苦之味，则诸毒自解，故为解毒清热之上药。善除肺胃郁热，凡一切暴感热疾，凉而解毒，表里上下，无不宜之。

【肺病应用】

咽喉肿痛 本品大苦大寒，功善清肺火、解热毒，利咽消肿，为治疗咽喉肿痛的要药。凡热毒蕴结之咽喉肿痛者均可用之。轻者可单用，如《永类钤方》单用本品磨醋噙服；重者常与桔梗、栀子、连翘等药同用，如清凉散（《增补万病回春》）；若治乳蛾喉痹，可配伍射干、天花粉、麦冬等药，如山豆根汤（《慈幼新书》）。

【常用药对】

1.山豆根配射干 山豆根苦寒，清热解毒、利咽消肿；射干苦寒，清热解毒、消痰利咽。合用既加强了清热利咽之效，又有祛痰散结之功。

2.山豆根配板蓝根 山豆根清热解毒，利咽消肿；板蓝根清热解毒。两药合用增强清热解毒、清利咽喉的力量。

3.山豆根配玄参 山豆根清热解毒，利咽消肿；玄参清热解毒养阴。两药合用增强清热解毒、利咽消肿之力。

【用法用量】内服，3~6g，煎汤或入丸散。外用适量。

【使用注意】本品有毒，过量服用易引起呕吐、腹泻、胸闷、心悸等副作用，故用量不宜过大。脾胃虚寒者慎用。

【本草文献】

1.《开宝本草》：解诸药毒，止痛，消疮肿毒，人及马急黄发热，咳嗽，杀小虫。

2.《本草图经》：采根用，今人寸截含之，以解咽喉肿痛极妙。

3.《本草蒙筌》：口嚼汁吞，止咽喉肿痛要药。

4.《本草纲目》：研末汤服五分，治腹胀喘满。

5.《药性解》：入心、肺二经。主解诸药毒，止咽喉痛。

6.《本草新编》：入肺经，……然止能治肺经之火邪，止咽痛实神。

7.《本草备要》：泻热解毒，去肺大肠风热，含之咽汁，止喉痛、齿肿、齿痛。

8.《本经逢原》：山豆根大苦大寒，故能治咽喉诸疾。苏颂言含之咽汁，解咽喉肿痛极妙。或水浸含漱，或煎汤细呷。又解痘疹热毒，及喉痹药皆验。

9.《本草求真》：功专泻心保肺，及降阴经火逆，解咽喉肿痛第一要药。

10.《本草分经》：大苦，大寒。泻心火以保肺金，去肺、大肠之风热，消肿止痛，治喉齿疮痔诸疾。

附：北豆根

北豆根为防己科多年生藤本植物蝙蝠葛 *Menispermum dauricum* DC. 的干燥根茎。切片生用，为北方地区所习用。本品性味苦寒，有小毒。功能清热解毒，祛风止痛。用于热毒壅盛，咽喉肿痛，泄泻痢疾及风湿痹痛。煎服，3~10g。脾胃虚寒者不宜使用。

马勃 Mǎbó

本品首载于《名医别录》，为灰包科真菌脱皮马勃 *Lasiosphaera fenzlii* Reich.、大马勃

Calvatia gigantea（Batsch ex Pers.）Lloyd或紫色马勃*Calvatia lilacina*（Mont.et Berk.）Lloyd的干燥子实体。脱皮马勃主产于辽宁、甘肃及湖北等地；大马勃主产于内蒙古、河北及青海等地；紫色马勃主产于广东、广西及湖北等地。夏、秋二季子实体成熟时及时采收，除去泥沙，干燥。除去外层硬皮，切成方块，或研成粉，生用。以个大完整、灰褐色或紫褐色、质轻有弹性、撕之似棉、粉末足者为佳。

【处方用名】马勃。

【主要药性】辛，平。归肺经。

【功效】清热解毒，利咽，止血。

【性能特点】本品既散郁热，亦清肺胃，确是喉症良药。李东垣普济消毒饮用之，亦是此意。内服外敷，均有捷效。并且既能散毒，又能燥湿，可以治疗湿疮。

【肺病应用】

1.咽喉肿痛 本品味辛质轻，入肺经。既能宣散肺经风热，又能清泻肺经实火，长于解毒利咽，又能止血敛疮，用治风热及肺火所致咽喉肿痛、咳嗽、失音，常与牛蒡子、玄参、板蓝根等同用，如普济消毒饮（《东垣试效方》）。

2.吐血衄血 本品有清热凉血、收敛止血之功，用治火邪迫肺，血热妄行引起的吐血、衄血等症，可单用，如《袖珍方》中以本品与砂糖为丸治血热吐血，或与其他凉血止血药配伍使用。

【常用药对】

1.马勃配青黛 马勃清热解毒利咽；青黛性味咸寒，清热解毒，凉血消斑。合用则清热解毒、宣肺利咽、消肿止痛，常用于治疗咽喉肿痛因热邪火毒所致者。

2.马勃配牛蒡子 马勃善清热解毒利咽；牛蒡子长于疏散风热，利咽散结。两药配伍疏散风热、利咽止咳、消肿止痛。

【用法用量】内服：1.5～6g，煎汤，布包煎；或入丸、散。外用适量，研末撒，或调敷患处，或作吹药。

【使用注意】风寒伏肺咳嗽失音者禁服。

【本草文献】

1.《本草纲目》：马勃轻虚，上焦肺经药也。故能清肺热咳嗽，喉痹，衄血，失音诸病。

2.《本草备要》：清肺解热，东垣普济消毒饮中用之。散血止嗽。治喉痹咽痛，吹喉中良，或加白矾或硝扫喉，取吐痰愈。鼻衄失音。外用敷诸疮良。

3.《本经逢原》：能散肺中邪热，故治咳嗽喉痹，衄血失音诸病。

4.《得配本草》：辛，平。入手太阴经。清肺金，散血热，解头毒，治咽喉。

5.《本草分经》：清肺解热，治喉痹咽痛。

青果 Qīngguǒ

本品首载于《日华子本草》，为橄榄科植物橄榄*Canarium album* Raeusch.的成熟果实。

主产于广东、广西及福建等地。秋季果实成熟时采收，洗净。鲜用或晒干，打碎生用。以肉厚、色灰绿、味先涩后甜者为佳。

【处方用名】青果、盐青果、干青果。

【主要药性】甘、酸，平。归肺、胃经。

【功效】清热解毒，利咽，生津。

【性能特点】具有清热解毒、利咽润喉、化痰、消积、生津、清心火、舒筋活络的功效。用于治疗咽喉肿痛、咳嗽、肺热咳嗽、口舌生疮、咯血、烦渴，解煤气、酒精和鱼蟹中毒。

【肺病应用】

1.咽喉肿痛　青果性平偏寒，具有清热解毒、利咽之功。用治风热上袭或热毒蕴结而致咽喉肿痛，常与硼砂、冰片、青黛等同用。

2.咳嗽烦渴　本品具有生津利咽、化痰止咳的作用，若用治咽干口燥、烦渴音哑、咳嗽痰黏，可单用鲜品熬膏服用，亦可与金银花、桔梗、芦根等同用。

【常用药对】

1.青果配苦杏仁　青果清热解毒、利咽；苦杏仁苦降，可肃降肺气而止咳。两药配伍可治风火喉痛引起的咳嗽。

2.青果配鲜苇茎　青果生津利咽；鲜苇茎清热生津。两药配伍，可治疗咽喉热痛。

【用法用量】内服：4.5～9g，煎汤或入丸散；鲜品尤佳，可用至30～50g。

【使用注意】青果味甘、性涩，表证初起者慎用。阴虚火旺，咳痰带血者禁用。

【本草文献】

1.《滇南本草》：治一切喉火上炎，大头瘟症。能解湿热、春温，生津止渴，利痰，解鱼毒、酒、积滞。

2.《本草纲目》：生津液，止烦渴，治咽喉痛。

木蝴蝶 Mùhúdié

本品首载于《滇南本草》，为紫葳科植物木蝴蝶 *Oroxylum indicum*（L.）Vent.的干燥成熟种子。又名为千张纸，玉蝴蝶，云故纸。主产于云南、广西及贵州等省。秋、冬二季采收成熟果实，曝晒至果实开裂，取出种子，晒干。生用。以干燥、色白、大而完整者为佳。

【处方用名】木蝴蝶。

【主要药性】苦、甘，凉。归肺、肝、胃经。

【功效】清肺利咽，疏肝和胃。

【性能特点】本品味微苦，性微寒，体轻质润，可入肺经以清热利咽、润肺开音，故常用于咳嗽及咽喉诸病症。并且入肝、胃经，能疏肝理气、和胃止痛，故常用于肝胃不和等症。本品苦寒，外用能敛疮生肌，可用于疮疡久溃不敛、浸淫疮等。

【肺病应用】

1.喉痹音哑　本品苦甘寒凉，具有清肺热、利咽喉之功效，为治咽喉肿痛之常用药。

多与玄参、麦冬、冰片等配伍，治疗邪热伤阴、咽喉肿痛、声音嘶哑。

2.**肺热咳嗽**　本品具清肺化痰止咳之功，常与桔梗、桑白皮、款冬花等配伍，用治肺热咳嗽，或小儿百日咳，如止咳糖浆（《现代实用中药》）。

【常用药对】

1.**木蝴蝶配金银花**　木蝴蝶甘凉，清肺利咽；金银花清热解毒，且有疏散之功。合用则可治疗风热犯肺而致咽喉红肿疼痛。

2.**木蝴蝶配胖大海**　木蝴蝶清肺利咽开音；胖大海味甘性寒，能清肺化痰、利咽开音。两药合用，善治声音嘶哑、发音困难。

3.**木蝴蝶配苦杏仁**　木蝴蝶苦凉清降；苦杏仁肃降肺气。两药配伍常用于治疗风热或痰热蕴肺而致咳嗽喘急。

【用法用量】内服：1.5～3g，煎汤或入丸散。

【使用注意】孕妇婴儿皆不适宜。

【本草文献】

1.《滇南本草》：定喘，消痰，破蛊积，……除血蛊、气蛊之毒。又能补虚，宽中，进食。

2.《晶珠本草》：清热，解毒，治肝病、咽喉病。

锦灯笼 Jǐndēnglóng

本品首载于《神农本草经》，为茄科植物酸浆 *Physalis alkekengi* L.var.*franchetii*（Mast.）Makino 的干燥宿萼或带果实的宿萼。全国大部地区均有生产，以东北、华北产量大、质量好。秋季果实成熟、宿萼呈红色或橙红色时采收，干燥，生用。

【处方用名】锦灯笼。

【主要药性】苦、寒。归肺经。

【功效】清热解毒，利咽化痰，利尿通淋。

【性能特点】清肺利咽，化痰利水。主肺热咳痰、咽喉肿痛、骨蒸劳热、小便淋涩、天疱湿疮。治骨蒸劳热，咳嗽，咽喉肿痛，黄疸，水肿，天疱湿疮。

【肺病应用】

咽痛音哑，痰热咳嗽　本品味苦性寒，主入肺经，能清热解毒，并长于利咽化痰。善治咽喉肿痛、声音嘶哑，常与山豆根、桔梗、牛蒡子等同用；也可将本品与冰片共研末，吹喉，以治喉痛音哑。若与前胡、瓜蒌等清热化痰止咳药同用，可治疗痰热咳嗽。

【常用药对】

锦灯笼配山豆根　锦灯笼味苦性寒，能清热解毒，并长于利咽化痰，善治咽喉肿痛、声音嘶哑；山豆根性味苦寒，具有清热解毒、利咽消肿的功效。两药配伍其清热解毒、利咽消肿的功效显著增强。

【用法用量】内服：5～9g，煎汤或入丸散。外用适量，捣敷患处。

【使用注意】脾虚泄泻者及孕妇忌用。

【本草文献】

1.《得配本草》：入手太阴经气分。

2.《闽东本草》：入肺、脾二经。

3.《南京民间草药》：治喉痛及肿。

金果榄 Jīnguǒlǎn

本品首载于《本草纲目拾遗》，为防己科植物青牛胆 *Tinospora sagittata* Gagn.或金果榄 *Tinospora capillipes* Gagn.的干燥块根。主产于广西、湖南及贵州等地。秋、冬二季采挖，除去须根，洗净，晒干。切片，生用。以块完整均匀，表面黄绿色，质坚实，富粉性，断面黄白色者为佳。

【处方用名】金果榄、金果兰。

【主要药性】苦，寒。归肺、大肠经。

【功效】清热解毒，利咽，止痛。

【性能特点】清热解毒，消肿止痛。主咽喉肿痛、口舌糜烂、白喉、痄腮、热咳失音、脘腹疼痛、泻痢、痈疽疔毒、毒蛇咬伤。

【肺病应用】

咽喉肿痛 本品苦寒，具有清热解毒、利咽消肿之功效，《百草镜》单用本品煎服，或与冰片共研粉吹喉，用治肺胃蕴热、咽喉肿痛；也可与栀子、青果、甘草等同用。

【常用药对】

金果榄配冰片 金果榄性味苦寒，清热解毒、利咽止痛；冰片性味辛凉，消肿止痛。两药合用，常用于治疗咽喉肿痛。

【用法用量】内服：3~9g，煎汤或入丸散。外用适量，研末吹喉或醋磨涂敷患处。

【使用注意】脾胃虚弱者慎用。

【本草文献】

《本草纲目拾遗》：解毒。咽喉痹急，口烂宜服。痈疽发背，焮赤疔口，蛇蝎虫伤，磨涂。治目痛，耳胀，热嗽，岚瘴，吐衄，一切外症。

牛黄 Niú huáng

本品首载于《神农本草经》，为牛科动物牛 *Bos taurus domesticus* Gmelin 干燥的胆结石。主产于北京、天津、内蒙古等地。宰牛时，如发现胆囊、胆管或肝管中有牛黄，即滤去胆汁，将牛黄取出，除去外部薄膜，阴干，研极细粉末用。以表面光滑细腻，质松清脆，断面层纹薄而齐整，无夹杂白膜，味先苦后甘清香而凉，吸之凉入喉为佳品。

【处方用名】牛黄。

【主要药性】甘，凉。归心、肝经。

【**功效**】清心，豁痰，开窍，凉肝，息风，解毒。

【**性能特点**】本品性凉，气芳香，入心经。善治温热病热入心包以及痰热阻闭心窍所致神昏谵语、高热烦躁等症；又入肝经，有凉肝、息风止痉之功，善治小儿惊风抽搐等症；此外本品为清热解毒、豁痰之良药，尤善治火毒郁结、痰盛所致的喘哮、咽喉肿痛、喉风喉痛、肺风、流注等。

【**肺病应用**】

1.**小儿暴喘，咳嗽，哮病** 本品有清热、解毒、祛痰之功，常用治暴喘、咳嗽、哮病等。治小儿热痰暴喘，常与麝香、天竺黄、珍珠等配伍，如牛黄抱龙丸（《古今医鉴》）；治哮病，常与天南星、半夏、贝母等配伍，如牛黄丸（《应验简便良方》）。

2.**热毒所致咽喉肿痛，喉风喉痛，肺风，流注** 本品味苦气凉，清热解毒之力极强，善治热毒郁结等多种疾病。治肺胃火盛所致咽喉肿痛，常与黄芩、雄黄、大黄等同用，如牛黄解毒丸（《全国中成药处方集》）；治咽喉肿痛、溃烂，可与珍珠为末吹喉，如珠黄散（《绛囊撮要》）；治喉风、喉痛等，以牛黄与金银花、草河车、甘草等同用，如牛黄解毒丸（《保婴撮要》）；治肺风常与苦参、羌活、细辛等配伍，如牛黄丸（《圣济总录》）；治乳岩、横痃、痰核、流注、瘰疬、恶疮等症，每与麝香、乳香、没药同用，如犀黄丸（《外科证治全生集》）。

【**常用药对**】

牛黄配珍珠 牛黄苦凉，功能清热解毒、豁痰开窍；珍珠咸寒，有清热、坠痰、解毒、收敛生肌之功。两药相须配对，可加强清热解毒、豁痰开窍之力，外用治疗咽喉肿烂、喉风、喉痹等。

【**用法用量**】内服：每次0.15～0.35g，入丸、散剂。外用适量，研末敷患处。

【**使用注意**】非实热证不宜用，孕妇慎用。

【**本草文献**】

1.《本草经疏》：故能解百毒而消痰热，……入二经而能除热消痰。

2.《景岳全书》：入心肺肝经。能清心退热，化痰凉惊，通关窍，开结滞。治小儿惊痫客忤，热痰口噤。

3.《本草新编》：牛黄化痰而不化水，是牛黄乃非利水之药，乃消痰之物耳。

4.《神农本草经百种录》：味苦，平。主惊痫，通心化痰。寒热，热盛狂痓，清心家之热痰，除邪逐鬼。

5.《本草求真》：用此解心经热邪，……通窍利痰定惊，及痰涎上壅。

6.《本草分经》：甘，凉。清心入肝，解热利痰，凉惊通窍，治痰热惊痫、胎毒诸病。

络石藤 Luòshíténg

本品首载于《神农本草经》，为夹竹桃科植物络石 *Trachelospermum jasminoides*（Lindl.）Lem.的干燥带叶藤茎。主产于江苏、湖北、山东等地。冬季至次春采割，除去杂质，洗净，稍润，切段，干燥。生用。以身干、条长、叶多、色绿者为佳。

【处方用名】络石藤、络石。

【主要药性】苦，微寒。归心、肝、肾经。

【功效】祛风通络，凉血消肿。

【性能特点】本品味苦性寒，善走经脉，通达肢节，祛风湿，舒经活络，善治风湿热痹或痹痛兼热；苦泄寒清，能凉血消肿，善治风热引起的咽喉肿痛、痈疽疮肿，也可用于跌打损伤、局部肿痛等。

【肺病应用】

1.风热咳嗽，喘息　本品苦泄通散，微寒清热，可用于治疗风热咳嗽。治咳嗽喘息，络石藤茎、叶15g。水煎服（《湖南药物志》）。

2.喉痹，痈肿　本品入心肝血分，味苦性微寒，能清热凉血、利咽消肿，故可用于肺胃热毒壅盛之喉痹、咽喉肿痛、痹塞、喘息不通。可单用水煎，慢慢含咽（《近效方》）。

【常用药对】

络石藤配射干　射干苦寒，专入肺经，散血消肿，解毒利咽，与络石藤性味相近，皆能降泄消肿、清热解毒，治疗咽喉肿痛、喉痹之症。

【用法用量】内服：6～12g，煎汤，或入丸散。外用：适量，鲜品捣敷。

【使用注意】体质虚寒者慎用。

【本草文献】

1.《神农本草经》：主风热死肌痈伤，口干舌焦，痈肿不消，喉舌肿，水浆不下。

2.《药性论》：主治喉痹。

3.《得配本草》：络石，配射干、山栀，治毒气攻喉。

4.《江西草药》：祛风活络，凉血止血。治关节炎，肺结核，吐血，外伤出血，风火牙痛，瘰疬，毒蛇咬伤。

5.《中国药植志》：祛风止痛，通络消肿。适用于关节痛，肌肉痹痛，腰膝酸痛等症；也能消散诸疮，去咽喉肿痛。

白花蛇舌草 Báihuā shé shé cǎo

本品首载于《广西中药志》，为茜草科植物白花蛇舌草 Oldenlandia diffusa（Willd.）Roxb.的全草。产于云南、广西、广东等地。夏、秋二季采收，除去杂质，洗净，晒干，切段，生用。以叶多、色灰绿、具花果者为佳。

【处方用名】白花蛇舌草、蛇舌草。

【主要药性】微苦、甘，寒。归心、肝、脾、大肠经。

【功效】清热解毒，散结消肿，利湿通淋。

【性能特点】本品苦寒清泄，甘寒渗利，善清热解毒、消散痈肿，常用治热毒壅滞所致之痈肿疮毒、肠痈腹痛、癥积痞块、毒蛇咬伤；还能清热利湿，有通淋之效，用于治疗下焦湿热、热淋涩痛，尚可用于湿热黄疸、小便不利。

【肺病应用】

1.**咽喉肿痛，咳嗽**　本品苦寒，有较强的清热解毒作用，与瓜子金、大青叶等配伍，用治风热袭肺或痰热壅肺所致的咽部红肿、咽痛、咳嗽等（《临床用药须知》）。

2.**肺癌**　近年利用本品清热解毒消肿之功，已广泛用于各种癌症尤其是肺癌的治疗。

【常用药对】

1.**白花蛇舌草配大青叶**　二者均有清热解毒之功，白花蛇舌草又能散结消肿，大青叶善清解瘟疫时毒。二药配伍，共奏清热解毒、利咽消肿止痛之效，适用于风热上攻或热毒壅肺所致的咽喉肿痛、发热、咳嗽以及痈肿疮毒。

2.**白花蛇舌草配半枝莲**　本品清热解毒有较强的清热解毒之功，广泛用于肺癌的治疗；半枝莲亦能清热解毒，消肿止痛，抗癌。两药合用能增强抗癌之功效。

【用法用量】内服：15～60g，煎汤，或入丸散。外用适量。

【使用注意】阴疽及脾胃虚寒者忌用。

【本草文献】

1.《泉州本草》：清热散瘀，消痈解毒。治痈疽疮疡，瘰疬。又能清肺火，泻肺热。治肺热喘促、嗽逆胸闷。

2.《广西中草药》：清热解毒，活血利尿。治扁桃体炎，咽喉炎，阑尾炎，肝炎，痢疾，尿路感染，小儿疳积。

3.《滇药录》：全草治预防感冒，痢疾，盲肠炎，肺癌。

4.《滇省志》：全株治疗肠炎，痢疾，喉炎，扁桃腺炎，肝炎，阑尾炎，尿路感染，乳腺炎，口腔炎，跌打损伤，肿瘤，外用于疮疖痈肿，毒蛇咬伤。

白蔹 Báiliǎn

本品首载于《神农本草经》，为葡萄科植物白蔹 *Ampelopsis japonica*（Thunb.）Makino 的干燥块根。产于华北、华东及中南各省区。春、秋二季采挖，除去泥沙及细根，洗净，切成纵瓣或斜片，晒干。生用。以肥大、断面粉红色、粉性足者为佳。

【处方用名】白蔹。

【主要药性】苦、微寒。归心、胃经。

【功效】清热解毒，消痈散结，敛疮生肌。

【性能特点】本品苦泄辛散，微寒清热，既善清泄热毒又能消肿散结。

【肺病应用】

1.**疮痈肿毒，瘰疬痰核**　本品苦寒清泄，辛散消肿，故有清热解毒、消痈散结、敛疮生肌、消肿止痛之效。治肺痈久不收口，可与合欢皮同用，如合欢饮（《景岳全书》）；治疗鼻内生疔，可与漏芦、黄芩、连翘等同用，如化疔漏芦汤（《外科医镜》）；若用治痰火郁结，痰核瘰疬，常与玄参、赤芍、大黄等研末醋调，外敷患处，如白蔹散（《太平圣惠方》）；或与黄连、胡粉研末，油脂调敷患处，如白蔹膏（《刘涓子鬼遗方》）。

2.咯血，吐血　本品尚具清热凉血、收敛止血作用，常与生地黄或阿胶同用，治疗血热之咯血、吐血。

【常用药对】

1.白蔹配白茅根　白蔹味苦，性微寒，能清热凉血、收敛止血；白茅根甘寒清利，入血分，亦能凉血止血。两药相合，对于肺胃热盛所致出血、咯血有效。

2.白蔹配生地黄　白蔹具有清热凉血、收敛止血的作用；生地黄清热凉血。两药合用，清热止血，治疗血热之咯血。

【用法用量】内服：4.5～9g，煎汤，或入丸散。外用适量，煎汤外洗或研成极细粉末敷于患处。

【使用注意】脾胃虚寒者不宜服。反乌头、附子。

【本草文献】

1.《神农本草经》：主痈肿疽疮，散结气，止痛，除热，目中赤，小儿惊痫，温疟，女子阴中肿痛。

2.《本草蒙筌》：敷背痈疔肿神丹。

3.《景岳全书》：味苦，微寒，性敛。取根捣敷痈毒，及面上疮疱、刀箭伤、汤火毒。诸疮不敛，生肌止痛，俱宜为末敷之。

4.《神农本草经疏》：白蔹，苦则泄，辛则散，甘则缓，寒则除热，故主痈肿疽疮，散结止痛，……总之为疔肿痈疽家要药，乃确论也。

5.《本草备要》：杀火毒，散结气，生肌止痛。治痈疽疮肿，面上疱疮，金疮仆损。

6.《得配本草》：甘、苦，微寒。杀火毒，散结气。治阴肿带下，肠风痔漏，瘰疬痈肿。生肌止痛。

7.《萃金裘本草述录》：清少阳上逆之火，泻厥阴下郁之热。治虚风劳热，消败浊瘀脓，收敛创口，解散风毒。

四季青 Sìjìqīng

本品首载于《本草拾遗》，为冬青科植物冬青*Ilex chinensis* Sims的叶。主产于江苏、浙江、广西等地。秋、冬季采收，除去杂质，切丝，晒干，生用。以色绿，味苦者为佳。

【处方用名】四季青、冬青叶。

【主要药性】苦、涩，凉。归肺、大肠、膀胱经。

【功效】清热解毒，消肿祛瘀。

【性能特点】本品苦凉，入肺经，善于清泻肺火而解热毒，常用于肺火壅盛之咳嗽、咽喉肿痛；另外，本品苦凉清泄，亦适用于肝胆热盛之胁肋疼痛，热毒下侵之小便淋沥涩痛以及泄泻、痢疾等症；本品苦凉又兼收涩之性，既能清热解毒、消肿祛瘀，又有收湿敛疮之功，可外用治水火烫伤、皮肤溃疡。

【肺病应用】

1.**肺热咳嗽，咽喉肿痛** 本品苦寒，善于清泻肺火而解热毒。用于肺火上壅，咳嗽、咽痛以及风热感冒。

2.**肺病出血** 本品有收敛止血之效，可用于肺热咳喘出血。

【常用药对】

1.**四季青配穿心莲** 四季青苦寒，善于清泻肺火而解热毒。穿心莲苦寒清解，尤善清肺。两药合用，清肺解毒，用于肺热咳嗽。

2.**四季青配玄参** 四季青清热解毒，凉血；玄参清热凉血解毒。两药合用，清热解毒凉血。用于肺热出血。

3.**四季青配鱼腥草** 四季青长于清热解毒，消肿；鱼腥草长于清肺祛痰，消痈。二药配伍，共奏清泄肺热、祛痰止咳之效，适用于肺热壅盛所致之咳嗽胸闷、咽喉肿痛等。

【用法用量】内服：15～60g，煎汤或入丸散。外用适量，水煎外涂。

【使用注意】脾胃虚寒，肠滑泄泻者慎用。

【本草文献】

1.《浙江药用植物志》：治感冒发热，肺热咳嗽，咽喉肿痛，小便淋沥涩痛，腹泻；外治热疖痈肿初起。

2.《中草药学》：治小儿肺炎、气管炎、化脓性扁桃体炎，泌尿系感染。

3.《全国中草药汇编》：清热解毒，活血止血。主治上呼吸道感染，慢性气管炎，细菌性痢疾；外用治烧烫伤，下肢溃疡，麻风溃疡，创伤出血，冻伤，乳腺炎，皮肤皲裂。

第三节 清虚热药

本类药物药性寒凉，主入阴分，以清虚热、退骨蒸为主要作用。主要用于肺肾阴虚、虚火内扰所致的咳嗽咯血、骨蒸潮热、午后发热、手足心热、虚烦不寐、盗汗遗精、舌红少苔、脉细而数。也可用于温热病后期，邪热未尽，伤阴劫液，而致夜热早凉、热退无汗、舌质红绛、脉象细数等虚热证。本类药物亦可用于实热证。使用本类药常配伍清热凉血及清热养阴之品，以标本兼顾。

青蒿 Qīnghāo

本品首载于《神农本草经》，为菊科植物黄花蒿 *Artemisia annua* L.的干燥地上部分。全国大部地区均有分布。夏秋季花将开时采割，除去老茎。鲜用或阴干，切段生用。以色绿、质嫩、叶多、香气浓郁者为佳。

【处方用名】青蒿。

【主要药性】苦、辛，寒。归肝、胆经。

【功效】清虚热，除骨蒸，解暑热，截疟，退黄。

【性能特点】本品苦辛芳香，性寒，苦寒清热，辛香透散，善入阴分，故长于清透阴分伏热，尤宜于温病后期、余热未清、邪伏阴伤、虚热内生之夜热早凉、热退无汗或低热不退等症。又善清虚热、除骨蒸，适用于肝肾阴虚、虚火内扰所致阴虚发热、骨蒸劳热、盗汗遗精、五心烦热、舌红少苔者。另外，苦寒清热，辛香而散，外能解暑热，故常用治外感暑邪、发热口渴、头痛头昏等症；青蒿辛寒芳香，主入肝胆，截疟之功甚强，尤善缓解疟疾发作、寒战壮热，为治疗疟疾寒热的要药；此外尚有利胆退黄之功，又可用于湿热黄疸。

【肺病应用】

1.温病后期，夜热早凉 本品苦寒清热，辛香透散，长于清透阴分伏热，故可用治温病后期余热未清、邪伏阴分、伤阴劫液、夜热早凉、热退无汗，或热病后低热不退等，常与鳖甲、知母、牡丹皮、生地黄等同用，如青蒿鳖甲汤（《温病条辨》）。

2.肺阴虚证 本品苦寒，入肝走血，具有清退虚热、凉血除蒸的作用。用治阴虚发热、骨蒸劳热、潮热盗汗、五心烦热、舌红少苔者，常与银柴胡、胡黄连、知母、鳖甲等同用，如清骨散（《证治准绳》）。

3.暑热外感 本品苦寒清热，芳香而散，善解暑热，故可用治外感暑热、头昏头痛、发热口渴等症，常与连翘、滑石、西瓜翠衣等同用，如清凉涤暑汤（《时病论》）。

【常用药对】

1.青蒿配鳖甲 青蒿苦寒辛香，功能退虚热、凉血热；鳖甲咸寒质重，功能滋阴、退热、潜阳。二者相合，既善清退虚热，又能滋阴凉血，治阴虚发热每用之。

2.青蒿配知母 青蒿长于清退虚热，除骨蒸劳热；知母尤善滋阴润燥，泻肾中虚火。二药配伍，共达滋阴清热除蒸之效，适用于阴虚内热、骨蒸潮热盗汗。

3.青蒿配白扁豆 青蒿芳香化浊，清热解暑；白扁豆解暑利湿，健脾和中。二药配伍，增强清解暑热、健脾利湿之效，适用于暑热感冒、发热头昏、恶心吐泻。

【用法用量】内服：6~12g，煎汤后下；或鲜用绞汁服。

【使用注意】脾胃虚弱，肠滑泄泻者忌服。

【本草文献】

《滇南本草》：去湿热，消痰。治痰火嘈杂眩晕。利小便，凉血，止大肠风热下血，退五种劳热，发烧怕冷。

白薇 Báiwēi

本品首载于《神农本草经》，为萝藦科植物白薇 *Cynanchum atratum* Bge.或蔓生白薇 *Cynanchum versicolor* Bge.的干燥根及根茎。主产于安徽、河北、辽宁。春、秋二季采挖，洗净，干燥。切段，生用。以色淡黄者为佳。

【处方用名】白薇。

【主要药性】苦、咸，寒。归胃、肝、肾经。

【功效】清热凉血，利尿通淋，解毒疗疮。

【性能特点】本品苦泄降，咸入血，寒清热，兼透散。既能清实热，又能退虚热，可用于肺热咳嗽，温病热入营血；本品又能利尿通淋，可用于膀胱湿热蕴结之淋证；此外尚能解毒疗疮，有消肿散结之效，常用于血热瘀滞之疮痈肿毒、咽喉肿痛等。

【肺病应用】

1.咳嗽，肺痿，肺痨　本品苦寒，既能清实热，又能退虚热。常与麻黄、白前、桑白皮、地黄、地骨皮等同用治疗肺痿，如麻黄十味丸（《外台秘要》）；与金银花、生甘草、麦冬等同用，治疗肺痿久嗽，如养肺去痿汤（《辨证录》）。

2.咽喉肿痛　本品苦咸而寒，有清热凉血、解毒疗疮、消肿散结之效。常与麦冬、桔梗、甘草等同用，治疗咽喉红肿疼痛，如白薇汤（《证治准绳》）。

3.感冒　本品还可清泄肺热而透邪，常与玉竹、豆豉、薄荷同用，治疗阴虚外感，发热咽干、口渴心烦等症，如加减葳蕤汤（《通俗伤寒论》）。

4.鼻塞　本品苦寒清肺热，可治疗肺实鼻塞，不知香臭。常与款冬花、贝母、百部同用，如百部散（《普济方》）。

【常用药对】

1.白薇配玉竹　白薇性寒，功能退虚热兼透散益阴；玉竹性平，功能滋阴生津而不甚滋腻。两药相合，既滋阴又透表，治阴虚外感。

2.白薇配知母　白薇清热凉血，退虚热；知母滋肾阴、泻相火、退骨蒸。二者合用，清虚热，除骨蒸，治疗温病后期余邪未尽、夜热早凉，或阴虚内热、骨蒸潮热等。

3.白薇配薄荷　白薇清泄肺热，还具透热外出之效，清退虚热而益阴；薄荷辛以发散，凉以清热。二者合用，清透肺热，治疗阴虚外感，发热咽干、口渴心烦等。

【用法用量】内服：5~10g，煎汤或入丸散。

【使用注意】脾胃虚寒、食少便溏者不宜服用。

【本草文献】

1.《普济方》：治肺实鼻塞，不知香臭：百部二两，款冬花、贝母（去心）、白薇各一两。上为散，每服一钱，米饮调下。

2.《本草新编》：白薇功用，善能杀虫，用之于补阴之中，则能杀劳瘵之虫也。用之健脾开胃之中，则能杀寸白蛔虫也。以火焚之，可以辟蝇而断虱。以水敷之，可以愈疥而敛疮也。

3.《本草备要》：苦咸而寒，阳明冲任之药。利阴气，下水气。主中风身热支满，忽忽不知人，阴虚火旺，则内热生风，火气焚灼，故身热支满，痰随火涌，故不知人。

4.《得配本草》：治风温灼热，自汗身重，多眠鼻鼾。

5.《民间常用草药汇编》：清肺热。治吐血及老年咳嗽。

地骨皮 Dìgǔpí

本品首载于《神农本草经》，为茄科植物枸杞 Lycium chinense Mill. 或宁夏枸杞 Lycium

barbarum L.的干燥根皮。分布于我国南北各地。初春或秋后采挖根部，洗净，剥取根皮，晒干，切段入药。以块大、肉厚、色黄者为佳。

【处方用药】地骨皮、枸杞皮。

【主要药性】甘，寒。归肺、肝、肾经。

【功效】凉血除蒸，清肺降火。

【性能特点】本品甘寒清润，入肺、肝二经，善清泄肺热、除肺中伏火，兼能泻肝清肺，治疗肺火郁结或肝火犯肺所致气逆不降、咳嗽气喘等；又能入血分，具清热、凉血、止血之效，常用于治疗血热妄行的咯血、衄血、尿血等；本品又能凉血除蒸，入肝肾经，治疗阴虚内热、骨蒸劳热、潮热盗汗之要药。

【肺病应用】

1.阴虚发热　本品甘寒清润，能清虚热，除有汗之骨蒸，为退虚热、疗骨蒸之佳品，常与知母、鳖甲、银柴胡等配伍，治疗阴虚发热，如地骨皮汤（《圣济总录》）；若用治盗汗骨蒸、肌瘦潮热，常与秦艽、鳖甲配伍，如秦艽鳖甲散（《卫生宝鉴》）。

2.肺热咳嗽　本品甘寒，善清泄肺热，除肺中伏火，则清肃之令自行，故多用治肺火郁结、气逆不降、咳嗽气喘、皮肤蒸热等症，常与桑白皮、甘草等同用，如泻白散（《小儿药证直诀》）。

3.血热咯血衄血　本品甘寒入血分，能清热、凉血、止血，常用治血热妄行的咯血、衄血，常与地黄、枸杞配伍，如地黄散（《卫生宝鉴》）。

【常用药对】

1.地骨皮配大青叶　地骨皮善清泄肺热；大青叶善清心胃实火。二药配伍，增强清热解毒、泻火退热之效，适用于外感时疫、肺胃热盛、发热头痛、咽喉肿痛等。

2.地骨皮配白茅根　二者均为甘寒之品，地骨皮清肺降火、凉血止血；白茅根凉血止血、清热生津。二者配伍，增强清热凉血止血之效，适用于血热妄行之咯血、衄血。

3.地骨皮配桑白皮　地骨皮甘淡而寒，功能清泄肺火，并兼益阴；桑白皮甘寒清热泻肺平喘，并兼利尿。两药相合，既清肺火，又利尿导热邪从小便出，且润肺脏而不苦泄伤阴，适用于肺热咳嗽。

4.地骨皮配知母　地骨皮清肺肾之虚热，除有汗之骨蒸，为退虚热、除骨蒸之要药；知母滋肾阴、泻相火、退骨蒸。二者合用，退虚热、除骨蒸，用于治疗虚劳骨蒸潮热。

【用法用量】内服：9～15g，煎汤或入丸散。

【使用注意】外感风寒发热及脾虚便溏者不宜用。

【本草文献】

1.《药性解》：地骨皮，味苦，性寒，无毒，入肺、肾二经，……除热清肺，止嗽解。

2.《珍珠囊》：解骨蒸肌热，消渴，风湿痹，坚筋骨，凉血。

3.《汤液本草》：泻肾火，降肺中伏火，去胞中火，退热，补正气。

4.《药鉴》：去皮肤上风邪，除骨节间劳热。

5.《景岳全书》：凉而不峻，可理虚劳。气轻而辛，故亦清肺。

6.《本草备要》：甘淡而寒。降肺中伏火，……咳嗽消渴，清肺。

7.《本草述》：主治虚劳发热，往来寒热，诸见血证、鼻衄、咳嗽血，咳嗽、喘，消瘅，中风，眩晕，痉病，腰痛，行痹，脚气，水肿，虚烦，心悸，健忘，小便不通，赤白浊。

8.《得配本草》：入足少阴、手太阴经血分。降肺中伏火。

9.《医学衷中参西录》：能使上焦浮游之热因之清肃，而肺为热伤作嗽者，服之可愈。是以诸家本草，多谓其能治嗽也。惟肺有风邪作嗽者忌用，以其性能敛也。

银柴胡 Yíncháihú

本品首载于《本草纲目》，为石竹科植物银柴胡 *Stellaria dichotoma* L.var.*lanceolata* Bge. 的干燥根。产于宁夏、甘肃、内蒙古。春、夏间植株萌发或秋后茎叶枯萎时采挖，除去残茎、须根及泥沙，晒干。切片，生用。以外皮棕黄色、切面黄白色者为佳。

【处方用名】银柴胡。

【主要药性】甘，微寒。归肝、胃经。

【功效】清虚热，除疳热。

【性能特点】本品甘而微寒，入肝、胃经，具有退热而不苦泄、理阴而不升腾之长。功善退虚热、清疳热，略兼益阴，治阴虚发热、骨蒸劳热及小儿疳积发热。

【肺病应用】

1.阴虚咳嗽　本品甘寒益阴，清热凉血，退热而不苦泄，理阴而不升腾，为退虚热除骨蒸之常用药。用于阴虚发热，咳嗽声嘶，痰喘不宁，骨蒸劳热，潮热盗汗，多与地骨皮、胡黄连、鳖甲同用，如胡黄连丸（《杏苑生春》）。

2.痨嗽骨蒸　本品清热养阴，除骨蒸。用于痨嗽骨蒸，常与紫河车、五味子等配伍，如清蒸丹（《嵩崖尊生全书》）。

【常用药对】

1.银柴胡配胡黄连　银柴胡能清虚热，除疳热，尤善治疗阴虚发热、小儿疳热；胡黄连苦寒清燥，沉降下行，上入心经，中入胃经，下走肝与大肠经。既清虚热、除疳热，治骨蒸潮热、小儿疳积发热；又清湿热、解热毒，二者合用，清肺之虚热之功更强。

2.银柴胡配鳖甲　银柴胡甘寒，清热凉血，退虚热、除骨蒸；鳖甲咸寒，滋阴潜阳、退热除蒸。二者合用，养阴清热除蒸，用于治疗阴虚发热、骨蒸潮热；或热病后期，余热未尽者。

【用法用量】内服：3~10g，煎汤或入丸散。

【使用注意】外感风寒、血虚无热者忌用。

【本草文献】

1.《神农本草经疏》：治劳热骨蒸。

2.《本草从新》：治虚劳肌热，骨蒸劳疟，热从髓出，小儿五疳羸热。

3.《本草求原》：清肺、胃、脾、肾热，兼能凉血。治五脏虚损，肌肤劳热，骨蒸烦痛，湿痹拘挛。

4.《新疆中草药手册》：清热凉血，治肺结核潮热。

第六章　降浊利肺药

凡通过泻下通便、淡渗利水作用，以治疗痰浊壅肺证的药物，称为降浊利肺药。根据其功效和作用特点，降浊利肺药分为通腑泻肺药和祛湿利肺药。

【性能主治】

本类药性多沉降下行，通过泻下通便、淡渗利水等作用，使积滞、水湿停饮得以清除。其中，主归大肠经，药性偏苦寒者，功能泻热通便、逐水消肿，主治实热壅滞证、水湿停饮证，称为通腑泻肺药；药性偏甘淡者，主归肾、膀胱经，功能利水消肿、利尿通淋，主治小便不利、水肿、痰饮等各种水湿内停证，称为祛湿利肺药。

【应用要点】

1. 对证用药　本类药物适用于治疗痰浊壅肺证和湿饮阻肺证，在使用时应根据痰饮、痰湿、水湿、水饮及与他邪的结合不同，选择性使用通腑泻肺药和祛湿利肺药，部分药还可用于饮食积滞、疮痈肿毒和水肿证。

2. 配伍用药　为了增强疗效，本类药物常相须配伍使用。使用本类药物应根据里实证的兼证及病人的体质，体质虚弱的可以适当配伍扶正类药物，如配伍益气、助阳、养阴、补血药。对于痰热壅肺，可配伍清热药，寒痰积聚可配伍温化寒痰药，以加强除痰热和清寒痰之功。水湿之邪停滞，可与利水渗湿药配伍，若水湿停滞导致水肿还可与利水消肿药配伍。

3. 注意事项　有些药物作用峻猛，或具有毒性，使用时易伤正气及脾胃，故年老体虚、脾胃虚弱者当慎用；妇女胎前产后及月经期应当忌用；使用时不宜过量或久服，应中病即止。

第一节　通腑泻肺药

凡以通利大肠、降泻肺中停痰宿饮为主要功效，主要用于痰浊壅肺证的药物，称为通腑泻肺药。本节药物大多归肺、大肠经，具有泻下之功，能通过泻水逐饮或泻下通便以消除肺部痰浊，适于治疗里实痰热、痰浊壅肺并兼有热者。

大黄 Dàhuáng

本品首载于《神农本草经》，为蓼科植物掌叶大黄 *Rheum palmatum* L.、唐古特大黄

Rheum tanguticum Maxim.ex Balf. 或药用大黄 *Rheum officinale* Baill. 的干燥根和根茎。主产于甘肃、青海、四川等地。秋末茎叶枯萎或次春发芽前采挖，干燥。生用，或制用。以切面锦纹明显、气清香、味苦而微涩者为佳。

【处方用名】大黄、酒大黄、熟大黄、大黄炭。

【主要药性】苦，寒。归脾、胃、大肠、肝、心包经。

【功效】泻下攻积，清热泻火，凉血解毒，逐瘀通经，利湿退黄。

【性能特点】本品苦寒泄降，重在泄热导滞，作用强烈，素有将军之称。入脾、胃、大肠，善泻下泄热、攻积导滞，治疗大便秘结；尤擅治疗胃肠实热、大便秘结。又能导火热、湿热从大便而出，治疗上焦火热、黄疸。入心、肝血分，既善泄血中实热火毒而凉血止血解毒，治疗血热出血、热毒证；又能通利血脉而活血化瘀，治疗血瘀证。

【肺病应用】

1.实热痰证　本品泻下作用强，能荡涤肠胃，治疗积滞便秘。因其苦寒，善能泄热，故实热便秘尤为适宜。借其泻下祛邪之力，可使上焦浊邪下行并排出体外。故实热老痰所致喘咳痰稠，不论有无便秘，均可用其"开下行之路"，使痰热下泄而解。可与礞石、黄芩等配伍，如礞石滚痰丸（《泰定养生主论》）。

2.咽喉肿痛　本品泻下导火热下行而治火邪上炎目赤、咽喉肿痛、口舌生疮诸症。治喉痹咽痛，可单用开水冲泡，缓缓咽下；亦可配白僵蚕、桔梗、甘草等以清利咽喉。

3.咯血　大黄泄血分实热，有凉血止血之功。因其尚有活血作用，故有止血而不留瘀的特点。治吐血、衄血、咯血，常与黄连、黄芩同用以泻火止血，如泻心汤（《泻心汤》）。此外，大黄粉也可外用止血，如治鼻衄，可用消毒棉球蘸大黄粉塞鼻。

4.热结胸痞　本品能清热泻火。热病邪热壅滞中焦，胸中痞满，可用大黄配黄连以泄热消痞，如大黄黄连泻心汤（《伤寒论》）。若邪热夹水饮互结胸中，胸膈痞结，按之硬满疼痛，或大便燥结者，则配芒硝、甘遂以清热通腑、逐水破结，如大陷胸汤（《伤寒论》）。

【常用药对】

1.**大黄配黄芩**　大黄苦寒，功能泻下攻积、清热泻火、解毒；尤能通腑以使诸邪下泄。黄芩性寒入肺，善清肺泻火。二药配伍，"一清上热之火，一开下行之路"，有正本清源之意，故对痰热内盛、咳喘痰稠者有相得益彰之妙。

2.**大黄配葶苈子**　大黄苦寒，功善泄热通便、攻积导滞；葶苈子大寒，泻肺平喘，二药配伍，既能增强清肺之力，又能使上焦实热之邪下泄，故善治痰热壅肺、气逆咳喘。

3.**大黄配车前子**　大黄苦寒泄热通便，使邪热下泄；车前子性寒善清肺部痰热。二药配伍，前后分消，可使上焦肺部痰热火邪从二便而解，故善治肺热咳喘。

【用法用量】内服：3～15g；煎汤或入丸散。外用：适量，研末敷于患处。生大黄泻下力较强，欲攻下者宜生用；入汤剂应后下，或开水泡服。酒制大黄活血作用较好，宜于血瘀证及不宜峻下者。大黄炭则多用于出血证。

【使用注意】本品苦寒，善攻下泄热、活血逐瘀，故妇女怀孕期、月经期、哺乳期应慎用或忌用，脾胃虚寒者忌服。

【本草文献】

1.《名医别录》：平胃，下气，除痰实、肠间结热、心腹胀满、女子寒血闭胀、小腹痛、诸老血留结。

2.《药性论》：去寒热，消食，炼五脏，通女子经候，利水肿，能破实痰冷热聚、宿食、利大小肠、贴热毒肿，主小儿寒热时疾、烦热、蚀脓、破留血。

3.《开宝本草》：味苦，大寒，无毒。平胃下气，除痰实，肠间结热，心腹胀满，女子寒血闭胀，小腹痛，诸老血留结。

4.《药性本草》：通女子经候，利水肿，破痰实、冷热积聚、宿食，利大小肠，贴热毒肿，主小儿寒热时疾、烦热、蚀脓、破脓血。

5.《药鉴》：入痰火药，更能滚痰。

6.《本草切要》：又有阳明胃火，痰涎壅盛，喉闭乳蛾，腮颊肿痛连及口齿，用清痰降火之剂，必加姜制大黄。

7.《得配本草》：荡涤肠胃之邪结，祛除经络之瘀血，滚顽痰，散热毒，痘初起血中热毒盛者宜之。

芒硝 Mángxiāo

本品首载于《名医别录》，为硫酸盐类矿物芒硝族芒硝，经加工精制而成的结晶体。主含含水硫酸钠（$Na_2SO_4 \cdot 10H_2O$）。主产于河北、河南、山东等地。将天然产品用热水溶解，滤过，放冷析出结晶，通称"皮硝"。再取萝卜洗净切片，置锅内加水与皮硝共煮，取上层液，放冷析出结晶，即芒硝。以青白色、透明块状结晶、清洁无杂质者为佳。若芒硝经风化失去结晶水而成白色粉末，称玄明粉（元明粉）。以无色、透明、呈结晶状者佳。

【处方用名】芒硝、玄明粉。

【主要药性】咸、苦，寒。归胃、大肠经。

【功效】泻下通便，润燥软坚，清火消肿。

【性能特点】本品苦寒降泄，咸能软坚，入胃与大肠经，内服既泄热通肠，又润软燥坚之大便，治肠胃实热内结、燥屎坚硬难下。外用除能清热外，又能消除坚硬之肿块，治疮肿、痔肿等。

【肺病应用】

1.**痰热壅肺**　芒硝既能泻火通便，又善清痰火，可用于痰热郁肺、咳嗽痰涌，可配伍瓜蒌仁、黄芩、青黛等，如《杂病源流犀烛》节斋化痰丸，可用于治疗肺部热痰；此外还可用本品治疗痰热蒙心之癫狂，借芒硝泄热通下之力，而去其上蒙之痰热，常与礞石、大黄、莱菔子等配伍，如礞石滚痰丸（《养生主论》）。

2.**咽喉肿痛，口舌生疮**　治疗咽喉肿痛、口舌生疮，常与冰片、硼砂等配伍，外敷患处，如《外科正宗》冰硼散。

【常用药对】

1.芒硝配大黄 芒硝咸寒软坚，润燥通便，清热泻火，荡涤内热实积，停痰宿食。大黄苦寒通下，泻下凉血，攻下导滞，逐痰降浊。二药伍用，相互促进，泄热导滞、攻下破积、通便除满、峻下痰实之力增强。

2.芒硝配礞石 礞石之性寒而下，硝石苦寒降泻。二药配伍，有祛除痰饮之功。

【用法用量】内服：6~12g，一般溶入汤液中服用。外用适量。

【使用注意】孕妇及哺乳期妇女忌用或慎用。大便滑泻者慎用。

【本草文献】

1.《名医别录》：主五脏积聚，久热胃闭，除邪气，破留血，腹中痰实结搏，通经脉，利大小便及月水，破五淋，推陈致新。

2.《本草蒙筌》：甚消痰瘀，更通月经。

3.《药鉴》：通圣散用之，除胸膈之稠痰，而润下部之结燥。

4.《药性解》：主六腑积聚燥结，留血闭藏，天行疫痢，伤寒发狂，停痰作痞，肠风痔漏，推陈致新，解诸石药毒，种种实热，悉可泻除，能堕胎孕。

5.《景岳全书》：咸能软坚，推逐陈积，化金石药毒，去六腑壅滞胀急，大小便不通，破瘀血坚瘕实痰，却湿热疫痢，伤寒胀闭热狂，消痈肿排脓，凡属各经实热，悉可泻除。

6.《得配本草》：荡涤三焦肠胃之实热，消除胸膈壅瘀之痰痞。

7.《本草再新》：涤三焦肠胃湿热，推陈致新，伤寒疫痢，积聚结癖，停痰淋闭，瘰疬疮肿，目赤障翳，涩泪痛。

8.《本草求原》：马牙消，治牙痛，食蟹眼肿，喉痹肿痛，重舌口疮，鹅口。

甘遂 Gānsuì

本品首载于《神农本草经》，为大戟科植物甘遂 *Euphorbia kansui* T.N.Liou ex T.P.Wang 的干燥块根。主产于陕西、河南、山西等地。春季开花前或秋末茎叶枯萎后采挖，除去外皮，晒干。多制用。以肥大、色白、粉性足者为佳。

【处方用名】甘遂、醋甘遂。

【主要药性】苦，寒；有毒。归肺、肾、大肠经。

【功效】泻水逐饮，消肿散结。

【性能特点】本品苦寒泄降，有毒而力猛，入肺、肾、大肠经。既善泻水逐饮，治水肿与风痰癫痫；又善消肿散结，治痈肿疮毒。

【肺病应用】

1.痰饮积聚，胸胁停饮，水肿 治悬饮，小便不利，正气未衰者，常与大戟、芫花等同用，枣汤送服，如《伤寒论》十枣汤。还可单用本品研末服，或与牵牛子同用，如二气丸（《圣济总录》）。若邪热与水饮互结，心下至少腹硬满而痛的结胸证，可配大黄、甘遂以泄热逐饮，如大陷胸汤（《伤寒论》）。若与大黄阿胶配伍，可用治妇人少腹满如敦状，小便微难而不渴，如大黄甘遂汤（《金匮要略》）。用于水湿壅滞，水肿胀满、口渴气粗、便秘脉实阳实水肿证，常与大戟、芫花、牵牛子等同用，如舟车丸（《丹溪心法》）。治疗痰饮伏于胸膈，经随气结，颈项胸背牵引疼痛者，与大戟、白芥子同用，以逐饮散结止痛，如控涎丹（《三因极一病证方论》）。

2.**风痰癫痫**　《医学衷中参西录》云："痰，亦水也。"并认为"甘遂行痰之力倍于他药"，故其用甘遂配伍大黄、赭石、半夏等治疗癫狂失心、顽痰凝结较甚之病。以甘遂为末，入猪心煨后，与朱砂末为丸服，可用于风痰癫痫之证，如遂心丹（《济生方》）。

【常用药对】

甘遂配半夏　甘遂性猛峻烈，攻逐水饮，泄热散结；半夏燥湿化痰，消痞散结。两药合用，攻破消散，化痰除饮。适用于痰饮水湿结聚于胸所致的心下坚满等。方如甘遂半夏汤。

【用法用量】内服：0.5～1.5g，多入丸散用。一般醋制后用。外用适量，生用。

【使用注意】本品峻泻有毒，故孕妇及体弱者忌用。反甘草。

【本草文献】

1.《药性论》：能泻十二种水疾，能治心腹坚满，下水，去痰水，主皮肌浮肿。

2.《药性本草》：能泻十二种水疾，去痰水。

3.《本草纲目》：泻肾经及隧道水湿。

肾主水，凝则为痰饮，溢则为肿胀，甘遂能泻肾经湿气，治痰之本也。不可过服，但中病则止可也。

4.《药鉴》：通二便、泻膀胱湿热，及痰逆癫痫，噎膈痞塞。

5.《本草经疏》：水结胸非此不能除，故仲景大陷胸汤用之。

6.《本草新编》：破癥坚积聚如神，退面目浮肿，祛胸中水结，尤能利水。

7.《本草分经》：以攻决为用，治大腹肿满、痞积痰迷。

京大戟 Jīngdàjǐ

本品首载于《神农本草经》，为大戟科植物大戟*Euphorbia pekinensis* Rupr.的干燥根。主产于江苏、四川、江西等地。秋、冬二季采挖，洗净，晒干。一般醋制用。以质坚硬、断面类白或淡黄、纤维性足者为佳。

【处方用名】京大戟、醋京大戟。

【主要药性】苦、辛，寒。有毒。归肺、肾、大肠经。

【功效】泻水逐饮，消肿散结。

【性能特点】本品苦寒泄降，辛散有毒，药力峻猛，入肺、肾、大肠经。善泻水逐饮、消肿散结，治水肿胀满、胸胁停饮、痈肿疮毒、瘰疬痰核等。

【肺病应用】

1.**水肿胀满，胸腹积水，痰饮积聚**　本品泻水逐饮作用类似甘遂而力稍逊，可单味煎服或研末服。用于痰饮积聚，胸膈胀满，胸胁隐痛，常与甘遂、白芥子同用，如《三因极一病证方论》控涎丹。凡水肿、大腹鼓胀、胸胁停饮，正气未衰者，常与大戟、芫花等同用，枣汤送服，如舟车丸(《景岳全书》)。

2.痈肿疮毒，瘰疬痰核 本品消肿散结，内服外用均可。用于热毒壅滞所致的痈肿疮毒，可用鲜品捣烂外敷；治热毒壅滞所致的痈肿疮毒和痰火凝聚的瘰疬痰核，常配山慈菇、雄黄、麝香等同用，如紫金锭(《百一选方》)，内服、外敷均可。治痰火凝聚的瘰疬痰核，可用大戟与鸡蛋同煮，食鸡蛋(内蒙古《中草药新医疗法资料》)。

【常用药对】

京大戟配木香 京大戟性苦寒，泻水逐饮；木香辛、苦，性温，行气止痛，健脾消食。二者配伍，治疗鼓胀。

【用法用量】内服：1.5～3g。入丸散服，每次1g；内服醋制用。外用适量，生用。

【使用注意】本品峻泻有毒，故孕妇及体弱者忌用。反甘草。

【本草文献】

1.《医学启源》：泻肺。

2.《本草发挥》：泻肺气，却能损真气。

3.《药鉴》：性峻利，善逐水邪痰涎，泻湿热胀满，消急痛，破癥结，下恶血，攻积聚，通二便，杀蛊毒药毒，疗天行瘟疟黄病，及颈腋痈肿。然大能泻肺损真气，非有大实坚者，不宜轻用。

4.《本草正》：性峻利，善逐水邪痰涎，泻湿热胀满。

5.《药征》：主利水，旁治掣痛，咳烦。

6.《得配本草》：驱蛊毒，破癥结，逐血瘀，除痰饮。

7.《本草分经》：专泻脏腑水湿，逐血发汗，消痈，通二便闭，泻火逐痰。

芫花 Yuánhuā

本品首载于《神农本草经》，为瑞香科植物芫花 *Daphne genkwa* Sieb.et Zucc.的干燥花蕾。春季花未开放时采收，除去杂质，干燥。一般醋制后服用。以花蕾多而整齐、淡紫色、无杂质者为佳。

【处方用名】芫花、醋芫花。

【主要药性】苦、辛，温；有毒。归肺、脾、肾经。

【功效】泻水逐饮，祛痰止咳，杀虫疗疮。

【性能特点】本品辛苦性温，有毒而作用强烈，入肺、肾、大肠经。内服善泻水逐饮、祛痰止咳，治水肿、胸胁停饮及寒痰喘咳效佳。外用能杀虫疗疮，治痈疮顽癣等。

【肺病应用】

1.水肿胀满，痰饮积聚 本品泻水逐饮作用与甘遂、京大戟类似而力稍逊。故适用于胸胁停饮所致的咳喘、胸胁引痛、心下痞硬及水肿、臌胀等症。常与甘遂、京大戟等同用，如十枣汤(《伤寒论》)。

2.咳嗽痰喘　本品逐水之力稍逊，然以祛痰之力见长，芫花可泻肺涤痰化饮，凡肺气壅实、寒饮内停之咳嗽，有痰，气喘息粗，可用本品与桑白皮、葶苈子等同用。若咳久寒饮不化，则需加干姜，加强温肺化饮作用。治卒得咳嗽，芫花煎汤去滓后，以汤煮大枣令汁尽，食枣(《肘后方》)。治疗三十年咳，配伍干姜末，如芫花煎(《外台秘要》引《深师方》)。治实喘，配伍大麦曲(《百一选方》)。治咳嗽有痰，以芫花煎汤去滓和饴糖熬膏(《华佗神医秘传》)。现用本品治疗慢性支气管炎寒湿偏重者，疗效较好。

【常用药对】

芫花配甘遂　芫花辛、苦，温；甘遂苦、甘，寒。二者均可泻下逐饮，用于水饮停留胸胁之悬饮，停留腹部之鼓胀及水肿腹满等症。

【用法用量】内服：1.5~3g。醋芫花研末吞服，一次0.6~0.9g，一日1次。外用适量。

【使用注意】本品峻泻有毒，故孕妇及体虚者忌用。反甘草。

【本草文献】

1.《神农本草经》：主咳逆上气。

2.《名医别录》：消胸中痰水，喜唾，水肿，五水在五脏皮肤及腰痛，下寒毒、肉毒。

3.《药性论》：治心腹胀满，去水气，利五脏寒痰，涕唾如胶者。主通利血脉，治恶疮风痹湿，一切毒风，四肢挛急，不能行步，能泻水肿胀满。

4.《日华子本草》：疗嗽、瘴疟。

5.《本草蒙筌》：散皮肤水肿发浮，消胸膈痰沫善唾。

6.《本草纲目》：治水饮痰癖，胁下痛。

7.《药鉴》：专逐五脏之水，去水饮寒痰痰癖，胁下痛，咳逆上气，心腹肢体胀满，瘴疟鬼疟，湿毒寒毒，蛊毒肉毒，虫鱼毒，除疝瘕痈肿，逐恶血，消咽肿。

8.《本草备要》：苦寒有毒，去水饮痰癖，疗五不在五脏皮肤，胀满喘急，痛引胸胁，咳嗽瘴疟。

9.《本经逢原》：芫花，消痰饮水肿，故《本经》治咳逆咽肿，疝瘕痈毒，皆是痰湿内壅之象。

10.《本草崇原》：治咳逆上气，喉鸣而喘，以及咽肿而短气。

11.《得配本草》；逐水饮痰癖，从至高之分，而直达下焦。

12.《本草分经》：苦，温。疗五脏水饮痰癖，治瘴疟。

牵牛子 Qiānniúzǐ

本品首载于《名医别录》，为旋花科植物裂叶牵牛 *Pharbitis nil*（L.）Choisy 或圆叶牵牛 *Pharbitis purpurea*（L.）Voigt 的干燥成熟种子。全国大部分地区均产。秋末果实成熟，果壳未开裂时采割植株，晒干，打下种子，除去杂质。生用或制用，用时捣碎。以子粒饱满、无果皮等杂质者为佳。

【**处方用名**】牵牛子、炒牵牛子。

【**主要药性**】苦、寒；有毒。归肺、肾、大肠经。

【**功效**】泻水通便，消痰涤饮，杀虫攻积。

【**性能特点**】本品苦寒降泄，入肺、肾、大肠，通利二便，有毒而力猛。既善泻下利水，并收逐饮消痰之效，治水肿、鼓胀、痰饮喘满，兼二便不利者尤佳。还善去除食积与驱杀肠道寄生虫，治大便秘结、食积停滞及虫积腹痛等。

【**肺病应用**】

痰饮积聚，气逆咳喘　本品能苦降泻下而能泻肺气，消痰逐饮。用于肺气壅滞、痰饮喘咳、面目浮肿者，常与葶苈子、苦杏仁、陈皮等同用，如牵牛子散（《太平圣惠方》），或可与大黄、槟榔为末服，如牛黄夺命散（《保婴集》）。治痰湿阻滞、三焦不顺之胸膈壅塞、头晕目眩、涕唾痰涎者，可以牵牛子配皂角为丸，荆芥姜汤送下，如利膈丸（《博济方》）。还可以加白矾、半夏曲、陈皮、萝卜等加强化痰除湿、宽胸除痞之效。

【**常用药对**】

1. 牵牛子配茴香　牵牛子逐水消肿；小茴香温阳行气。二者伍用，有温阳行气利水、祛痰逐饮之功。

2. 牵牛子配葶苈子　牵牛子泄湿热壅遏而逐痰饮，葶苈子泻肺气壅实而祛痰利水、泻肺逐饮。

【**用法用量**】内服：3～6g，煎汤。入丸散服，每次1.5～3g。

【**使用注意**】本品峻泻有毒，故孕妇及脾虚水肿者忌用。畏巴豆。

【**本草文献**】

1.《本草纲目》：牵牛治水肿在肺，喘满肿胀，下焦郁遏，腰背胀肿，及大肠风秘、气秘，卓有殊功。

2.《本草纲目》：逐痰消饮，通大肠气秘风秘，杀虫。

3.《本草蒙筌》：若肺先受湿，则宜用之。

4.《药鉴》：属火善走，有治水肿之功，破癥瘕痰癖，除壅滞气急，通十二水道。

5.《景岳全书》：下气逐水，通大小便，善走气分，通水道，消气实气滞水肿，攻癥积，落胎杀虫，泻虫毒，去湿热痰饮，开气秘气结。

6.《本草备要》：能达右肾命门，走精隧，通下焦郁遏，及大肠风秘、气秘，利大小便，逐水消痰，杀虫堕胎。

7.《本经逢原》：白者属金利肺，治上焦痰饮，除壅滞气逆，通大肠风秘，除气分湿热。

8.《得配本草》：走经络，消结痰，破血下胎。

9.《本草求真》：肺泻气分湿热。

10.《本草分经》：通下焦郁遏及大肠风秘、气秘，利大小便，逐水消痰，杀虫，治肿满。

巴豆 Bādòu

本品首载于《神农本草经》，为大戟科植物巴豆 *Croton tiglium* L.的干燥成熟果实。主产于四川、广西、云南等省。秋季果实成熟时采收，堆置2～3天，摊开，干燥。用仁或制霜。以粒大、饱满、种仁黄白者为佳。

【处方用名】生巴豆、巴豆霜。

【主要药性】辛，热；有大毒。归胃、大肠经。

【功效】峻下冷积，逐水退肿，祛痰利咽，外用蚀疮。

【性能特点】本品大辛大热，力强毒大，主入胃与大肠，兼入肺经。生用能峻下寒积、开通闭塞，既能荡涤肠胃之沉寒痼冷、宿食积滞，又能逐水退肿、祛痰利咽，有"斩关夺门"之功。压油取霜（巴豆霜）则药力较缓，可温通祛积、推陈致新。此外，外用又善蚀疮去腐。

【肺病应用】

1. **小儿乳食停积** 本品制霜力稍缓，且峻药轻投，可泻下利水、祛痰消积。用于小儿痰壅、乳食停滞，甚则惊悸者，常以巴豆霜配胆南星、朱砂、六神曲等同用，如万应保赤散（《全国中药成药处方集》）。

2. **喉风，喉痹** 本品祛痰利咽以利呼吸。治喉痹痰涎壅塞气道，呼吸困难，甚则窒息欲死者，可单用本品；近代治疗白喉及喉炎引起的喉梗阻，用巴豆霜吹入喉部，引起呕吐，排出痰涎，使梗阻症状得以缓解。因其能逐痰行水，还可用于痰涎壅塞、胸膈窒闷、肢冷汗出的寒实结胸证，可与贝母、桔梗同用，如三物小白散（《伤寒论》）。治痰壅喘满，气闭难出，可配伍半夏、苦杏仁等以祛痰利气定喘。

【常用药对】

1. **巴豆霜配桔梗** 巴豆霜攻逐寒实而荡肠胃，桔梗宣肺祛痰以畅大肠。二药配伍有泻下寒实、宣肺散寒通便之功，可治寒实结胸之胸胁痞痛、大便不通。

2. **巴豆霜配胆南星** 巴豆霜消积滞，胆南星祛风痰。相配可治食积痰壅，腹痛便秘等。

【用法用量】内服：每次0.1～0.3g，入丸散剂服。大多制成巴豆霜用，以减低毒性。外用适量，研末涂患处，或捣烂以纱布包搽患处。

【使用注意】孕妇禁用，体弱者忌用；不宜与牵牛子同用。

【本草文献】

1.《神农本草经》：主伤寒温疟寒热，破癥瘕积聚，坚积，留饮痰癖，大腹水胀。

2.《珍珠囊补遗药性赋》：治咳逆，喉鸣痰唾，腰腹心痛。

3.《本草纲目》：治泻痢惊痫，心腹痛，疝气，风㖞，耳聋，喉痹牙痛，通利关窍。

4.《药鉴》：破癥坚积聚，逐痰饮，杀诸恶毒虫毒蛊毒。

5.《本草经疏》：入手足阳明经。其主破癥瘕结聚坚积，留饮痰癖，大腹水肿，鬼毒蛊疰邪物，女人月闭者，皆肠胃所治之位，中有实邪留滞，致主诸病。

6.《本草崇原》：破癥瘕结聚，坚积留饮，痰癖，大腹者，温以行之，从中土而下泄于肠胃也。

7.《本草备要》：破痰癖血瘀，气痞食积，生冷硬物所伤，大腹水肿，泻痢惊痫，口歪耳聋，牙痛喉痹。缠喉急痹，缓治则死。

8.《本草纲目拾遗》：主癥癖，疝气，痞满，腹内积聚，冷气血块，宿食不消，痰饮吐水。

第二节　祛湿利肺药

凡以利水祛湿、逐饮利肺为主要功效，主要用于湿饮阻肺证的药物称为祛湿利肺药。本品多归肺、脾、肾经。大多具有利水渗湿、利水通淋的功效。可以通过通利小便，祛除水湿，以使肺部痰饮水湿下达。主治水饮阻肺证或水湿阻肺证。

茯苓 Fúlíng

本品首载于《神农本草经》，为多孔菌科真菌茯苓 *Poria cocos*（Schw.）Wolf 的干燥菌核。寄生于松科植物赤松或马尾松等树根上。野生或栽培，主产于云南、安徽、湖北等地。产云南者称云苓。多于7～9月采挖，阴干，称为"茯苓个"。取之浸润后稍蒸，及时切片，晒干；或将鲜茯苓按不同部位切制，阴干，分别称为"茯苓块"和"茯苓片"。以体重坚实、切面白色细腻、黏牙力强者佳。

【处方用名】茯苓、朱茯苓。

【主要药性】甘、淡，平。归心、肺、脾、肾经。

【功效】利水渗湿，健脾，宁心。

【性能特点】本品甘淡渗利，性平不偏，并兼补虚，入脾、肾、心经。既能渗湿利水，又能健脾宁心，凡水湿、停饮无论寒热或兼是否脾虚皆宜。

【肺病应用】

痰多咳嗽　本品甘淡渗利，既渗利水湿，又能补脾，使生痰无源，性平，故善治各种痰证。用治咳嗽痰多，色白易咳等症状的湿痰证，常配伍半夏、甘草、橘红，如二陈汤（《太平惠民和剂局方》）。治咳嗽痰多清稀色白的寒痰证，常配伍干姜、细辛、甘草、五味子等，如苓甘五味姜辛汤（《金匮要略》）。治疗气喘咳嗽，皮肤蒸热，日晡尤甚的热痰证，可在泻白散（《小儿药证直诀》）中加入茯苓、黄芩等。治疗痰少色白，兼见面白色枯、皮毛干焦、口干咽燥、咳嗽喘促的燥痰证，与贝母、天花粉、桔梗、甘草、麦冬、橘红等配伍，如贝母瓜蒌散（《医学心悟》）。

【常用药对】

茯苓配半夏　茯苓利水渗湿，健脾；半夏燥湿化痰，降逆止呕。二药配伍，化饮降逆，和胃止呕，用于饮停于胃之呕吐。

【用法用量】内服：10～15g，煎汤或入丸散。安神常以朱砂拌用。

【使用注意】虚寒滑精者忌服。

【本草文献】

1.《神农本草经》：主胸胁逆气、忧恚惊邪恐悸，心下结痛，寒热烦满，咳逆，口焦苦干，利小便。

2.《名医别录》：止消渴，好唾，大腹，淋沥，膈中痰水，水肿淋结。开胸腑，调脏气，伐肾邪，长阴，益气力，保神守中。

3.《药性论》：开胃，止呕逆，善安心神。主肺痿痰壅。治小儿惊痫，心腹胀满，妇人热淋。

4.《开宝本草》：止消渴，好唾，大腹淋沥，膈中痰水，水肿淋结，开胸腑，调脏气，伐肾邪，长阴，益气力，保神守中。

5.《本草蒙筌》：为除湿行水圣药，生津液缓脾，驱痰火益肺。

6.《本草纲目》：所谓肺气盛者，实热也，其人必气壮脉强，宜用茯苓甘淡以渗其热。

7.《药鉴》：主治膈中痰火，驱水肿，除淋结。开胃腑，调脏气，伐肾邪。和中益气，利窍宁心。

8.《本草经疏》：甘能补中，淡而利窍，利中则心脾实，利窍则邪热解，心脾实则忧恚惊邪自止，邪热则心下结痛，寒热烦满咳逆，口焦舌干自除。

9.《药品化义》：白茯苓，味独甘淡，甘则能补，淡则能渗，甘淡属土，用补脾阴，土旺生金，兼益肺气。主治脾胃不和，泄泻腹胀，胸胁逆气，忧思烦满，胎气少安，魂魄惊跳，膈间痰气。

10.《本草备要》：治忧恚惊悸，心肝不足，心下结痛，寒热烦满，口焦舌干，口为脾窍，舌为心苗，火下降则热除，咳逆肺火，呕哕，胃火，膈中痰水，脾虚。

11.《本草新编》：除湿行水，养神益智，生津液，暖脾，去痰火，益肺，和魂练魄，开胃厚肠，却惊痫，安胎孕，久服耐老延年。

12.《本经逢原》：其性先升后降，入手、足太阴、少阴、足太阳、阳明，开胃化痰，利水定悸，止呕逆泄泻，除湿气，散虚热。

13.《本草经解》：心下脾之分也，湿热在脾则结痛，湿热不除，则流入太阳，而发寒热，郁于太阳而烦满，湿乘肺金而咳逆，茯苓甘平淡渗，所以能燥土伐木清金，治以上诸症也。

14.《神农本草经百种录》：主胸胁逆气，忧恚，惊邪恐悸，心下结痛，寒热烦满，咳逆，皆脾虚不能化水，痰饮留结诸经之疾。

15.《本草求真》：其气先升清肺化源。后降，下降利水。

16.《医学衷中参西录》：盖其性能化胃中痰饮为水液，引之输于脾而达于肺，复下循三焦水道以归膀胱，为渗湿利痰之主药。

薏苡仁 Yìyǐrén

本品首载于《神农本草经》，为禾本科植物薏苡 *Coix lacryma-jobi* L.var.*ma-yuen*（Roman.）Stapf的干燥成熟种仁。我国大部分地区均产，主产于福建、河北、辽宁等地。秋季果实成熟时采割植株，打下果实，除去外壳等杂质，收集种仁。生用或炒用。以粒大、坚实、饱满、色白、完整者为佳。

【处方用名】薏苡仁、麸炒薏苡仁。

【主要药性】甘、淡，凉。归脾、胃、肺经。

【功效】利水渗湿，健脾止泻，除痹，排脓，解毒散结。

【性能特点】本品甘淡微寒，入脾、胃、肺经。生用微寒，能渗利水湿、清热，兼除痹排脓，水湿兼热者宜投。炒用平而偏温，主以健脾，兼以渗湿止泻，脾虚湿盛者宜用。

【肺病应用】

1.肺痈，肠痈，鼻中生疮 本品清肺肠之热，可排脓消痈，可治内痈。治疗肺痈胸痛，咳吐脓痰，常配伍苇茎、桃仁、冬瓜仁，如苇茎汤（《千金方》）；若气阴不足，则可配麦冬、天冬、生地黄、人参等益气养阴之品，如薏苡丸（《朱氏集验方》）治肠痈，可配伍附子、败酱草、牡丹皮，如薏苡附子败酱散（《金匮要略》）。治咽喉卒生痈肿，饮食不通，以单味煎水（《太平圣惠方》）。治鼻中生疮，与冬瓜煎汤当茶饮（《古人集验方》）。

2.风疹 本品有一定祛风的作用。治疗丘疹性荨麻疹，可配伍赤小豆、大枣、红糖。

【常用药对】

薏苡仁配芦根 薏苡仁清热排脓，芦根清透肺热。二药配伍，增强清肺排脓作用，用于肺痈胸痛、咳吐脓痰。

【用法用量】内服：9~30g，煎汤或入丸散。清利湿热、除痹排脓宜生用，健脾止泻宜炒用。

【使用注意】孕妇慎用，津液不足者慎用。

【本草文献】

1.《药性论》：能治热风，筋脉挛急，能令人食。主肺痿肺气，吐脓血，咳嗽涕唾，上气。昔马援煎服之，破五溪毒肿。

2.《本草图经》：苡仁，心肺之药多用之。

3.《药性本草》：主肺痿肺气，吐脓血，咳嗽涕唾上气。煎服之破五溪毒肿。

4.《本草蒙筌》：咳嗽涕唾，脓血并出者极佳。

5.《本草纲目》：健脾益胃，补肺清热，祛风胜湿。

6.《药鉴》：主筋急拘挛，风湿痹，除筋骨邪气不仁。肺痈脓血，干湿肺气。

7.《药性解》：利肠胃，消水肿，祛风湿，疗脚气，治肺痿，健脾胃。

8.《景岳全书》：以其微降，故亦治咳嗽唾脓，利膈开胃。

9.《本草正》：以其微降，故亦治咳嗽唾脓，利膈开胃。

10.《药品化义》：取其入肺，滋养化源，用治上焦消渴，肺痈肠痈。

11.《本草新编》：疗湿痹有神，舒筋骨拘挛，止骨中疼痛，消肿胀，利小便，开胃气，亦治肺痈。

12.《本经逢原》：能清脾湿，祛肺热，及虚劳咳嗽，肺痿肺痈，虚火上乘，皆宜用为下引，又能利筋去湿。

13.《本草求真》：然此升少降多，凡虚火上乘，而见肺痿肺痈，因热生湿，而见水肿湿痹，脚气疝气，泻痢热淋，并风热筋急拘挛等症，皆能利水而使筋不纵弛。

防己 Fángjǐ

本品首载于《神农本草经》，为防己科植物粉防己 *Stephania tetrandra* S.Moore的干燥根。习称"汉防己"。主产于安徽、浙江、江西等地。秋季采挖，切段，干燥，生用。以块大、粗细均匀、质坚实、粉性足者为佳。

【处方用名】汉防己、粉防己。

【主要药性】苦，寒。归膀胱、肺经。

【功效】祛风止痛，利水消肿。

【性能特点】本品味辛能散，苦寒清泄，走膀胱，入肾脾。既能祛风除湿止痛，又能利水消肿，尤善治风湿热痹及水肿兼热者。汉防己长于利水消肿，木防己长于祛风止痛。

【肺病应用】

1.痰饮，水肿，小便不利　本品苦寒降泄，能清热利水，善走下行而泄下焦膀胱湿热，又善于下肢水肿、小便不利者，《本草品汇精要》言其味辛，辛可行散，有宣肺之功，因此有"提壶揭盖"之妙，是以有利水之功。治疗风水脉浮，身重汗出恶风证，常与黄芪、白术、甘草等配伍，如防己黄芪汤（《金匮要略》）。若治疗四肢浮肿，水气积于皮肤的皮水，常与茯苓、黄芪、桂枝等同用，如防己茯苓汤（《金匮要略》）。治痰饮，肠间有水气，二便不利，可与椒目、葶苈子、大黄同用，如己椒苈黄丸（《金匮要略》）。

2.肺痿咳喘　本品味苦，可燥湿以祛痰饮。治肺痿喘嗽，以汉防己为末，每服三钱，浆水一盏，同煮至七分，和滓温服之（《儒门事亲》）。治肺痿咯血多痰，以防己和葶苈子等分，为末，糯米饮调服（《本草品汇精要》）。

3.鼻衄　本品苦寒可以清热。治疗热邪迫血妄行之鼻衄，以防己生者三两，捣罗为细散。每服二钱匕，新汲水调下。（《圣济总录》）

【常用药对】

防己配桂枝　防己苦寒泄降，利水清热，味辛能散，兼可祛风，更善泄下焦血分湿热，为利水祛风通络止痛之要药。桂枝辛甘发散，能温通经络、除痹止痛，又能温阳化气、利水除湿。二者伍用，可治水饮射肺所致的咳逆倚息不得卧、形肿、喘满痞坚。

【用法用量】内服：5～10g；煎汤，或入丸散。外用适量。

【使用注意】本品苦寒伤胃，故不宜大量内服，脾胃虚寒、食欲不振、阴虚及无湿热者忌服。既往所用木防己，还包括源于马兜铃科植物的广防己，其虽长于祛风止痛，但却含能损害肾功能的马兜铃酸，故不能过量或久服，肾病患者忌服。

【本草文献】

1.《药性论》：汉防己，君，味苦，有小毒。能治湿风，口面㖞斜，手足疼，散留痰，主肺气嗽喘。

2.《药性本草》：汉防己，治湿风口面㖞斜，手足疼，散留痰，主肺气嗽喘。

3.《本草蒙筌》：若疗肺气喘嗽、膈间支满，并除中风挛急、风寒湿疟热邪，此又全仗术者以取效也。

4.《本草备要》：治肺气喘嗽，水湿。热气诸痫，降气下痰。

5.《本草经解》：防己气平，秉天秋降之金气；味辛无毒，得地西方燥金之味，入手太阴肺经。

6.《神农本草经读》：防己之辛平调肺气，则二便利矣。

7.《本草分经》：疗风行水，降气下痰。

8.《本草再新》：利湿，除风，解火，破血。治膀胱水肿，健脾胃，化痰。

泽泻 Zéxiè

本品首载于《神农本草经》。为泽泻科植物泽泻 *Alisma orientale*（Sam.）Juzep. 的干燥块茎。主产于福建、四川、江西等地。冬季茎叶开始枯萎时采挖，切片，晒干。生用或制用。以片大、坚实、色黄白、粉性足者为佳。

【处方用名】泽泻、盐泽泻、麸炒泽泻。

【主要药性】甘、淡，寒。归肾、膀胱经。

【功效】利水渗湿，泄热，化浊降脂。

【性能特点】本品甘淡渗利，寒能清泄，入肾与膀胱经。既善利水渗湿，又能清泄肾与膀胱之热，故为治下焦湿热及水肿兼热所常用。

【肺病应用】

1.痰饮眩悸 本品甘淡渗利，可以利水渗湿，使湿无由聚，痰无由生。用于痰饮停留胸膈而致头目眩晕，以及泄泻、小便短赤之症，常与白术配伍应用，如泽泻汤（《金匮要略》）。治水湿内停，小便不利，常与猪苓、泽泻等配伍，又益以温阳化气之桂枝，可增强利水之效，如五苓散（《伤寒论》），还可加茯苓、半夏、橘红以增强其化痰除饮的功效。

2.鼻䘌疮 本品性寒，可以泄热。治疗热盛导致的鼻䘌疮，可配伍郁金、栀子、甘草等，如泽泻散（《外科大成》）。

【常用药对】

泽泻配白术 泽泻善泻水湿、行痰饮；白术可健脾燥湿。二药配伍后，健脾利水，用于痰饮停于中焦、清阳不升之眩晕耳鸣等。

【用法用量】内服：6～10g，煎汤或入丸散。

【使用注意】肾虚精滑无湿热者禁服。

【本草文献】

1.《本草纲目》：渗湿热，行痰饮，止呕吐，泻痢，疝痛，脚气。

2.《药品化义》：凡属泻病，小水必短数，以此清润肺气，通调水道，下输膀胱，主治水泻湿泻，使大便得实，则脾气自健也。

3.《本草再新》：泻肾经之邪火，利下焦之湿热，化痰理气，治便血、溺血、崩中。

4.《本草正义》：其兼能滑痰化饮者，痰饮亦积水停湿为病，惟其滑利，故可消痰。

冬瓜子　Dōngguāzǐ

本品首载于《新修本草》，为葫芦科植物冬瓜 *Benincasa hispida*（Thunb.）Cogn. 的干燥成熟种子。全国大部分地区有产。均为栽培。食用冬瓜时，掏出冬瓜子洗净晒干。生用。以颗粒饱满、色白者为佳。

【处方用名】瓜子、冬瓜子、白瓜子。

【主要药性】甘，凉。归脾、小肠经。

【功效】利尿消肿。

【性能特点】冬瓜子性寒滑而疏利，能上清肺胃蕴热，下导大肠之壅滞，有良好的清热祛痰排脓作用。

【肺病应用】

肺热，肺痈　本品性寒滑而疏利，能上清肺胃蕴热，下导大肠之壅滞，有良好的清热祛痰排脓功效，故可用于肺痈、肠痈和肺热。用于肺经有热、咳嗽、痰黄等症，常与桔梗、前胡、瓜蒌等药配伍应用，以加强清化痰热之功；或可加黄芩、枇杷叶、浙贝母、牛蒡等，以增强清热止咳之功。治疗肺热咽喉肿痛，可配伍射干、桔梗、生甘草等，以增强清热利咽之功。用于肺痈咳吐脓痰者，配伍苇茎、桃仁、薏苡仁同用，如苇茎汤（《千金方》）。

【常用药对】

1.**冬瓜子配冬葵子**　冬瓜子入肺、胃、大肠经，功专清肺化痰、利湿排脓、通肠导垢；冬葵子寒滑利窍，利水消胀。二药伍用，利湿排脓、消肿止痛之力增强。

2.**冬瓜子配甜瓜子**　冬瓜子清肺化痰，利湿排脓；甜瓜子清肺润肠，利水消胀，开痰利气。二药伍用，沉降之力增强，破瘀散结甚效。

【用法用量】内服：10～15g，煎汤或研末服。外用适量，研膏涂敷。

【使用注意】脾胃虚寒者慎用。

【本草文献】

1.《食疗本草》：除心胸气满，消痰止烦。

2.《长沙药解》：清肺润肠，排脓决瘀。

3.《本草省常》：生性平，清肺生津，炒性温，润肠和中。

车前子 Chēqiánzǐ

本品首载于《神农本草经》，为车前科植物车前 *Plantago asiatica* L. 或平车前 *Plantago depressa* Willd. 的干燥成熟种子。前者分布于全国各地，后者分布于北方各省。夏、秋二季种子成熟时采收果穗，晒干，搓出种子，除去杂质。生用或制用。以粒大、色黑、饱满者为佳。

【处方用名】车前子、炒车前子、盐车前子。

【主要药性】甘，寒。归肝、肾、肺、小肠经。

【功效】清热利尿通淋，渗湿止泻，明目，祛痰。

【性能特点】本品甘寒滑利，入肾、肝、肺经。既能利水清热而通淋，治下焦湿热及水肿兼热等证；又能利小便、分清浊而止泻，治暑湿水泻；还能清肝明目、清肺化痰，治肝热目赤及痰热咳嗽。

【肺病应用】

肺热兼喘，痰多咳嗽　本品入肺经，具有清肺、祛痰、止咳之功。用于肺热咳嗽、痰多之症，可与桔梗、苦杏仁、紫菀等同用，亦可与瓜蒌、浙贝母、枇杷叶等清肺化痰药同用。治咳而兼喘，胸满气逆，不能平卧，可与苦杏仁、桑白皮、葶苈子等同用以清热泻肺止咳平喘。

【常用药对】

1.车前子配麻黄　麻黄性温，性主升散，有宣肺平喘、利水消肿之功；车前子甘寒滑利，性专降泄，既能利水消肿，又能止咳化痰。二者相辅相成，有平喘止咳之功。同时，二者相济，有利水消肿之功。

2.车前子配百部　车前子利痰，百部润肺，相配可用于小儿顿咳或慢性咳嗽。

3.车前子配白术　车前子利水渗湿，白术健脾利湿。二药配伍，利水消肿止泻，用于脾虚湿盛之水肿、小便不利、泄泻。

【用法用量】内服：9～15g，煎汤宜包煎。

【使用注意】肾虚滑精者慎用。

【本草文献】

1.《名医别录》：养肺强阴益精。

2.《开宝本草》：养肺，强阴，益精。

3.《本草求真》：清肝肺风热，以导膀胱水邪。

4.《得配本草》：清肺肝之风热，通尿管之涩痛。

5.《本草分经》：清肺肝风热，渗膀胱湿热，利水而固精窍。

6.《科学的民间药草》：镇咳，祛痰，利尿。

石韦 Shíwéi

本品首载于《神农本草经》，为水龙骨科植物庐山石韦 *Pyrrosia sheareri*（Bak.）Ching、石韦 *Pyrrossia lingua*（Thunb.）Farwell 或有柄石韦 *Pyrrossia petiolosa*（Christ）Ching 的干燥叶。各地普遍野生。主产于浙江、湖北、河北等地。全年均可采收。除去根茎和根，拣去杂质，洗去泥沙，晒干或阴干，切段。生用。以叶大、质厚、整齐、洁净者为佳。

【处方用名】石韦。

【主要药性】甘、苦，微寒。归肺、膀胱经。

【功效】利尿通淋，清肺止咳，凉血止血。

【性能特点】本品苦甘泄利，微寒清热，入肺与膀胱经，为清利凉血之品。既能利尿通淋，治淋痛（最宜血淋）；又能清肺止咳，治肺热咳嗽；还能凉血止血，治血热出血。

【肺病应用】

肺热咳嗽　本品入肺经，苦微寒，味苦性寒可滑泻肺以化痰止咳平喘。单用本品煎服，对肺热咳嗽痰多有效。用于肺热咳喘气急，可与鱼腥草、黄芩、芦根等同用。治咳嗽，可配伍槟榔、生姜下气化痰（《圣济总录》）。现代临床治疗慢性气管炎及支气管哮喘，常单用，亦可与佛耳草、一枝黄花或鱼腥草、百部等清肺化痰止咳药同用。

【常用药对】

石韦配黄芩　石韦清肺热，止咳喘；黄芩清肺热，泻火毒。二药配伍，增强清肺止咳之功，用于肺热咳喘气急。

【用法用量】内服：6～12g，煎汤或入丸散。

【使用注意】阴虚及无湿热者禁服。

【本草文献】

1.《本草纲目》：主崩漏，金疮，清肺气。

2.《本草崇原》：石韦助肺肾之精气，上下相交，水精上濡，则上窍外窍皆通，肺气下化，则水道行而小便利矣。

3.《本草从新》：清肺金以滋化源，通膀胱而利水道。

4.《本草求真》：清肺热以利水。

5.《得配本草》：通膀胱，清肺火。

6.《本草分经》：清肺热以滋化源，通膀胱而利水湿，善能通淋。

7.《植物名实图考》：治痰火，同瘦肉蒸服。

虎杖 Hǔzhàng

本品首载于《名医别录》，为蓼科植物虎杖 *Polygonum cuspidatum* Sieb.et Zucc.的干燥根茎和根。我国大部分地区均产，主产于江苏、江西、山东等地。春、秋二季采挖，除去须根，洗净，趁鲜切短段或厚片，晒干。生用或鲜用。以片大、宽厚、坚实质重、断面色黄

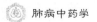

者为佳。

【处方用名】虎杖。

【主要药性】微苦，微寒。归肝、胆、肺经。

【功效】利湿退黄，清热解毒，散瘀止痛，止咳化痰。

【性能特点】本品苦寒泄降，主入肝、胆，兼入肺经。功能活血定痛、祛风利湿、清热解毒、化痰止咳，并兼泻下通便。既善治血瘀、湿热、热毒、肺热及肠道热结所致的多种病症，又善治烫伤及毒蛇咬伤等症。

【肺病应用】

肺热咳嗽　本品既能苦降泄热，又能化痰止咳，治肺热咳嗽，可单用本品煎服，也可与贝母、瓜蒌、苦杏仁、枇杷叶等化痰止咳药同用。治疗急慢性支气管炎属肺热者，可配伍十大功劳叶、枇杷叶制成糖浆或片剂内服。治疗肺炎属肺热者，可配伍黄芩、金银花、鱼腥草等煎服。

【常用药对】

虎杖配黄芩　虎杖苦降泄热、化痰止咳。黄芩清肺热止咳。二药相配，增强了清泄肺热、化痰止咳的作用，常用于肺热咳嗽、吐痰。

【用法用量】内服：～15g，煎汤或入丸散。外用适量，制成煎液或油膏涂敷。

【使用注意】孕妇忌服。

【本草文献】

1.《滇南本草》：攻诸肿毒，止咽喉疼痛，利小便，走经络。

2.《贵州民间方药集》：治痔漏，去风湿，发表散寒，散瘀血，外用治火伤。

3.《浙江药用植物志》：止咳化痰，主治慢性支气管炎。

椒目　Jiāomù

本品首载于《本草经集注》，为芸香科植物青椒*Zanthoxylum schinifolium* Sieb.et Zucc.或花椒*Zanthoxylum bungeanum* Maxim.的干燥成熟种子。我国大部分地区有分布，但以四川产者为佳。秋季采收成熟果实，晒干，除去种子及杂质。生用或制用。以色黑、具光泽、胚乳及子叶丰满者为佳。

【处方用名】椒目、川椒目。

【主要药性】苦、辛，温，小毒。归脾、肺、膀胱经。

【功效】利水消肿，祛痰平喘。

【性能特点】本品苦、辛，温，有小毒，专行水道，利水消肿之力颇佳，治水肿、小便不利有殊功。

【肺病应用】

哮喘气急　本品辛温归肺可宣发肺气，味苦能泻归膀胱，故有"开鬼门，洁净府"之功。椒目利水逐饮，可用于哮喘气急，水邪犯肺而致喘息不得卧，故丹溪有"椒目劫喘"

之说，故《丹溪心法》有劫喘方，即单用本品研末，生姜汤调服。

【常用药对】

椒目配生姜 椒目温肺祛痰平喘、生姜温肺止咳。二药相配，增强温肺祛痰、止咳平喘的作用，常用于肺寒咳嗽、气喘。

【用法用量】内服：2～5g，煎汤；研末，1.5g；外用：适量，研末醋调服。

【使用注意】阴虚火旺者禁服。

【本草文献】

1.《本草蒙筌》：定痰喘。

2.《本草述》：椒目治喘，似于水气之喘更为得宜。

3.《本草备要》：治水膨，除胀，定喘及肾虚耳鸣。

石菖蒲 Shíchāngpú

本品首载于《神农本草经》，为天南星科植物石菖蒲 *Acorus tatarinowii* Schott 的干燥根茎。我国长江流域以南各省均有分布，主产于四川、浙江、江苏等地。秋、冬二季采挖，除去须根和泥沙，晒干。生用。以切面色类白、香气浓者为佳。

【处方用名】石菖蒲、菖蒲。

【主要药性】辛、苦，温。归心、胃经。

【功效】开窍豁痰，醒神益智，化湿开胃。

【性能特点】本品辛散温通，芳香走窜，归心、胃经。既善化痰湿、开窍闭，治痰湿蒙闭心窍诸证，又能宁心神、和胃气，治心气亏虚之心悸失眠、健忘恍惚，以及湿浊中阻与噤口痢等症。

【肺病应用】

1.痰蒙清窍，神昏癫痫 本品辛开苦燥温通，芳香走窜，具有开窍醒神、化湿、豁痰、辟秽之功。善治痰湿秽浊之邪蒙蔽清窍所致之神智昏乱。治疗中风痰迷心窍、神智昏乱、舌强不能语，常与半夏、天南星、陈皮等燥湿化痰药同用，如涤痰汤（《济生方》）。用于痰浊蒙蔽清窍，配伍郁金、连翘、竹叶、天竺黄、栀子等，可治热病神昏，如菖蒲郁金汤（《温病全书》）。治痰热癫痫抽搐，可与枳实、竹茹、黄连等配伍，如清心温胆汤。（《古今医鉴》）。

2.鼻塞 本品芳香走窜，可通利鼻窍。治鼻塞窒不得喘息，《太平圣惠方》以石菖蒲共皂荚为末，绵裹，临卧时塞于鼻中。

3.喉痹，音哑 本品气芳香，可开窍利咽。治小儿卒然音哑，以菖蒲为丸，麻油泡汤调下，即菖蒲散（《普济方》）。治喉痹肿痛，《圣济总录》以菖蒲根捣汁，烧铁秤锤淬酒一杯饮之。

【常用药对】

石菖蒲配远志 石菖蒲辛温，芳香利窍，善宣气除痰、开窍醒神。远志辛苦散寒，长祛痰开窍、安神益志。石菖蒲偏辛散以宣其痰湿，远志偏苦降以泄上逆之痰窒。二药合用，相辅相助，使气自顺而壅自开，气血不复上菀，痰浊消散不蒙清窍，神志自可清明。

【用法用量】内服：3～10g，煎汤或入丸散。鲜品加倍。

【使用注意】辛温香散，易伤阴耗气，故阴亏血虚及精滑多汗者慎用。

【本草文献】

1.《神农本草经》：主风寒湿痹，咳逆上气，开心孔，补五脏，通九窍，明耳目，出音声。久服轻身，不忘，不迷惑，延年。

2.《本草备要》：去湿逐风，除痰消积，开胃宽中。

3.《本经逢原》：治咳逆上气者，痰湿壅滞之喘咳，故宜搜涤，若肺胃虚燥之喘咳，非菖蒲可治也。

4.《药性解》：主风寒湿痹、咳逆上气、鬼疰邪气，通九窍，明耳目，坚齿牙，清声音，益心智，除健忘，止霍乱，开烦闷，温心腹，杀诸虫，疗恶疮疥癣。

5.《景岳全书》：散风寒湿痹，除烦闷咳逆上气。

6.《本草乘雅》：菖蒲味辛气温，宣通开发，使一身之气，起呕旋展，郁痹喘咳，当自舒矣。

7.《本草崇原》：主治风寒湿痹，咳逆上气者，太阳之气，上与肺气相合而出于肌表也。

8.《本草经解》：辛润肺，润则气降，而咳逆上气自平。

9.《神农本草经百种录》：主风寒，辛能散风，温能驱寒，湿痹，芳燥能除湿，咳逆上气，开窍下逆，开心孔。

10.《本草从新》：辛苦而温，芳香而散，开心孔，利九窍，明耳目，发声音，去湿除风，逐痰消积，开胃宽中，疗噤口毒痢。

11.《本草求真》：入心宣气通窍，醒脾逐痰。

12.《重庆堂随笔》：清解药用之，赖以祛痰秽之浊而卫宫城。

13.《神农本草经读》：其主风寒湿痹，咳逆上气者，从肺驱邪之解表也。

14.《本草分经》：开心孔，利九窍，去湿除风，消痰积，治惊痫，疗热闭胸膈，解毒杀虫。

15.《本草正义》：治咳逆上气者，以寒饮湿痰之壅塞膈上，气窒不通者言之。辛能开泄，温胜湿寒，凡停痰积饮，湿浊蒙蔽，胸痹气滞，舌苔白腻垢秽或黄厚者，非此芬芳利窍，不能疏通，非肺胃燥咳及肾虚之咳逆上气可比。

附：九节菖蒲

本品为毛茛科植物阿尔泰莲花 Anemone altaica Fisch. 的根茎，主产于陕西、山西、河南等地。5～6月叶枯倒苗前采挖，除去泥沙，晒干后搓去须根，簸去杂质，洗净，干燥，生用。其性味辛，温；归心、肝、脾经。功能化痰开窍，安神。宣湿醒脾，解毒。适用于热病神昏，癫痫，气闭耳聋，多梦健忘，胸闷腹胀，食欲不振，风湿痹痛，痈疽，疥。煎服，

1.5～6g；或入丸、散剂，或鲜品捣汁服。外用适量，煎水洗；或鲜品捣敷；或研末调敷。阴虚阳亢，烦躁多汗，滑精者慎服。因有一定毒性，故不得与石菖蒲相混淆。

　　古代文献言石菖蒲以"一寸九节者良"，故又称为九节菖蒲。现代所用之九节菖蒲为阿尔泰莲花的根茎，故二者不能混淆。

第七章　温里药

凡以温里散寒，治疗里寒证为主要作用的药物，称温里药，又称祛寒药。

【性能主治】

本类药物多味辛，性温热，辛能散、行，温能通，善走脏腑而能温里祛寒、温经止痛，故可用治里寒证，尤以里寒实证为主。部分药物因能助阳、回阳，可治疗虚寒证、亡阳证。入脾胃经者，能温中散寒止痛，适用于外寒入侵，直中脾胃或脾胃虚寒证，症见脘腹冷痛、呕吐泄泻、舌淡苔白等；入肺经者，能温肺化饮，适用于肺寒痰饮证，症见痰鸣咳喘、痰白清稀、舌淡苔白滑等；入肝经者，能暖肝散寒止痛，适用于寒侵肝经的少腹痛、寒疝腹痛或厥阴头痛等；入肾经者，能温肾助阳，适用于肾阳不足证，症见阳痿宫冷、腰膝冷痛、夜尿频多、滑精遗尿等；入心肾两经者，能温阳通脉，适用于心肾阳虚证，症见心悸怔忡、畏寒肢冷、小便不利、肢体浮肿等；或回阳救逆，用治亡阳厥逆证，症见畏寒倦卧、汗出神疲、四肢厥逆、脉微欲绝等。

【应用要点】

1.对证用药　寒邪为患，可在表在里，在表者多夹风邪，即风寒表证，宜用发散风寒药治疗。寒邪在里，有外寒直中脏腑经脉者，损耗阳气或郁遏阳气而现里寒证；又阳气不足，寒从内生而呈现里寒证者。均应选用本章的药物，以温里散寒。另外，还要根据病证的特点及药物的归经不同，选择相应的温里药治疗。

2.配伍用药　针对不同兼证配伍不同药物。外寒入里，表寒未解者，可配伍辛温解表药；寒凝经脉、气滞血瘀者，可配伍行气活血药；寒湿内阻，宜配芳香化湿或温燥祛湿药；脾肾阳虚者，宜配温补脾肾药；亡阳气脱者，宜与大补元气药同用。

3.注意事项　本类药物多辛热燥烈，易耗阴动火，故天气炎热时或素体火旺者应慎用或减少用量；热伏于里，热深厥深，真热假寒证禁用；凡实热证、阴虚火旺、津血亏虚者忌用；孕妇慎用。

附子 Fùzǐ

本品首载于《神农本草经》，为毛茛科植物乌头 *Aconitum carmichaeli* Debx. 的子根的加工品。主产于四川、湖北、湖南等地。6月下旬至8月上旬采挖，除去母根、须根及泥沙，习称"泥附子"。一般制成"盐附子""黑顺片""白附片"用。"盐附子"以个大、体重、色灰黑、表面起盐霜者为佳。"黑顺片"以皮黑褐、切面油润有光泽者为佳。"白附片"以片大、色黄白、油润半透明者为佳。

【处方用名】盐附子、黑附片（黑顺片）、白附片、淡附片、炮附片。

【主要药性】辛、甘，大热。有毒。归心、肾、脾经。

【功效】回阳救逆，补火助阳，散寒止痛。

【性能特点】本品辛热，其性善走，能通行十二经脉，温一身之阳，为"回阳救逆第一品药"，上助心阳以通脉，中温脾阳以散寒，下补肾阳以益火，外达皮毛除表寒；另外本品气雄性悍，走而不守，能温经通络，逐经络中风寒湿邪，故有较强的散寒止痛作用，凡风寒湿痹周身骨节疼痛者均可用之，尤善治寒痹痛剧者。

【肺病应用】

1.阳虚感冒，少阴伤寒　本品辛甘温煦，能温肾助阳，振奋阳气，鼓邪达外。若治素体阳虚，复感风寒，症见发热，恶寒甚剧，虽厚衣重被，其寒不解，神疲欲寐，脉沉微，常与麻黄、细辛配伍，如麻黄细辛附子汤（《伤寒论》）；或可与其他发散风寒药中加入炮附子，如麻黄附子甘草汤、桂枝附子汤（《伤寒论》）。若为风寒邪气直中少阴，常见于体虚者或老年人，症见身热、恶寒、欲寐、脉沉微，可与干姜，炙甘草配伍，如四逆汤（《伤寒论》）。

2.寒痰喘嗽　本品为通行十二经纯阳之药，大辛大热，可疗冷痰、寒痰。治疗寒痰咳嗽，与附子、甘草等配伍，如附子细辛汤（《魏氏家藏方》）。治疗脾肺虚寒，痰涎壅塞，少有动作，喘嗽频促，脉来迟细，可与人参、干姜、白术等配伍，如附子理中汤（《医方考》）。

3.正虚喘脱　附子辛甘大热，长于回阳救逆、补火助阳，可用于治疗喘逆剧甚，张口抬肩，鼻扇气促，端坐不能平卧，稍动则咳喘欲绝，或有痰鸣，心慌动悸，烦躁不安，面青唇紫，汗出如珠，肢冷，脉浮大无根，或见歇止，或模糊不清。常与人参配伍，如参附汤（《医学入门》）。

4.喉痹　本品与麻黄、细辛配伍可治疗突发声音嘶哑，甚至失音不语，或咽喉疼痛，恶寒发热，神疲欲寐，舌淡苔白，脉沉无力，如麻黄细辛附子汤（《伤寒论》）。

5.肺痿　本品性热，可治疗肺痿属寒证者。与鹿茸、盐花配伍可治疗肺痿，如鹿子丸（《万病回春》）。

【常用药对】

1.附子配桂枝　附子辛热善走，通行十二经，温阳散寒，逐湿止痛；桂枝辛散风邪，温通经脉。合之则温通心肾阳气、散寒通络除痹之功益增，常用于治心阳衰弱、气短、胸闷。又因桂枝能温通卫阳，解肌发汗；附子善于补火助阳。二者伍用，有助阳解表之功。可用于阳虚外感风寒。

2.附子配人参　附子辛甘大热，长于回阳救逆、补火助阳；人参甘温，能大补元气、复脉固脱。两者合用，补气固脱与回阳救逆并举。常用于治疗四肢厥逆，冷汗淋漓，脉微欲绝之正虚喘脱证。

3.附子配细辛 附子辛热，其性善走，外则达皮毛而除表寒，里则达下元而温痼冷；细辛辛温气烈，善开结气，宣泄郁滞。附子偏散里寒，细辛偏散表寒。二者合用，表里内外兼顾，在内则附子治之，细辛托之散之，在外则细辛疏之，附子鼓之助之，主治阳虚外感风寒。

4.附子与肉桂 附子、肉桂均为辛热温里药。附子辛热燥烈，走而不守，为通行十二经的纯阳之品，彻内彻外，能升能降，回阳救逆。肉桂甘热浑厚降着，能走能守，偏暖下焦而温肾阳，更能引火归元以摄无根之火。二药相合，附子善入气分而散寒止痛，肉桂善入血分而温经通脉。动静结合，相须为用，主治喘促日久，肾虚不纳。

【**用法用量**】内服：3~15g，煎汤。本品有毒，宜先煎0.5~1小时，至口尝无麻辣感为度。

【**使用注意**】孕妇及阴虚阳亢者忌用。反半夏、瓜蒌、贝母、白蔹、白及。生品外用，内服须炮制。若内服过量，或炮制、煎煮方法不当，可引起中毒。

【**本草文献**】

1.《神农本草经》：主风寒咳逆邪气，温中，金疮，破癥坚积聚，血瘕，寒湿踒躄，拘挛膝痛，不能行步。

2.《本草拾遗》：醋浸削如小指，纳耳中，去聋。去皮炮令坼，以蜜涂上炙之，令蜜入内，含之，勿咽其汁，主喉痹。

3.《本草纲目》：治三阴伤寒，阴毒寒疝，中寒中风，痰厥气厥，柔痓癫痫，小儿慢惊，风湿麻痹，肿满脚气，头风，肾厥头痛，暴泻脱阳，久痢脾泄，寒疟瘴气，久病呕哕，反胃噎膈，痈疽不敛，久漏冷疮。合葱涕，塞耳治聋。

4.《本草汇言》：附子，回阳气，散阴寒，逐冷痰，通关节之猛药也。诸病真阳不足，虚火上升，咽喉不利，饮食不入，服寒药愈甚者，附子乃命门主药，能入其窟穴而招之，引火归原，则浮游之火自熄矣。凡属阳虚阴极之候，肺肾无热证者，服之有起死之殊功。

5.《本草乘雅半偈》：并司宗气不会呼吸，为咳逆，及血失气帅，为症坚积聚者，莫不繇风寒寒湿为痹因，不能则为病热之为形证者也。设肺热叶焦，发为踒躄者，所当避忌。咳逆邪深，寒湿气死，机关已弛，坚凝固结者，匪此真火点化，未易开通耳。

干姜 Gānjiāng

本品首载于《神农本草经》，为姜科植物姜 *Zingiber officinale* Rosc.的干燥根茎。主产于四川、贵州、湖北等地。冬季采收，纯净后切片晒干或低温干燥。趁鲜切片晒干或低温干燥者称为"干姜片"。以粉性足、气味浓者为佳。

【**处方用名**】干姜、干姜片。

【**主要药性**】辛，热。归脾、胃、肾、心、肺经。

【**功效**】温中散寒，回阳通脉，温肺化饮。

【**性能特点**】本品辛热燥烈，主入脾胃而长于温中散寒、健运脾阳，为温暖中焦之主药，适用于外寒内侵或脾胃虚寒引起的脘腹冷痛、呕吐泄泻；另外干姜辛热，入肺经，善能温肺散寒化饮，适用于寒饮喘咳、形寒畏冷、痰多清稀之证；本品又能入心、脾、肾经，有温阳守中、回阳通脉的功效，用于治心肾阳虚、阴寒内盛所致亡阳厥逆、脉微欲绝者。

【肺病应用】

1. **寒饮咳喘** 本品性辛热燥烈入肺经，善于温肺化饮散寒，可以治疗寒饮咳喘。用于寒饮咳喘、形寒背冷、痰多清稀之症，常与细辛、五味子、麻黄等同用，如小青龙汤（《伤寒论》）。治疗痰饮咳嗽，可用干姜与茯苓、甘草、五味子等配伍，以温肺化饮、消痰止咳，如苓甘五味姜辛加半夏杏仁汤。治寒痰内盛，咳嗽，气喘，痰多，脉紧，或口中如含霜雪，中脘隐隐作冷，恶寒、脉紧，可配伍白术、半夏、细辛、胡椒共为细末，炼蜜为丸用米饮送下，如温中丸（《全生指迷方》）。

2. **肺痿** 干姜有温肺之功。用于肺痿，吐涎沫而不咳者，可用炮干姜与甘草配伍，如甘草干姜汤（《金匮要略》）。

3. **咽痛，喉痹** 干姜能温中益气，与甘草配伍，可治疗咽中干、烦躁吐逆，如甘草干姜汤（《伤寒论》）。治疗虚寒阴火的急喉痹、咽喉肿痛痰多，或配伍肉桂、甘草服，如桂姜汤（《外科全生集》），或与利咽化痰药同用。

【常用药对】

1. **干姜配五味子** 干姜辛散温通，燥脾湿以绝生痰之源；五味子酸涩收敛，养肺金而滋肾水。二药参合，一收一散，一开一敛，互制其短，而展其长，温肺利气，平喘止咳，祛痰化饮。常用于治疗寒饮喘咳，形寒背冷，痰多清稀之症。

2. **干姜配薤白** 干姜温中散寒，回阳通脉；薤白温通心阳，散寒行滞。两药配伍，具有温通心阳、散寒通脉的功效。用于胸阳不振，阴寒凝结，气滞痰阻，胸闷作痛或兼见喘息咳唾之症。

【用法用量】内服：3～10g，煎汤或入丸散。

【使用注意】本品辛热燥烈，阴虚内热、血热妄行者忌用。

【本草文献】

1.《神农本草经》：主胸满咳逆上气，温中，止血，出汗，逐风湿痹，肠澼下痢，生者尤良。

2.《日华子本草》：消痰下气，治转筋吐泻，腹藏冷，反胃干呕，瘀血，仆损，止鼻洪，解冷热毒，开胃，消宿食。

3.《长沙药解》：燥湿温中，行郁降浊，下冲逆，平咳嗽，提脱陷，止滑泻。

附：炮姜

本品为干姜的炮制加工品。辛，热；归脾、胃、肾、心、肺经。具有温中散寒，温经止血之功效。但温补多于温散，温补力较强并且作用缓和持久，相对散寒结之力很弱。临床主要用于阳虚失血，虚寒喘咳，咯血鼻衄，脾胃虚寒，腹痛吐泻等。煎服，3～9g。

肉桂 Ròuguì

本品首载于《神农本草经》，为樟科植物肉桂 *Cinnamomum cassia* Presl 的干燥树皮。主产于广东、广西、海南等地。多于秋季剥取，刮去栓皮，阴干。因剥取部位及品质的不同而加工成多种规格，常见的有企边桂、板桂、油板桂等。生用。以皮厚、油性大、香气浓者为佳。

【处方用名】肉桂、官桂、企边桂、油板桂、筒桂、牡桂。

【主要药性】辛、甘，大热。归肾、脾、心、肝经。

【功效】补火助阳，引火归原，散寒止痛，温经通脉。

【性能特点】本品辛甘大热，能补火助阳，益阳消阴，能使因下元虚衰所致上浮之虚阳回归故里，故曰引火归元。适用于肾阳不足，命门火衰，肾虚作喘、阳痿、宫冷、腰膝冷痛、夜尿频多、滑精遗尿等；另外本品甘热助阳以补虚，辛热散寒以止痛，善去痼冷沉寒，用以治疗寒邪内侵或脾胃虚寒的寒痰咳嗽、脘腹冷痛、虚寒吐泻，寒疝腹痛；本品辛散温通，能行气血、运经脉、散寒止痛，为治寒凝疼痛之要药，适用于寒凝血滞之月经不调痛经或经闭，胸阳不振，寒邪内侵之胸痹心痛等。

【肺病应用】

1.肺肾虚喘 本品辛甘温，能补火助阳，引火归原，用治下元虚衰、虚阳上浮之虚喘。用于肾虚阴寒内盛，上盛下虚，痰涌胸中上气喘促，甚至肢厥气脱者，可与黑锡、硫黄、沉香等温肾纳气定喘药配伍，如黑锡丹（《太平惠民和剂局方》）。治肺气不足，咳逆上气，咳嗽喘息不得卧，吐沫唾血，不能饮食，可与紫苏子、半夏、人参等同用，如补肺汤（《千金要方》）。

2.寒咳 本品辛热散寒，善去痼冷沉寒，温营暖血，可与人参、半夏、白术等配伍，用以治疗寒邪内侵或脾胃虚寒的寒痰（饮）咳嗽（参香温肺汤）。

3.喉痹 本品辛甘大热，可疗虚寒。治疗虚寒阴火的急喉痹，咽喉肿痛痰多，可配伍干姜、甘草服，如桂姜汤（《外科全生集》）。

【常用药对】

1.肉桂配附子 肉桂、附子均为辛热温里药。肉桂甘热浑厚降着，能走能守，偏暖下焦而温肾阳，能引火归元以摄无根之火。附子辛热燥烈，走而不守，为通行十二经的纯阳之品，彻内彻外，能升能降，回阳救逆。二药相合，肉桂善入血分而温经通脉，附子善入气分而散寒止痛。静动结合，相须为用，主治喘促日久、肾虚不纳。

2.肉桂配黄芪 肉桂甘热助阳化气，黄芪益气补肺，合用温阳益气，主治肺肾阳虚之喘证。

3.肉桂配当归 肉桂温补下元，纳气平喘；当归既治咳逆上气，又养血润燥，同肉桂以增温补下虚之效，适用于肾虚喘咳。

【用法用量】内服：1～5g，宜后下或焗服；研末冲服，每次1～2g。

【使用注意】阴虚火旺，里有实热，血热妄行出血及孕妇忌用。畏赤石脂。

【本草文献】

1.《神农本草经》：主上气咳逆结气，喉痹吐吸，利关节，补中益气。

2.《名医别录》：主温中，利肝肺气，心腹寒热、冷疾，霍乱转筋，头痛，腰痛，止唾，咳嗽，鼻衄，能堕胎，坚骨节，通血脉，理疏不足；宣导百药，无所畏。

3.《药性论》：主治几种心痛，杀三虫，主破血，通利月闭，治软脚，痹、不仁，胞衣不下，除咳逆，结气、痛痹，止腹内冷气，痛不可忍，主下痢，鼻息肉。杀草木毒。

4.《本草崇原》：上气咳逆者，肺肾不交，则上气而为咳逆之证矣。桂启水中之生阳，上交于肺，则上气平而咳逆除矣。结气喉痹者，三焦之气，不行于肌腠，则结气而为喉痹之证。桂秉少阳之木气，通利三焦，则结气通而喉痹可治矣。吐吸者，呼不归根即吐出也。桂能引下气与上气相接，则吸入之气，直至丹田而后出，故治吐吸也。

5.《本草求真》：大补命门相火，益阳治阴。凡沉寒痼冷、营卫风寒、阳虚自汗、腹中冷痛、咳逆结气、脾虚恶食、湿盛泄泻、血脉不通、胎衣不下、目赤肿痛，因寒因滞而得者，用此治无不效。

胡椒 Hújiāo

本品首载于《新修本草》，为胡椒科植物胡椒 *Piper nigrum* L. 的干燥近成熟或成熟果实。主产于广东、广西、云南等地。秋末至次春果实呈暗绿色时采收，晒干，为黑胡椒；果实变红时采收，水浸，擦去果肉，晒干，为白胡椒。生用，用时打碎。以个大、饱满、香辣气味浓者为佳。

【处方用名】胡椒、黑胡椒、白胡椒。

【主要药性】辛，热。归胃、大肠经。

【功效】温中散寒，下气消痰。

【性能特点】本品味辛性热，能散寒止痛，适用于胃寒引起的脘腹冷痛、呕吐；因其能温煦中焦，祛脾胃中焦之寒，常用于脾胃虚寒引起的腹痛泄泻；本品性热，能散胃中寒邪而开胃，可用于治疗反胃及不欲饮食；另外本品辛散温通，能下气行滞、消痰宽胸，适用于痰气郁滞、蒙蔽清窍的癫痫痰多等；此外，作调味品，有开胃进食的作用。

【肺病应用】

1.**冷哮证**　本品辛热，能散寒止痛，辛散温通，能下气行滞，消痰宽胸，治疗喉中哮鸣如水鸡声，呼吸急促，形寒怕冷，天冷或受寒易发，面色青晦，舌苔白滑，脉弦紧或浮紧，常与肉桂、白芥子合用，如胜金理中丸（《饲鹤亭集方》）。

2.**寒痰咳喘**　本品辛散温通，开豁胸中寒痰冷气，有下气消痰之功效。治寒痰内盛之咳喘，口中如含冰霜，中脘隐隐作冷，恶寒咳嗽，气喘，痰多，脉紧者，可配伍干姜、细辛、半夏等共为细末，炼蜜为丸，米饮送下，如进中丸（《全生指迷方》）。治寒痰咳逆，胸中有寒，咽中如有物状，吐之不出，可配伍干姜、款冬花为丸，米饮送服，如小胡椒丸

（《外台秘要》）。

【常用药对】

1.胡椒配干姜 胡椒辛散温通，开豁胸中寒痰冷气，有下气消痰之功，干姜辛而大热，纯阳之味，守而不走，有温中回阳、通脉之力。两者配伍，适用于寒痰内盛之咳喘。

2.胡椒配半夏 胡椒辛热，散寒邪，有温中散寒、消痰之功；半夏辛苦温，功能燥湿化痰、降逆止呕、消痞散结。二药伍用，既能祛痰浊，又能温中止呕。用于治疗寒痰阻肺证。

3.胡椒配荜茇 胡椒长于温中散寒，下气消痰；荜茇善于温中散寒，下气止痛。两药配伍，既可增强温中散寒的作用，又具有下气行滞、消痰宽胸的作用。可用于痰气郁滞，咳喘痰多。

【用法用量】内服：2～4g，煎汤；研末服，每次0.6～1.5g。外用适量。

【使用注意】易助火伤阴，不宜长期使用。

【本草文献】

1.《新修本草》：主下气，温中，去痰，除脏腑中风冷。

2.《神农本草经疏》：胡椒，其味辛，气大温，性虽无毒，然辛温太甚，过服未免有害，气味俱厚，阳中之阳也。其主下气、温中、去痰，除脏腑中风冷者，总因肠胃为寒冷所乘，以致脏腑不调，痰气逆上，辛温暖肠胃而散风冷，则痰气降，脏腑和，诸证廖矣。

3.《本草便读》：胡椒，能宣能散，开豁胸中寒冷痰气，虽辛热燥散之品，而又极能下气，故食之，即觉胸膈开爽。又能治上焦浮热，口齿诸病，至于发疮助火之说，亦在用之当与不当耳。

第八章　理气宽胸药

凡以疏理气机、顺气宽胸为主要作用，治疗胸中气滞、气逆证的药物称为理气宽胸药，又名行气宽胸药。

【性能主治】

本类药物性味多辛苦温而芳香。其味辛能行，味苦能泄，芳香能走窜，性温能通行，故有疏理气机即行气、降气、解郁、散结的作用。并可通过畅达气机、消除气滞而达到止痛之效，即《素问》"逸者行之""结者散之""木郁达之"之意。因本类药物主归脾、胃、肝、肺经，以其性能不同，而分别具有理气健脾、疏肝解郁、理气宽胸、行气止痛、破气散结等功效。主要用治胸中情志不舒，邪气内阻，正气虚弱等均可导致的气机运行不畅，上升太过或下降不及，并由此产生闷胀疼痛、呕逆喘息等一系列病症。

【应用要点】

1.对证用药　主要用治肝气郁滞所致的抑郁不乐、疝气疼痛、乳房胀痛、月经不调等；治肝火犯肺所致的上气咳逆、咽干口苦、胸胁胀痛等；肺气郁痹所致的呼吸短促、息促气憋、胸闷胸痛、咽中如窒等；气滞心胸所致的心胸满闷、隐痛阵发、时欲太息等。

2.配伍用药　如肝气郁滞，应选用疏肝理气的药物，因于肝血不足者，配伍养血柔肝药；如肝火犯肺，应选用清肺泻肝、顺气降火的药物，因于肺气郁滞者，配伍利气降逆的药物；因火郁伤津者，应配伍生津敛肺的药物。如肺气郁痹，应选用开郁降气平喘的药物，因于肝郁气滞者，应配伍疏肝理气的药物；如气滞心胸，应选用疏肝理气、活血通络的药物，因肺经受寒者，配伍温肺散寒药；用于瘀血阻滞者，配伍活血祛瘀药；因于外邪客肺者，配伍宣肺解表药；因于痰饮阻肺者，配伍祛痰化饮药。

3.注意事项　本类药物性多辛温香燥，易耗气伤阴，故气阴不足者慎用。

陈皮 Chénpí

本品首载于《神农本草经》，为芸香科植物橘 *Citrus reticulata* Blanco 及其栽培变种的成熟干燥果皮。主产于广东、广西、福建等地。秋末冬初果实成熟时采收果皮，晒干或低温干燥。切丝，一般生用。以色鲜艳、香气浓者为佳。

【处方用名】陈皮、新会陈皮、广陈皮。

【主要药性】辛、苦，温。归肺、脾经。

【功效】理气健脾，燥湿化痰。

【**性能特点**】本品辛行温通，有行气止痛、健脾和中之功，因其苦温而燥，故寒湿阻中之气滞最宜；辛香而行，善疏理气机、条畅中焦而使之升降有序；本品既能燥湿化痰，又能温化寒痰，且辛行苦泄而能宣肺止咳，为治痰之要药，对于寒痰、湿痰咳嗽，用之最宜；本品辛行温通、入肺走胸，而能行气通痹止痛；另外辛散苦降性温，芳香醒脾，长于理气健脾、调中快膈、降逆止呕，适用于脾胃气滞所致之脘腹胀痛、恶心呕吐、泄泻等。

【**肺病应用**】

1.痰浊咳嗽 本品苦温，长于燥湿化痰，又能理气宽胸，为治湿痰、寒痰之要药。治湿痰咳嗽，多与半夏、茯苓等同用，如二陈汤（《太平惠民和剂局方》）。若治寒痰咳嗽，多与干姜、细辛、五味子等同用，如苓甘五味姜辛汤（《伤寒论》）；若脾虚失运而致痰湿犯肺者，可配党参、白术同用，如六君子汤（《医学正传》）。

2.感冒 本品辛散益气利肺，治疗感冒发热头痛，常与柴胡、葛根、川芎、紫苏、桔梗等配伍，如十味芎苏散（《医学入门》）；若治外感风寒，内有湿滞，形寒身热，头痛，胸膈痞闷，不思饮食，苔薄白，脉浮，常与紫苏、香附、甘草同用，如香苏散（《太平惠民和剂局方》）；治气虚体弱，感冒风寒，内有痰湿，恶寒发热，头痛鼻塞，咳嗽痰多，胸闷呕恶，多与人参、紫苏、茯苓、葛根、桔梗、半夏、前胡等同用，如参苏饮（《太平惠民和剂局方》）。

3.胸闷 陈皮辛散通温，气味芳香，长于理气，能入脾肺，故既能行散肺气壅遏，又能行气宽中，用于肝郁气滞、胸闷善太息，常与柴胡、芍药、枳壳等配伍应用，如柴胡疏肝散（《景岳全书》）。

【**常用药对**】

1.陈皮配半夏 陈皮既可理气行滞，又能燥湿化痰；半夏辛温性燥，善燥湿化痰，且能和胃降逆。两药合用，体现治痰先理气，气顺痰自消之意。适用于咳嗽痰多，色白易咳，胸膈痞闷，肢体困重之湿痰证。

2.陈皮配茯苓 陈皮辛散温通，能行能降，长于行气燥湿化痰；茯苓甘淡，能健脾渗湿，除湿以助化痰之力，健脾以杜生痰之源。两药配伍，标本兼顾，燥湿理气祛已生之痰，健脾渗湿绝生痰之源，共奏燥湿化痰、理气和中之功。用以治疗湿痰证。

3.陈皮配人参 陈皮辛苦而温，理气健脾，燥湿化痰，开胃行滞；人参益气健脾，培补中焦。陈皮得人参，不虑其耗气；人参得陈皮，补气而不滞气。两药配对，行气而不耗气，补气不壅滞，使脾胃调和，升降有权，为治脾肺气虚的常用药对。主要用于肺气虚所致的短气喘促，懒言声微，脉虚自汗。

4.陈皮配白术 陈皮行气健脾燥湿，白术补气健脾燥湿。合用补脾理气，健脾燥湿化痰，补散兼施，主治脾虚咳嗽。

5.陈皮配黄芪 陈皮理气健脾、燥湿化痰，黄芪补药之长，可升可降，补肺气，实皮毛。"金元四大家"之一张子和曰："大凡用补，最忌呆补，滞补。用补之时应补中有通，补而不滞，务使阴阳气血流畅为要。"陈皮、黄芪两药药性相合，补气行气兼备。

【**用法用量**】内服：3～9g，煎汤或入丸散。

【**使用注意**】气虚及阴虚燥咳患者不宜使用，吐血者慎服。

【**本草文献**】

1.《神农本草经》：主胸中瘕热，逆气，利水谷，久服去臭下气。

2.《名医别录》：下气，止呕咳。

3.《药性论》：治胸膈间气，开胃，主气痢，消痰涎，治上气咳嗽。

4.《日华子本草》：消痰止嗽，破癥瘕痃癖。

5.《医学启源》：橘皮能益气，加青皮减半，去滞气，推陈致新。若补脾胃，不去白，若理胸中滞气，去包。《主治秘要》云，苦辛益气，利肺，有甘草则补肺，无则泻肺。

6.《日用本草》：能散能泻，能温能补，能消膈气，化痰涎，和脾止嗽，通五淋。

7.《本草纲目》：疗呕哕反胃嘈杂，时吐清水，痰痞咳疟，大便闭塞，妇人乳痈。入食料，解鱼腥毒。其治百病，总取其理气燥湿之功。同补药则补，同泻药则泻，同升药则升，同降药则降。

8.《本草汇言》：味辛善散，故能开气；胃苦开泄，故能行痰；其气温平，善于通达，故能止呕、止咳，健脾和胃者也。东垣曰：夫人以脾胃为主，而治病以调气为先，如欲调气健脾者，橘皮之功居其首焉。

9.《神农本草经疏》：辛能散，苦能泻，温能通行，则逆气下，呕嗽止，胸中瘕热消矣，脾为运动磨物之脏，气滞则不能消化水谷，为吐逆、霍乱、泄泻等证，苦温陈皮能凿脾家之湿，使滞气运行，诸证自疗矣。

10.《本草正》：陈皮，气实痰滞必用。

11.《医林纂要》：橘皮，上则泻肺邪，降逆气；中则燥脾湿，和中气；下则舒肝木，润肾命。主于顺气、消痰、去郁。

12.《本草求真》：橘皮，利气，虽有类于青皮，但此气味辛温，则入脾、肺而宣壅，不如青皮入肝疏泄，而无入脾燥湿，入肺理气之故也。……治火痰童便制，寒痰姜汁制，治下焦盐水制。

附：橘红

本品为芸香科植物橘及其栽培变种的干燥外层果皮。秋末冬初果实成熟后采收，用刀削下外果皮，晒干或阴干。辛、苦，温。归肺、脾经。功能理气宽中，燥湿化痰。适用于咳嗽痰多，食积伤酒，呕恶痞闷。煎服，3～10g。

橘络

本品为芸香科植物橘及其栽培变种的中果皮及内果皮之间的纤维束群。性味甘、苦、平。归肝、肺经。功能行气通络，化痰止咳。适用于痰滞经络之胸痛、咳嗽、痰多。煎服，3～5g。

化橘红

本品为芸香科植物化州柚 *Citrus grandis* 'Tomentosa' 或柚 *Citrus grandis* (L.) Osbeck 的未成熟或近成熟的干燥外层果皮。夏季果实未成熟时采收，置沸水中略烫后，将果皮割成 5 或 7 瓣，除去果瓤和部分中果皮，压制成形，干燥。性味辛、苦，温。归肺、脾经。功能理气宽中，燥湿化痰。适用于咳嗽痰多，食积伤酒，呕恶痞闷等。煎服，3～6g。

枳实 Zhǐshí

本品首载于《神农本草经》，为芸香科植物酸橙 *Citrus aurantium* L. 及其栽培变种或甜橙 *Citrus sinensis* Osbeck 的干燥幼果，主产于四川、江西、湖南等地。5～6 月间采集自落的果实，自中部横切为两半，晒干或低温干燥，较小者直接晒干或低温干燥。用时洗净、闷透，切薄片，干燥。生用或麸炒用。以外皮色黑绿、香气浓者为佳。

【处方用名】枳实，炒枳实。

【主要药性】苦、辛、酸，微寒。归脾、胃经。

【功效】破气除痞，化痰消积。

【性能特点】

本品苦降下行，辛能散行，气锐力猛，归脾、胃经，善于破气除痞消积。主要用于食积气滞、脘腹胀痛、胃肠热结便秘、腹满胀痛及湿热泻痢等；另外辛散苦泄，性烈而速，善于破气滞而化痰湿，消积滞而通痞塞，可用于胸阳不振、痰阻胸痹、痰热结胸、痰湿咳嗽。

【肺病应用】

1.痰热结胸　本品能行气化痰以消痞，破气除满而止痛。治胸阳不振、痰阻胸痹之胸中满闷、疼痛，多与薤白、桂枝、瓜蒌等同用，如枳实薤白桂枝汤（《金匮要略》）；治痰热结胸，可与黄连、瓜蒌、半夏同用，如小陷胸加枳实汤（《温病条辨》）；治痞满，食欲不振，可与半夏曲、厚朴等同用，如枳实消痞丸（《兰室秘藏》）。

2.气滞胸胁疼痛　本品善破气行滞而止痛，治疗气血阻滞之胸胁疼痛，可与川芎配伍，如枳芎散（《济生方》）；若属寒凝气滞，可配桂枝，如桂枳散（《本事方》）。

3.痰湿咳嗽　本品苦能燥湿化痰，辛能行气除痞，治疗痰湿咳嗽，常与橘红、桔梗、半夏、茯苓等同用，如阴湿化痰汤（《摄生众妙方》）；治痰涎壅盛，胸膈痞塞，咳嗽恶心，饮食少思，苔白润，脉滑，常与陈皮、半夏、茯苓、南星等同用，如导痰汤（《妇人良方》）。

【常用药对】

1.枳实配瓜蒌　枳实味苦微寒，苦能燥湿，寒能胜热，善于消痞满，气行则痰行；瓜蒌能清上焦积热，宽胸散结，润肠通便。两药配伍，以枳实破其气结，气行则痰消；用瓜蒌清化胶结之痰浊，痰去则气行，两者相辅相助，可收破气泻痰、消痞开结之效。用以治疗气结不化，痰浊内阻。

2.枳实配厚朴 枳实性苦而微寒，功能除胀满、消宿食、削坚积、化稠痰、破滞气、平喘咳，以破气除痞为主；厚朴苦温，以下气为专，以行气降逆消胀除满为其要。枳实有泻痰之力，厚朴有消痰之功，两药配伍，一寒一热，枳实消痞，厚朴除满，相得益彰。

3.枳实配白术 枳实苦辛，白术苦甘，两药皆燥。枳实降泄，逐痰散结；白术升补，健脾燥湿。两药合用，降中有升，泄中有补，补不留滞，消不伤正，使结于心下之痰饮、水气、宿食、痞结消散运化，气机升降自复。用以治疗痰湿咳嗽，气机阻滞。

4.枳实配柴胡 枳实苦泄沉降，下气消痞，理气除满；柴胡辛散升阳，疏肝解郁。两药配伍，一升一降，具升降气机、调理肝脾之功。此外，柴胡主升发少阳之气，透半表之邪外出，枳实行气散结，调畅气机；柴胡得枳实，最善疏肝理气，通阳达郁，使郁于胸胁之阳气外达于四末，下趋于胃肠。适用于气机逆乱之胸胁胀满。

【**用法用量**】内服：3～9g，大量可用至30g，煎汤或入丸散。炒后性较平和。

【**使用注意**】孕妇慎用。

【**本草文献**】

1.《名医别录》：除胸胁痰癖，逐停水，破结实，消胀满，心下急痞痛，逆气，胁风痛，安胃气，止溏泄，明目。

2.《药性论》：解伤寒结胸，入陷胸汤用；主上气喘咳。肾内伤冷，阴痿而有气，加而用之。

3.《开宝本草》：除胸胁痰癖，逐停水，破结实，消胀满、心下急、痞痛、逆气、胁风痛，安胃气，止溏泄，明目。

4.《医学启源》：《主治秘诀》云，主心痞，化心胸痰，消食，散败血，破积坚。

5.《本草纲目》：枳实、枳壳大抵其功皆能利气，气下则痰喘止，气行则痞满消，气通则痛刺止，气利则后重除。

6.《药性解》：主消胸中之痞满，逐心下之停水，化日久之稠痰，削年深之坚积，除腹胀，消宿食，定喘咳，下气逆。

7.《景岳全书》：除胀满，消宿食，削坚积，化稠痰，破滞气，平咳喘，逐瘀血停水，解伤寒结胸，去胃中湿热。

8.《本草备要》：泻，破气行痰。

9.《得配本草》：破结气，消坚积，泄下焦湿热，除中脘火邪，止上气喘咳。

10.《本草分经》：破气行痰，消痞止喘，利肠膈，宽肠胃。

11.《本草再新》：破气，化痰，消食宽肠，杀虫，败毒。

附：枳壳

本品为芸香科植物酸橙及其栽培变种的接近成熟的果实（去瓤），主产于四川、江西、湖南等地，生用或麸炒用。性味、归经、功用与枳实同，但作用较缓和，长于行气开胸、宽中除胀。用法用量同枳实，孕妇慎用。

厚朴 Hòupò

本品首载于《神农本草经》，为木兰科植物厚朴 *Magnolia officinalis* Rehd.et Wils. 或凹叶厚朴 *Magnolia officinalis* Rehd.et Wils.var.*biloba* Rehd.et Wils. 的干燥干皮、根皮及枝皮。主产于四川、湖北、浙江等地。4～6月剥取，根皮及枝皮直接阴干，干皮置沸水中微煮后，堆置阴湿处，"发汗"至内表面变紫褐色或棕褐色时，蒸软取出，卷成筒状，干燥。切丝，生用或制用。以皮厚、油性足、断面紫棕色、有小亮星、气味浓厚者为佳。

【处方用名】厚朴、姜厚朴。

【主要药性】苦、辛，温。归脾、胃、肺、大肠经。

【功效】燥湿消痰，下气除满。

【性能特点】

本品味辛而主行散，功长运中焦之气而疏利气机，为行气除胀之要药。凡脾胃枢机不利，而见气滞不舒、脘腹胀满者皆可运用。因其味苦而降泄，性温能燥中焦湿浊，辛散又可行脾胃气滞。故对于湿阻中焦，气机郁滞，脾失健运而致脘腹痞满、胀痛不舒、食积气滞、腹胀便秘者尤为多用。另外，本品能燥湿痰、降肺气，故能消痰涎而平喘咳。常用于治疗痰多壅肺，胸闷气逆而致咳喘。此外，厚朴能燥湿消痰、下气宽中，可用于七情郁结，痰气互阻，咽中如有物阻，咽之不下、吐之不出的梅核气。

【肺病应用】

1.痰饮喘咳　本品能燥湿消痰，下气平喘。若痰饮阻肺，肺气不降，咳喘胸闷者，可与紫苏子、陈皮、半夏等同用，如苏子降气汤（《太平惠民和剂局方》）。若寒饮化热，胸闷气喘，喉间痰声辘辘，烦躁不安者，与麻黄、石膏、苦杏仁等同用，如厚朴麻黄汤（《金匮要略》）。若宿有喘病，因外感风寒而发者，可与桂枝、苦杏仁等同用，如桂枝和厚朴杏子汤（《伤寒论》）。

2.梅核气　厚朴能燥湿消痰、下气宽中，可用于七情郁结，痰气互阻，咽中如有物阻，咽之不下、吐之不出的梅核气。配伍半夏、茯苓、紫苏叶、生姜等药，如半夏厚朴汤（《金匮要略》）。

【常用药对】

1.厚朴配麻黄　厚朴苦能下气平喘，温能燥湿消痰；麻黄性主升散，宣肺平喘。两药伍用，一宣一降，使肺气得以宣肃，适用于痰饮喘咳。

2.厚朴配半夏　厚朴能燥湿消痰，下气宽中；半夏能辛开散结，化痰消痞。两药合用，共奏行气解郁、化痰散结之效，适用于七情郁结、痰气互阻之梅核气证。

3.厚朴配苦杏仁　厚朴下气燥湿消痰，苦杏仁降气止咳平喘。二药配伍，有宣肺下气、消痰平喘的功效，用于肺气胀满、膹而喘咳。

4.厚朴配紫苏子　厚朴功善燥湿消痰，下气平喘；紫苏子长于降肺气，化痰涎。两药伍用，共达消痰涎而平喘咳之功，用于痰饮阻肺、肺气不降、咳喘胸闷者。

【用法用量】内服：3~10g，煎汤或入丸散。

【使用注意】本品辛苦温燥湿，易耗气伤津，故气虚津亏者及孕妇当慎用。

【本草文献】

1.《名医别录》：主温中，益气，消痰下气，治霍乱及腹痛，胀满，胃中冷逆，胸中呕逆不止，泻痢，淋露，除惊，去留热，止烦满，厚肠胃。

2.《药性论》：主疗积年冷气，腹内雷鸣，虚吼，宿食不消，除痰饮，去结水，破宿血，消化水谷，止痛。大温胃气，呕吐酸水。主心腹满，病人虚而尿白。

3.《本草纲目》引王好古语：主肺气胀满，膨而喘咳。

4.《本草蒙筌》：止呕逆吐酸，禁泻痢淋露，消痰下气。

5.《药性解》：去实满而治腹胀，除湿结而和胃气，止呕清痰，温中消食。

6.《景岳全书》：治霍乱转筋，消痰下气，止咳嗽呕逆吐酸，杀肠脏诸虫，宿食不消，去结水，破宿血，除寒湿泻痢，能暖脾胃，善走冷气。

7.《本草分经》：泻实满，散湿满，平胃调中，消痰化食，破宿血，散风寒，杀脏虫，治一切客寒犯胃、湿气侵脾之症。

沉香 Chénxiāng

本品首载于《名医别录》，为瑞香科植物白木香*Aquilaria sinensis*（Lour.）Gilg含有树脂的木材。主产于广东、云南、台湾等地。全年均可采收，割取含树脂的木材，除去不含树脂的部分，阴干，打碎或锉末。生用。以含树脂多、香气浓、味苦者为佳。

【处方用名】沉香。

【主要药性】辛、苦，微温。归脾、胃、肾经。

【功效】行气止痛，温中止呕，纳气平喘。

【性能特点】

本品气芳香走窜，味辛行散，性温祛寒，善温散胸腹阴寒、行气止痛，治寒凝气滞之胸腹胀痛、脾胃虚寒之脘腹冷痛；辛温散寒，味苦降泄，善温胃散寒、降逆止呕，治寒邪犯胃、呕吐清水、胃寒久呃；另外辛温入肾，苦降下气，能温肾纳气、降逆平喘，适用于下元虚冷、肾不纳气之虚喘证。

【肺病应用】

1.**虚喘证**　本品既能温肾纳气，又能降逆平喘，常用于治疗肾虚气逆喘息。常与肉桂、附子、补骨脂等同用，治下元虚冷、肾不纳气之虚喘证，如黑锡丹（《太平惠民和剂局方》）；若治上盛下虚之痰饮喘嗽，常与紫苏子、半夏、厚朴等配伍，如苏子降气汤（《太平惠民和剂局方》）。

2.**哮证**　沉香味辛苦性温，体重而沉，行而不泄，降多升少，最宜于气滞上逆之证，既可行气止痛，治寒凝气滞之证，又温肾纳气，治下元虚冷、肾不纳气之虚喘和痰饮咳嗽、上盛下虚之哮证，常与莱菔子配伍，如二仙丹（《丹台玉案》）。

3.肺气郁痹证 本品味辛行散，可下气降逆平喘，凡肝郁气逆、上冲犯肺、肺气不降、上气喘急均可用之，常与乌药、槟榔配伍，如五磨饮子（《医方考》）。

【常用药对】

1.沉香配槟榔 沉香苦辛芳香，性温质重，降而不泄，既能温中降逆，又能暖肾纳气，且有降气之功，无破气之害；槟榔苦辛芳香能开泄，质重而坚能下降，偏于破泻下降，破滞行气之力较强。两药合用，相辅相成，降逆行气之力大增，还能下痰平喘、温中降逆。常用于胸膈痞闷、上气喘急及肺肾气虚，痰浊壅阻，胸闷喘咳诸症。

2.沉香配莱菔子 沉香味辛苦性温，体重而沉，既可行气止痛，治寒凝气滞之证，又温肾纳气，治下元虚冷、肾不纳气之虚喘和痰饮咳嗽、上盛下虚之哮喘；莱菔子降气化痰，善治痰壅气喘咳嗽。两药合伍，温肾纳气，降气化痰，治痰饮阻肺，肺气上逆之实喘或上实下虚之哮喘。

3.沉香配阿胶 沉香能纳肾气，定喘咳；阿胶能补肺阴，止血。两药配伍，一降一补，且沉香能防阿胶腻膈之弊。治疗肺虚阴亏，火灼肺络，咳嗽咯血。

【用法用量】内服：1～5g，煎汤宜后下，或入丸散。

【使用注意】本品辛温助热，阴虚火旺、气虚下陷者慎用。

【本草文献】

1.《本草纲目》：治上热下寒，气逆喘息，大肠虚闭，小便气淋，男子精冷。

2.《本草备要》：能下气而坠痰涎。

3.《本经逢原》：凡心腹卒痛，霍乱中恶，气逆喘急者，并宜酒磨服之。

4.《得配本草》：疗下寒上热，消风水肿毒，辟鬼疰，散郁结，下痰气。

5.《本草分经》：暖精助阳，温中平肝，下气而坠痰涎。

檀香 Tánxiāng

本品首载于《名医别录》，为檀香科植物檀香 *Santalum album* L.的木质心材。主产于印度、澳大利亚、印度尼西亚，我国海南、广东、云南等地亦产。以夏季采收为佳。除去外皮及边材，锯成小段，阴干，镑片或劈碎后入药。生用。以色黄、质坚、显油性、香气浓厚者为佳。

【处方用名】檀香。

【主要药性】辛，温。归脾、胃、心、肺经。

【功效】行气温中，开胃止痛。

【性能特点】

本品味辛性温，辛散温通，气味芳香，善调肺气，理脾气，利胸膈，有理气散寒止痛、调中之功，用于寒凝气滞、胸膈不舒、胸腹冷痛；另外尚有理气散寒、宽胸利膈止痛之功，用于寒凝气滞血瘀之胸痹心痛；因辛散温通，性沉降，能理气调中，温中散寒，开胃止痛，用于胃寒脘腹作痛、呕吐食少。

【肺病应用】

1.**寒凝气滞胸膈** 本品辛散温通而芳香，善理脾胃，调肺气，利膈宽胸，有行气止痛、散寒调中之功。常配白豆蔻、砂仁、丁香等同用，治疗寒凝气滞、胸膈冷痛，如沉香磨脾散（《仁斋直指方》）；若治疗呼吸少气，胁肋刺痛，皮肤拘急，恶寒战栗，关节酸痛，咳嗽声嘶，膈脘痞塞，可与莪术、甘草配伍，如木犀煎（《普济方》）。

2.**咳嗽** 檀香辛温，主入气分，偏于散寒止痛，与豆蔻、桔梗、麦冬、贝母等配伍，可治疗风寒咳嗽，如定喘止嗽降痰嗆化方（《仙方合集》）。

【常用药对】

1.**檀香配丹参** 檀香辛温，主入气分，功偏行气宽中，散寒止痛；丹参苦而微寒，主入血分，功善活血化瘀。二药合用，气血双调、活血行气、通络止痛力增强。治疗气滞血瘀、心肺痹阻疼痛证，如丹参饮（《时方歌括》）。

2.**檀香配砂仁** 檀香性温祛寒，芳香化浊，行气止痛；砂仁辛温，辛散温通，善于化湿行气，为醒脾和胃之良药。两药配伍，共奏化湿行气之功。用以治疗气滞所致的胸腹胀痛、不思饮食、胸膈痞满等症。

【用法用量】煎服，2~5g，宜后下；入丸散，1~3g。

【使用注意】阴虚火旺，实热吐衄者慎用。

【本草文献】

1.《本草备要》：调脾肺，利胸膈，为理气要药。

2.《本经逢原》：善调膈上诸气，兼通阳明之经，郁抑不舒、呕逆吐食宜之。

乌药 Wūyào

本品首载于《本草拾遗》，为樟科植物乌药 *Lindera aggregata*（Sims）Kosterm. 的块根。主产于浙江、安徽、江苏等地。全年均可采挖，除去细根，洗净，趁鲜切片，晒干。生用或制用。以质嫩、粉性大、切面淡黄棕色、香气浓者为佳。

【处方用名】乌药、麸炒乌药。

【主要药性】辛，温。归肺、脾、肾、膀胱经。

【功效】行气止痛，温肾散寒。

【性能特点】

本品辛香温散，归肺、脾、肾、膀胱经，善疏通气机、温散寒邪，具有较好的行气散寒止痛之功，为治寒凝气滞胸腹诸痛之要药；其顺气降逆性能可用于寒郁气逆，上犯于肺所致的胸闷不舒、喘息咳嗽；另外温通行气，下达肾与膀胱，能温肾散寒，除膀胱冷气，有缩尿止遗之功，用治肾阳不足、膀胱虚冷之小便频数、遗尿。

【肺病应用】

1.**寒凝气滞之气逆喘急** 本品味辛行散，性温祛寒，入肺而宣通，入脾而宽中，故能行气散寒止痛。治胸腹胁肋闷痛，常配香附、甘草等同用，如小乌沉汤（《太平惠民和剂局方》），也可与薤白、瓜蒌皮、延胡索等同用；若治脘腹胀痛，可配伍木香、青皮、莪术等，如乌药散（《太平圣惠方》），也可与香附、木香、陈皮等同用；治疗寒郁气滞，气逆喘急，可与麻黄、沉香、小茴香等药同用。

2.肺气郁痹证 本品味辛行散，可行气疏肝解郁，凡肝郁气逆，上冲犯肺，肺气不降，上气喘急均可用之，常与沉香、槟榔配伍，如五磨饮子（《医方考》）。

3.失音，喉痹 本品味辛行散，可行气疏肝解郁，凡七情郁结以及暴怒伤肝，肝失调达，气机不畅，气闭于咽喉而失音，可配伍紫苏、陈皮等药同用以疏肝解郁、降逆启闭，如小降气汤（《景岳全书》）。

【常用药对】

1.乌药配沉香 乌药辛开温通，上走脾肺而顺气降逆，散寒止痛，下达肾与膀胱而温下元，调下焦冷气；沉香辛苦芳香，功专行散，能醒脾开胃、祛湿化浊、行气止痛，且本品入于肾经纳气以平喘。两药相配，同走气分，共奏降逆行滞、止痛散寒之功。用以治疗寒凝气滞，肺气不降，上气喘急证、胸闷气短等症。

2.乌药配香附 乌药辛开温通，顺气降逆，散寒止痛，温下元，调下焦冷气；香附辛散苦降，不寒不热，善于理气开郁，又能入血分；香附善于疏肝理气，以行血分为主。两药伍用，共奏行气消胀、散寒止痛之效。用于治疗寒凝气滞及一切气病。

3.乌药配肉桂 乌药行气散寒，温经止痛。肉桂性大热，长于散寒温经。乌药得肉桂，则增强其散寒温里作用，肉桂得乌药则温经行气。二药相合，用于寒凝气滞之喘证。

【用法用量】 内服：3～9g，煎汤或入丸散。

【使用注意】 气血虚及内热者禁服，孕妇及体虚者慎服。

【本草文献】

1.《景岳全书》：疗中恶鬼气蛊毒，开胸膈，除一切冷气，止心腹疼痛，喘急霍乱。

2.《药品化义》：外解表而理肌，内宽中而顺气。以之散寒气，则客寒冷气自除；驱邪气则天行疫瘴即却；开郁气，中恶腹痛，胸膈胀痛，顿然可减；疏经气，中风四肢不遂，初产血气凝滞，渐次能通，皆借其气雄之功也。

3.《本草备要》：调脾胃，利胸膈，为理气要药。

4.《本草分经》：上入脾肺，下通膀胱、肾，能疏胸腹邪逆之气。凡病之属气者皆可治，顺气则风散，理气则血调。

佛手 Fóshǒu

本品首载于《滇南本草》，为芸香科植物佛手 *Citrus medica* L.var.*sarcodactylis* Swingle 的干燥果实。主产于广东、福建、四川等地。秋季果实尚未变黄或刚变黄时采收，纵切成薄片，晒干或低温干燥。生用。以片大、绿皮白肉、香气浓者为佳。

【处方用名】 佛手。

【主要药性】 辛、苦、酸，温。归肝、脾、肺经。

【功效】疏肝理气，和胃止痛，燥湿化痰。

【性能特点】

本品辛行苦泄，善疏肝解郁、行气止痛，用治肝郁气滞及肝胃不和之胸胁胀痛、脘腹痞满，常与疏肝解郁药同用。佛手辛行苦泄，气味芳香，能醒脾理气，和中导滞，治脾胃气滞之脘腹胀痛、呕恶食少等；佛手芳香醒脾，苦温燥湿而善健脾消痰，辛行苦泄又能疏肝理气，用治咳嗽日久痰多，胸膺作痛者。

【肺病应用】

1.肺痹　本品辛行苦泄，气味芳香，善于疏肝行气，凡肝郁气逆，上冲犯肺，肺气不降，上气喘急均可用之，可与桑皮、厚朴、橘红、半夏、沉香、紫苏子等配伍，如桑朴汤（《医醇賸义》）。

2.痰湿咳嗽　本品芳香醒脾，苦温燥湿而善健脾化痰，辛行苦泄又能疏肝理气。治咳嗽日久痰多，胸膺作痛者，可与丝瓜络、瓜蒌皮、陈皮等配伍。

3.胸胁胀痛　本品辛行苦泄，善疏肝解郁、行气止痛。治肝郁气滞及肝胃不和之胸胁胀痛、脘腹痞满等，可与柴胡、香附、郁金等同用。

【常用药对】

1.佛手配陈皮　佛手辛苦温，具有疏肝解郁，理气和中，燥湿化痰之功；陈皮辛苦性温，理气健脾，燥湿化痰。佛手药性平和，善理肝胃之气，陈皮药性较强，善理脾胃气滞又兼健脾之功。两药合用，增强理气燥湿化痰之功。用以治疗脾胃气滞，肝胃不和，湿痰咳嗽。

2.佛手配丝瓜络　佛手疏肝解郁，理气和中，燥湿化痰；丝瓜络祛风化痰，通络除痹，二者合用常用治痰热咳嗽。

3.佛手配青皮　佛手偏于宣通气机，和胃化痰；青皮偏于开降疏结。两药配伍，能疏肝和胃，理气散结止痛。用以治疗肝郁气滞，肝火犯肺之两胁胀痛、胸膈满闷、咳嗽喘满等症。

【用法用量】内服：3～10g，煎汤或入丸散。

【使用注意】阴虚有火，无气滞者慎服。

【本草文献】

1.《本草纲目》：煮酒饮，治痰气咳嗽。

2.《本草再新》：治气舒肝，和胃化痰，破积，治噎膈反胃，消癥瘕瘰疬。

3《随息居饮食谱》：醒胃豁痰，辟恶，解酲，消食止痛。

4.《本草便读》：佛手，理气快膈，惟肝脾气滞者宜之，阴血不足者，亦嫌其燥耳。

香橼 Xiāngyuán

本品首载于《本草拾遗》，为芸香科植物枸橼 *Gitrus medica* L.或香圆 *Citrus wilsonii Tanaka* 的成熟果实。主产于四川、云南、福建等地。秋季果实成熟时采收。趁鲜切片，除去种子及瓤，晒干或低温干燥。香橼亦可整个或对剖两半后，晒干或低温干燥。生用。枸橼以片色黄白、香气浓者为佳。香橼以个大、皮粗、色黑绿、香气浓者为佳。

【处方用名】香橼。

【主要药性】辛、苦、酸，温。归肺、肝、脾经。

【功效】疏肝理气，宽中，化痰。

【性能特点】

本品辛能行散，苦能疏泄，入肝经而能疏理肝气而止痛，可以治疗肝郁胸胁胀痛；其气香醒脾，辛行苦泄，入脾胃以行气宽中，用治脾胃气滞之脘腹痞满胀痛、吸气吞酸、呕恶食少；另外本品苦燥降泄以化痰止咳，辛行入肺而理气宽胸，常与化痰止咳药同用，治疗痰多、咳嗽、胸闷等。

【肺病应用】

1.痰饮咳嗽，胸膈不利　本品苦燥降泄以化痰止咳，辛行入肺而理气宽胸。用治痰多、咳嗽、胸闷等，可单独使用，如香橼膏（《郑氏家传女科万金方》）。

2.肝郁胸胁胀痛　本品辛能行散，苦能疏泄，入肝经而能疏理肝气而止痛。治肝郁胸胁胀痛，常配柴胡、郁金、佛手等同用。本品功同佛手，但效力较逊。

【常用药对】

1.香橼配陈皮　香橼味辛、微苦、酸，性温，疏肝解郁，理气和中，燥湿化痰；陈皮辛苦温，燥湿化痰，理气和中。两药相伍，使得理气燥湿化痰之力增强。用以治疗脾胃气滞，肝胃不和，湿痰咳嗽。

2.香橼配茯苓　香橼苦燥降泄以化痰止咳，辛行入肺而理气宽胸；茯苓味甘而淡，甘则能补，淡则能渗，药性平和，既可祛邪，又可扶正，善渗泄水湿，使湿无所聚，痰无由生。两药合用，共奏行气化痰止咳之功。用以治疗湿痰咳嗽痰多、胸闷等。

3.香橼配生姜　香橼疏肝解郁，理气和中，燥湿化痰；生姜解表散寒，温中止呕，化痰止咳。两药相配，治疗痰多、咳嗽、胸闷。

【用法用量】内服：3～10g，煎汤或入丸散。

【使用注意】阴虚血燥及孕妇气虚者慎服。

【本草文献】

1.《本草拾遗》：去气，除心头痰水。

2.《饮膳正要》：下气，开胸膈。

3.《本草通玄》：理上焦之气，止呕逆，进食，健脾。

4.《本经逢原》：治咳嗽气壅。

5.《本草从新》：平肝舒郁，理肺气，通经利水。

6.《本草求原》：除久哮。

7.《本草便读》：下气消痰，宽中快膈。

梅花　Méihuā

本品首载于《本草纲目》，为蔷薇科植物梅 *Prunus mume*（Sieb.）Sieb.et Zucc.的干燥花蕾。入药分白梅花、红梅花两种。白梅花主产于江苏、浙江等地，红梅花主产于四川、湖北等地。初春花未开放时采摘花蕾，及时低温干燥。生用。以完整、含苞未放、气清香者为佳。

【处方用名】梅花、绿萼梅。

【主要药性】微酸，平。归肺、肝、胃经。

【功效】疏肝和中，化痰散结。

【性能特点】

本品芳香行气，如肝、胃经，有疏肝解郁、理气和胃之功，用于肝气郁滞、肝胃不和所致的胁肋胀痛、郁闷心烦、脘腹痞满、胀痛、嗳气纳呆之症；另外本品芳香走窜，有疏肝解郁、理气化痰之功，可以用于肝气郁滞、痰气凝结所致的梅核气、瘰疬痰核。

【肺病应用】

1.**梅核气**　本品芳香行气，化痰散结。治疗痰气郁结之梅核气，可与半夏、厚朴、茯苓等同用。

2.**胸胁疼痛**　本品芳香行气入肝胃，能疏肝解郁，醒脾，理气和中。治疗肝胃气滞之胁肋胀痛、脘腹痞满、嗳气纳呆等，可与柴胡、佛手、香附等配伍。

【常用药对】

1.**梅花配半夏**　梅花疏肝解郁，和中，化痰；半夏燥湿化痰，降逆止呕。两药相配，治痰气郁结之梅核气。

2.**梅花配竹茹**　梅花药性平和、药轻气薄疏肝解郁化痰；竹茹味甘，性微寒，长于清热化痰、通利三焦。二药合用，善治肺气上逆之咯血、痰喘。

【用法用量】内服：3~5g，煎汤或入丸散。

【使用注意】阴虚重症不宜使用。

【本草文献】

1.《本草原始》：清头目，利肺气，去痰壅滞上热。

2.《天目山药用植物志》：平肝理气，涤痰热。

3.《浙江药用植物志》：治咽喉异物感，上部食管痉挛：梅花、玫瑰花各3克。开水冲泡，代茶常饮。

薤白　Xièbái

本品首载于《神农本草经》，为百合科植物小根蒜 *Allium macrostemon* Bge.或薤 *Allium chinense* G.Don的地下干燥鳞茎。主产于河北、江苏、浙江等地。夏、秋二季采挖，洗净，除去须根，蒸透或置沸水中烫透，晒干。生用。以个大、饱满、色黄白、半透明者为佳。

【处方用名】薤白。

【主要药性】辛、苦，温。归肺、胃、心、大肠经。

【功效】通阳散结，行气导滞。

【性能特点】

本品性温滑利，入肺经而能宣壅滞、降痰浊而达下气导滞、止咳平喘之功，用于外感风寒、肺失宣畅、咳喘气急、胸部胀满、痰多稀薄者；其辛散苦降，温通滑利，善散阴寒之凝滞，通胸阳之壅结，为治胸痹之要药，适用于寒痰阻滞、胸阳不振所致的胸痹证；另外温以散凝结之寒邪，并能行气止痛，可用于治胃寒气滞之脘腹痞满胀痛；其辛行苦降之性，有行气导滞、消胀止痛之功，治胃肠气滞、泻痢里急后重。

【肺病应用】

1.寒痰阻肺之喘病、气逆、胸痹等　本品辛散苦降、温通滑利，善散阴寒之凝滞，治疗寒痰阻滞之肺气喘急，肺叶高举，上焦不通，喘急不得安卧也。常与瓜蒌、半夏、枳实等配伍，如瓜蒌薤白白酒汤、瓜蒌薤白半夏汤、枳实薤白桂枝汤等(《金匮要略》)。

2.咽喉肿痛　薤白辛温通畅，善散壅滞，辛金不至上壅，消咽肿，治疗少阴病之咽喉肿痛，可与四逆散配伍。

【常用药对】

1.薤白配瓜蒌　薤白通阳散结，行气止痛；瓜蒌清肺化痰，宽胸散结。薤白以辛散温通为要，散阴结而开胸痹；瓜蒌甘寒滑润，以清降为主，宽胸利膈而通痹。两药合用，一通一降，通阳行气，上开胸痹，下行气滞，清肺化痰，散结止痛，为治胸胁疼痛的常用药对。用以治疗胸痛胸闷，短气不利，喘息咳唾，时作时止。

2.薤白配枳实　薤白辛苦而性温，辛散苦降、温通滑利，具有通阳散结、行气止痛之功；枳实苦辛酸，性微寒，破气消积，化痰除痞。两药配伍，相使为用，使得通阳消痞、破气导滞、化痰除浊之功增强。用以治疗胸痹，咳唾不舒。

3.薤白配半夏　薤白、半夏均为辛温之品，皆入肺、胃、大肠经。薤白能理气宽胸，温中通阳；半夏能燥湿化痰，消痞散结，和胃止呕。两药合用，共奏化痰散结、行气止痛之功。用以治疗胸胁疼痛彻背，气急喘促等症。

【用法用量】内服：5~10g，煎汤或入丸散。

【使用注意】气虚者慎用；发热病人不宜多食，阴虚发热病不宜食。

【本草文献】

1.《太平圣惠方》：治咽喉肿痛：薤根，醋捣，敷肿处，冷即易之。

2.《木草衍义》：《千金》治肺气喘急用薤白，亦取其滑泻也。

3.《本草纲目》：治少阴病厥逆泻痢及胸痹刺痛，下气散血。

4.《本草备要》：利窍。治肺气喘急。

5.《长沙药解》：肺病则逆，浊气不降，故胸膈痹塞；肠病则陷，清气不升，故肛门重坠。薤白，辛温通畅，善散壅滞，故痹者下达而变冲和，重者上达而化轻清。

6.《本草求真》：薤，味辛则散，散则能使在上寒滞立消；味苦则降，降则能使在下寒滞立下；气温则散，散则能使在中寒滞立除；体滑则通，通则能使久痼寒滞立解。是以下痢可除，瘀血可散，喘急可止，水肿可敷，胸痹刺痛可愈，胎产可治，汤火及中恶卒死可救，实可通气、滑窍、助阳佳品也。

豆蔻 Dòukòu

本品首载于《名医别录》，为姜科草本植物白豆蔻*Amomurn kravanh* Pierre ex Gagnep.或爪哇白豆蔻*Amomum compactum* Soland ex Maton 的干燥成熟果实。又名白豆蔻。主产于泰国、柬埔寨、越南，我国云南、广东、广西等地亦有栽培；按产地不同分为"原豆蔻"和"印尼白蔻"。于秋季果实由绿色转成黄绿色时采收，晒干生用，用时捣碎。以个大、饱满、果壳完整、气味浓者为佳。

【处方用名】豆蔻，白豆蔻，白豆蔻仁，白蔻。

【主要药性】辛，温。归肺、脾、胃经。

【功效】化湿行气，温中止呕，开胃消食。

【性能特点】本品辛散入肺而宣化湿邪，入肺脾经，善清上、中焦湿浊，可用于湿温初起，胸闷不饥；本品辛温芳香能运湿浊，健脾胃而行气化痰，常用于湿阻中焦及脾胃气滞证；另外又可开胃消食，可温中止呕，常用于脾胃虚寒引起的气逆呕吐、食积不消等。

【肺病应用】

湿温胸闷 本品辛散入肺而宣化湿邪，故还常用于湿温初起、胸闷不饥证。若湿邪偏重者，每与薏苡仁、苦杏仁等同用，如三仁汤（《温病条辨》）；若热重于湿者，又常与黄芩、滑石等同用，如黄芩滑石汤（《温病条辨》）。

【常用药对】

豆蔻配苦杏仁 豆蔻温中化湿，和畅中焦；苦杏仁宣肺降气，通畅上焦。二药配伍，能宣上畅中，用于湿温初起、上中二焦气滞湿郁、胸闷不畅。

【用法用量】内服：3~6g，煎汤宜后下，或入丸散。

【使用注意】阴虚血燥者慎用。

【本草文献】

1.《神农本草经疏》：白豆蔻，主积冷气及伤冷吐逆，因寒反胃，暖能消物，故又主消谷；温能通行，故主下气。东垣用以散肺中滞气，宽膈进食，去白睛翳膜，散滞之功也。

2.《玉楸药解》：白豆蔻，清降肺胃，最驱膈上郁浊，极疗恶心呕哕，嚼之辛凉，清肃肺腑，郁烦应时开爽。

3.《医林纂要》：白豆蔻，辛热，温养命火，达中州而上浮膻中，泻肺散寒润燥。

4.《本草求真》：白豆蔻，本与缩砂密一类，气味既同，功亦莫别，然此另有一种清爽妙气，上入肺经气分，而为肺家散气要药。

5.《本草求原》：海藏谓其理脾胃元气，补肺气，收脱气。

6.《珍珠囊补遗药性赋》：破肺中滞气，退口中臭气，散胸中冷气，补上焦元气。

丝瓜络 Sīguāluò

本品首载于《本草纲目》，为葫芦科植物丝瓜 *Luffa cylindrica*（L.）Roem. 的干燥成熟果实的维管束。主产于江苏、浙江。夏、秋二季果实成熟、果皮变黄、内部干枯时采摘，除去外皮及果肉，洗净，晒干，除去种子。切段，生用。以筋络细、坚韧、色淡黄白者为佳。

【处方用名】丝瓜络。

【主要药性】甘，平。归肺、胃、肝经。

【功效】祛风，通络，活血，下乳。

【性能特点】本品苦燥辛散，温通入肝，能够通络活血，使气血和，肝络通，可用于肝气不舒、气机不畅之胸胁胀痛；本品能够祛风除湿、舒筋活血，主治风寒湿痹疼痛拘挛及伤损瘀肿；另外因其具有下乳的功效，也常用治乳汁不通、壅塞乳络所致之乳痈肿痛等。

【肺病应用】

1.胸胁胀痛　本品能入肝活血通络，常用于气血瘀滞之胸胁胀痛，多配柴胡、香附、瓜蒌皮、郁金等。

2.肺痈　本品甘平，入肺、胃、肝三经，通络而治肺痈肿痛，治疗肺痈咳嗽、吐脓血、胸中疼痛者，常与桔梗、白及、橘红、葶苈等配伍，如加味甘桔汤（《医方简义》）。

【常用药对】

1.丝瓜络配瓜蒌　丝瓜络祛风除湿，活血通络；瓜蒌清热化痰，行气散结。丝瓜络行于血分，瓜蒌行于气分。两药相配，气血并调，可增强清肺化痰、通络散结的功效，适用于胸闷、胸胁疼痛、肺热痰咳。

2.丝瓜络配蒲公英　丝瓜络甘平，入肺、胃、肝三经，通络而治肺痈肿痛；蒲公英清热解毒，消肿散结，可疗肺痈。两药配伍应用，清热解毒，消痈散结，适用于肺痈肿痛。

【用法用量】内服：5～12g，煎汤或入丸散。外用，适量。

【本草文献】

1.《本草纲目》：能通人脉络脏腑，而祛风解毒，消肿化痰，祛痛杀虫，治诸血病。

2.《本草备要》：凉血解毒，除风化痰，通经络，行血脉，老者筋络贯穿，像人经络，故可借其气以引之。

3.《陆川本草》：治肺热痰咳，热病谵妄，心热烦躁，手足抽搐。

4.《本草分经》：凉血解毒，除风化痰，通经络，行血脉，消浮肿，发痘疮，滑肠。

5.《本草再新》：通经络，和血脉，化痰顺气。

6.《本草用法研究》：清热化痰通络。

苏合香 Sūhéxiāng

本品首载于《名医别录》，为金缕梅科植物苏合香树 *Liquidambar orientalis* Mill. 的树干渗出的香树脂。主产于非洲、印度、土耳其等地，我国广西、云南有栽培。初夏时将树皮击伤或割破，深达木部，使香树脂渗入树皮内。至秋季剥下树皮，榨取香树脂，即为普通苏合香。如将普通苏合香溶解于酒精中，过滤，蒸去酒精，则为精制苏合香。以棕黄色或暗棕色、半透明、香气浓者为佳。

【处方用名】苏合香。

【主要药性】辛，温。归心、脾经。

【功效】开窍，辟秽，止痛。

【性能特点】本品辛香气烈，有开窍醒神功效，功似麝香而力稍逊，且长于温通、辟秽，故为治寒闭神昏之要药，主要用于寒邪、痰浊内闭所致的闭证神昏；因其性温通走窜，具有辟秽化浊、行气开郁、祛寒止痛之效，适用于痰湿秽浊、寒凝气血瘀滞所致的胸痹心痛、胸腹满闷冷痛等病症。

【肺病应用】

胸脘痞满　本品温通、走窜，可化浊开郁、祛寒止痛。用治痰浊，血瘀或寒凝气滞之胸脘痞满、冷痛等症，常与冰片等同用，如苏合丸（《太平惠民和剂局方》）。

【常用药对】

苏合香配冰片　两药皆有开窍醒神之效。冰片辛香开窍；苏合香辟秽止痛。两药配伍，共收开窍、化浊、祛寒止痛之功，用治寒闭神昏或寒凝气滞之胸脘痞满、冷痛等。

【用法用量】入丸散，0.3～1g，外用适量，不入煎剂。

【使用注意】阴虚多火者慎用。

【本草文献】

1.《本草纲目》：气香窜，能通诸窍脏腑，故其功能辟一切不正之气。

2.《本经逢原》：能透诸窍藏，辟一切不正之气。凡痰积气厥，必先以此开导，治痰以理气为本也。凡山岚瘴湿之气袭于经络，拘急弛缓不均者，非此不能除。

第九章　理血药

以制止出血，或活血化瘀、疏通经脉，治疗肺部出血证、瘀血阻滞经脉不畅病症为主要作用的药物，称为理血药。根据其药性和作用特点，理血药可分为止血药和活血通络药两类。

【性能主治】

止血药入血分，均有止血作用。因其药性有寒、温、散、敛之异，故本类药物的功效分别有凉血止血、温经止血、化瘀止血、收敛止血之别。主要用治咯血、衄血、吐血、便血、尿血、崩漏、紫癜以及外伤出血等体内外各种出血病症。

活血通络药，多为味辛苦、性温，部分动物类药味咸，入血分，能行血活血、疏通经络，使血脉通畅、瘀滞消散，即《素问·阴阳应象大论》所谓"血实者宜决之"之法。主要用于一切瘀血阻滞之证。

【应用要点】

1.对证用药　本类药物均适用于治疗肺部出血证及瘀血证，在使用时应针对出血证、瘀血证的不同，有针对性地选择止血或活血通络的药物；在此基础上，应注意药物性能特点与出血证、瘀血证个体表现的对应性。

2.配伍用药　为了增强疗效，本类药物常相须配伍使用。应用止血药物时，可根据出血证病因病机和出血部位的不同，做必要的配伍，常与清热泻火药、清热凉血药，或益气健脾药、温阳药配伍；应用活血通络药物时，需针对引起瘀血的原因，配伍温里散寒药、温通经脉药，或泻火解毒药、化痰除湿药等。

3.注意事项　运用止血药时，始终需注意"止血不留瘀"；凉血止血药和收敛止血药，易凉遏恋邪，有止血留瘀之弊，故出血兼有瘀滞者不宜单独使用。使用活血通络药时，注意这类药物行散力强，易耗血动血，不宜用于妇女月经过多以及其他出血证无瘀血现象者；对于孕妇尤当慎用或忌用。

第一节　止血药

本节药物的功效分别有凉血止血、温经止血、化瘀止血、收敛止血等，主要用治咯血、衄血、吐血等体内外各种出血病症。

生地黄 Shēngdìhuáng

本品首载于《神农本草经》，为玄参科植物地黄 *Rehmannia glutinosa* Libosch. 的干燥块根。主产于河南。秋季采挖，去除芦头、须根及泥沙，缓缓烘焙至约八成干。生用或炒炭。以块大、体重、断面乌黑色者为佳。

【处方用名】生地黄、干生地、大生地、生地炭。

【主要药性】甘，寒。归心、肝、肾经。

【功效】清热凉血，养阴生津。

【性能特点】本品性寒清泄，味甘质润，入心、肝、肾经，为清热凉血、养阴生津之良品。善清解营血分之热，治疗温热病热入营血证，及血热妄行之吐衄出血。又善滋阴生津，治疗津伤口渴，内热消渴，肠燥便秘。入肾经而滋阴降火，养阴津而泄伏热，治疗虚热证。

【肺病应用】

1.血热妄行之衄血、咯血、吐血　本品性寒，入心肝走血分，为清热、凉血、止血之要药，故常用治血热妄行之出血证。如治血热衄血、咯血、吐血等，配伍荷叶、艾叶、侧柏叶，如四生丸（《妇人良方》）；或与大黄同用，如大黄散（《伤寒总病论》）；或配侧柏叶、阿胶等，如地黄散（《太平圣惠方》）。若治肺损吐血不止，配鹿角胶，如地黄饮（《圣济总录》）。若治血热便血、尿血，常与地榆同用，如两地丹（《石室秘录》）。

2.阴虚火旺之骨蒸劳嗽，咽干　本品甘寒质润，既能清热，又能养阴润燥，故可用于阴虚火旺之骨蒸劳嗽、咽干颊赤等。如治阴虚燥热之咳嗽，可配伍百合、贝母等同用，如百合固金汤（《医方集解》）；若治阴虚火旺，干咳无痰，可配伍玄参、沙参、知母等，如治阴虚火炎方（《方脉正宗》）；若治气阴两虚，咽干口渴，可配伍黄芪、人参等，如简易地黄饮子（《医方集解》）；若治阴液耗伤，元气受损之骨蒸劳热，咽干，咳嗽脓血，可配伍黄芪、人参、紫菀等，如人参黄芪散（《太平惠民和剂局方》）。

【常用药对】

1.生地黄配玄参　生地黄长于清热生津，凉血止血；玄参长于滋阴降火，凉血解毒。二者配伍，清热凉血、养阴生津之力增强。适用于热入血分之吐血衄血，发热谵语，热病伤阴之心烦口渴，虚火上炎之咽喉肿痛，阴虚内热之消渴等。

2.生地黄配墨旱莲　生地黄能清热凉血，养阴生津；墨旱莲能滋阴泄热，凉血止血。二者配伍，清热养阴、凉血止血作用增强，适用于肺痨咳，及血热妄行之出血证。

【用法用量】内服：10～15g，煎汤或入丸散。生地黄偏于凉血生津；生地炭偏于止血。

【使用注意】脾虚湿滞、腹满便溏者不宜使用。

【本草文献】

1.《名医别录》：干地黄……治惊悸劳劣，心肺损，吐血鼻衄，妇人崩中血运。

2.《日华子本草》：助心胆气，安魂定魄，治惊悸，劳劣心肺损，吐血鼻衄，妇人崩中血运，助筋骨，长志。

3.《雷公炮制药性解》：入心、肝、脾、肺四经……凉心火之烦热，泻脾土之湿热，止肺经之衄热，除肝木之血热。

4.《本草从新》：养阴退阳，凉血生血。治血虚发热，常觉饥馁，五心烦热，倦怠嗜卧，胸膈痞闷。

5.《得配本草》：配地龙治鼻衄交流，佐天门冬引肺气入生津之处，使羚羊角起阴气，固封蛰之本，使通草导小肠郁热，调鸡子白治胎动，调蜜酒治热传心肺。

附：鲜地黄

本品为玄参科植物地黄的新鲜块根。性味甘、苦，寒；归心、肝、肾经。功效清热生津，凉血，止血。主治热病伤阴，舌绛烦渴，温毒发斑，吐血，衄血，咽喉肿痛。煎服，12~30g。

小蓟 Xiǎojì

本品首载于《名医别录》，为菊科植物刺儿菜 *Cirsium setosum*（Willd.）MB.的干燥地上部分。全国大部分地区均产。夏、秋二季花开时采割，除去杂质，晒干。生用或制用。以色绿、叶多、无杂质者为佳。

【处方用名】小蓟、刺儿菜、小蓟炭。

【主要药性】甘、苦，凉。归心、肝经。

【功效】凉血止血，散瘀解毒消痈。

【性能特点】本品味甘苦性凉，入心、肝经。善清血分热邪而凉血止血，兼能散瘀，故止血而不留瘀，治血热妄行之吐血、衄血、咯血、尿血、崩漏等，且能利尿，最善治尿血、血淋。又具清热解毒而散瘀消痈肿之效，为治痈肿疮毒常用药。

【肺病应用】

血热妄行之衄血、咯血、吐血 本品性属寒凉，善清血分之热而凉血止血，无论吐咯衄血，便血崩漏等出血由于血热妄行所致者皆可选用。治吐咯衄血等多种出血证，常配伍大蓟、侧柏叶、茅根、茜草等，如十灰散；治虚劳，痰中带血，配茅根、藕节，如三鲜饮（《医学衷中参西录》）；治九窍出血，单用本品捣汁服（《卫生易简方》）。

【常用药对】

小蓟配栀子 小蓟长于清血分之热，凉血止血；栀子长于清泄三焦之火，又清热凉血。两药配伍，可增强清热凉血作用，并能降火气而止血，适用于血热妄行之呕血、吐血、衄血。

【用法用量】内服：5~12g，鲜品加倍，煎汤。外用：适量。小蓟偏于散瘀解毒消痈；小蓟炭偏于止血。

【使用注意】脾胃虚寒而无瘀滞者忌用。

【本草文献】

1.《本草图经》：生捣根绞汁服，饮以止吐血、衄血、下血。

2.《本草汇言》：凉血止血，保新血，去陈血之药也。

3.《药性考》：破血，主吐衄，胎动，带下赤白。

4.《本草纲目拾遗》：清火、疏风、豁痰，解一切疔疮痈疽肿毒。

5.《医学衷中参西录》：鲜小蓟根，善入血分，最清血分之热，凡咯血、吐血、衄血、二便下血之因热者，服者莫不立愈。又善治肺病结核，无论何期，用之皆宜，即单用亦可奏效。并治一切疮疡肿痛、花柳毒淋、下血涩疼，盖其性不但能凉血止血，兼能活血解毒，是以有以上种种诸效也。

大蓟 dàjì

本品首载于《名医别录》，为菊科植物蓟 *Cirsium japonicum* Fisch.ex DC.的干燥地上部分。全国大部分地区均产。夏、秋二季花开时采割地上部分，除去杂质，晒干。生用或制用。以灰绿色、叶多者为佳。

【处方用名】大蓟、大蓟炭。

【主要药性】甘、苦，凉。归心、肝经。

【功效】凉血止血，散瘀解毒消痈。

【性能特点】本品味甘苦性凉，入心、肝经。善清血分热邪而凉血止血，为治血热出血之要药。又能散瘀解毒而消痈肿，为治痈肿疮毒常用药。

【功效】凉血止血，散瘀消痈。

【肺病应用】

血热妄行之衄血、咯血、吐血 本品寒凉而入血分，功能凉血止血，主治血热妄行之诸出血证，尤多用于吐血、咯血及崩漏下血。如《不居集》治九窍出血，常与小蓟相须为用；《本草汇言》治吐血、衄血、崩中下血，皆用鲜大蓟根或叶捣汁服；若治外伤出血，可用本品研末外敷。

【常用药对】

大蓟配小蓟 二者均可凉血止血、散瘀解毒消痈。二药配伍相须为用，凉血止血力增强，适用于血热妄行之呕血、吐血、衄血等多种出血证。

【用法用量】内服：9～15g，鲜品可用30～60g，煎汤。外用：适量。大蓟偏于散瘀解毒消痈；大蓟炭偏于止血。

【使用注意】脾胃虚寒而无瘀滞者忌用。

【本草文献】

1.《名医别录》：主女子赤白沃，安胎，止吐血，鼻衄，令人肥健。

2.《滇南本草》：消瘀血，生新血，止吐血、鼻血。

3.《福建民间草药》：凉血止血，消炎退肿。治肺热咯血，热结血淋。

4.《全国中草药汇编》：凉血止血，散瘀消肿。主治衄血，咯血，吐血，尿血，功能性子宫出血，产后出血。

侧柏叶 Cèbǎiyè

本品首载于《名医别录》，为柏科植物侧柏 *Platycladus orientalis*（L.）Franco 的干燥枝梢和叶。全国各地均有产。多在夏、秋二季采收，阴干。生用或制用。以枝叶嫩、色深绿、无碎末者为佳。

【处方用名】侧柏叶、侧柏、柏叶、侧柏叶炭、侧柏炭。

【主要药性】苦、涩，寒。归肺、肝、脾经。

【功效】凉血止血，化痰止咳，生发乌发。

【性能特点】本品苦寒清泄，味涩质黏，入肺、肝、大肠经。善凉血、收敛而止血，为治各种出血病证之要药，尤以血热者为宜；又能清肺化痰而止咳，主治肺热痰多咳喘。此外，本品凉血而可生发、乌发，外用主治血热脱发、须发早白。

【肺病应用】

1.**血热妄行之衄血、咯血、吐血**　本品苦涩性寒，善清血热，兼能收敛止血，为治各种出血病证之要药，尤以血热者为宜。治血热妄行之吐血、衄血，常与荷叶、地黄、艾叶同用，均取鲜品捣汁服之，如四生丸（《校注妇人良方》）。本品亦可用于虚寒性出血，常配伍温里祛寒之药。若治虚寒性咯血、吐血不止，面色萎黄，配伍干姜、艾叶等，如柏叶汤（《金匮要略》）。

2.**肺热咳嗽**　本品苦能泄降，寒能清热，长于清肺热、化痰止咳。适用于肺热咳喘，痰稠难咳者，可单用本品，或与黄芩、制半夏、苦杏仁等同用。

【常用药对】

1.**侧柏叶配生地黄**　侧柏叶苦涩微寒，收敛凉血止血；生地黄甘苦而寒，清热养阴，凉血止血。二者配伍，可增强清热凉血止血之力，又能清热养阴。适用于血热妄行之咯血、衄血、吐血、嗽血、崩漏等多种出血证。

2.**侧柏叶配浙贝母**　侧柏叶清肺热，化痰止咳；浙贝母清肺泄热化痰。二者配伍，可增强清肺热、化痰止咳之力，适用于咳喘、痰稠难咳。

3.**侧柏叶配黄芩**　侧柏叶清肺热，化痰止咳；黄芩清肺，清热燥湿。二者配伍，可增强清肺热、化痰之力，适用于肺热咳喘、痰黄稠。

【用法用量】内服：6～12g，煎汤或入丸散。

【本草文献】

1.《名医别录》：主吐血、衄血、血痢、崩中赤白。轻身益气，令人耐寒暑，去湿痹，生肌。

2.《本草衍义补遗》：柏叶，补阴之要药，其性多燥，久得之，大益脾土，以滋其肺。

3.《本草汇言》：侧柏叶，止流血，去风湿之药也。凡吐血、衄血、崩血、便血，血热流溢于经络者，捣汁服之立止。凡历节风痹周身走注，痛极不能转动者，煮汁饮之即定。惟热伤血分与风湿伤筋者，两病专司其用。但性味苦寒多燥，如血病系热极妄行者可用，如阴虚肺燥，因咳动血者勿用也。如痹病系风湿闭滞者可用，如肝肾两亏，血枯髓败者勿用也。

4.《医林纂要·药性》：泄肺逆，泻心火，平肝热，清血分之热。

5.《得配本草》：佐槐花，治下血；得榴花，吹鼻，治鼻衄不止；得干姜、阿胶、马通汁，治吐血不止。

白茅根 Báimáogēn

本品首载于《神农本草经》，为禾本科植物白茅 *Imperata cylindrical* Beauv.var.*major*（Nees）C.E.Hubb.的干燥根茎。全国各地均有产，但以华北地区较多。春、秋二季采挖，除去须根和膜质叶鞘，洗净，晒干。切段生用或制用。以条粗、色白、味甜者佳。

【处方用名】白茅根、茅根、茅草根、茅根炭。

【主要药性】甘，寒。归肺、胃、膀胱经。

【功效】凉血止血，清热利尿。

【性能特点】本品甘寒清利。入血分，善能凉血止血，为治血热妄行之吐衄出血证之常用药；善清肺、胃蕴热，肺胃热盛出血多用。还可清胃热而止呕，清肺热而止咳，治胃热呕哕及肺热咳嗽。入膀胱经，能清利湿热而达利水消肿、利尿通淋、利湿退黄之效，治血淋、热淋、小便不利、水肿及湿热黄疸等。并具甘寒而不腻膈伤胃、利尿而不伤津之特点。

【肺病应用】

1.**血热妄行之衄血、咯血、吐血** 本品味甘性寒入血分，能清血分之热而凉血止血，可用治多种血热出血之证，且单用有效，或配伍其他凉血止血药同用。若治血热妄行之吐血、咯血、衄血，可配大蓟、小蓟、荷叶等，如十灰散（《十药神书》）；若治血热鼻衄出血，常与白茅根、藕节等同用。

2.**肺热咳喘** 本品能清肺热而止咳，用治肺热咳喘，常配桑白皮同用，如如神汤（《太平圣惠方》）。又因本品善于止血，故还常用于虚劳咳嗽，痰中带血，血色鲜红，量多，配白茅根、藕节、小蓟等，如三鲜饮（《医学衷中参西录》）。

【常用药对】

1.**白茅根配石膏** 白茅根清热生津，清肺胃热；石膏清肺胃热，除烦止渴。两药配伍，清热而不伤阴，生津而不碍胃，共奏清热除烦、生津止渴之效，适用于胃热烦渴、肺热咳喘。

2.**白茅根配桑白皮** 白茅根凉血止血，清肺胃热，清热利尿；桑白皮泻肺平喘，利水消肿。二者配伍，清肺作用增强，适用于肺热咳喘。

3.**白茅根配藕节** 白茅根凉血止血，清肺胃热，清热利尿；藕节收敛止血化瘀。二者生用配伍，有凉血止血之功。二者炒炭配伍，则可收敛止血。适用于咯血、衄血等多种出血证。二者鲜品煮汁服，可治咯血。

【用法用量】内服：9～30g，煎汤或入丸散。生品长于凉血，清肺胃热，清热利尿；炒炭后偏于止血，并兼有收敛之性。

【**使用注意**】脾胃虚寒者慎用。寒性出血者忌用。

【**本草文献**】

1.《滇南本草》：止吐血、衄血，治血淋。

2.《本草纲目》：止吐衄诸血，伤寒哕逆，肺热喘急。

3.《医学衷中参西录》：中空有节，最善透发脏腑郁热，托痘疹之毒外出；又善利小便淋涩作疼，因热小便短少，腹胀身肿；又能入肺清热以宁嗽定喘；为其味甘，且鲜者嚼之多液，故能入胃滋阴以生津止渴，并治肺胃有热，咯血、吐血、衄血、小便下血，然必用鲜者其效方著。春前秋后剖用之味甘，至生苗盛茂时，味即不甘，用之亦有效验，远胜干者。

4.《本草正义》：泄降火逆，其效甚捷，故又主胃火哕逆呕吐，肺热气逆喘满。且甘寒而多脂液，虽降逆而异于苦燥，则又止渴生津，而清涤肺胃肠间之伏热，能疗消谷燥渴。……然其甘寒之力，清泄肺胃，尤有专长，凡齿痛龈肿，牙疳口舌诸疮，及肺热郁窒之咽痛腐烂诸证，用以佐使，功效最著，而无流弊。

三七 Sānqī

本品首载于《本草纲目》，为五加科植物三七 *Panax notoginseng*（Burk.）F.H.Chen 的干燥根和根茎。主产于云南、广西等地。秋季花开前采挖，洗净，干燥。一般生用。以个大、体重、表面光滑、断面灰绿色或黄绿色者为佳。

【**处方用名**】三七、田七、山漆、三七粉。

【**主要药性**】甘、微苦，温。归肝、胃经。

【**功效**】散瘀止血，消肿定痛。

【**性能特点**】本品苦泄温通，甘能补虚，止行兼备，主泄兼补。入肝经，功善止血，又能化瘀生新，还兼能补虚而强体，故有止血不留瘀、化瘀不伤正的特点，主治体内外各种出血证，有无瘀滞均可应用，尤以有瘀滞者为宜；活血化瘀而消肿定痛，主治跌打损伤，或筋骨折伤、瘀血肿痛等，为伤科之要药。此外，本品还能补虚强壮，治虚损劳伤。

【**肺病应用**】

咯血、吐血、衄血　本品味甘微苦性温，入肝经血分，功善止血，又能化瘀生新，有止血不留瘀、化瘀不伤正的特点，对人体内外各种出血，无论有无瘀滞，均可应用，尤以有瘀滞者为宜。单味内服外用均有良效。如治吐血、衄血、崩漏，单用本品，米汤调服（《濒湖集简方》）；若治咯血、吐血、衄血及二便下血，可与花蕊石、血余炭合用，如化血丹（《医学衷中参西录》）。

【**常用药对**】

1.三七配人参　三七止血化瘀，兼补虚；人参大补元气，尤善补脾肺之气，且可益气生津。二者配伍，可益气、止血，适用于虚劳咳嗽经久不愈者。

2.三七配花蕊石　二者均长于化瘀止血，可治疗由于血瘀所致的吐血、衄血、肺痨咯血、崩漏下血等。

【用法用量】内服：3～9g；研粉吞服，一次1～3g。外用：适量。

【使用注意】孕妇慎用。

【本草文献】

1.《玉楸药解》：凡吐衄、崩漏、刀伤、箭射，一切新血皆止。

2.《本草求真》：三七，世人仅知功能止血住痛，殊不知痛因血瘀则痛作，血因敷散则血止。三七气味苦温，能于血分化其血瘀。故凡金刃刀剪所伤，及跌仆杖疮血出不止，嚼烂涂之，或为末掺，其血即止。且以吐血、衄血、下血、血痢、崩漏、经水不止、产后恶露不下，俱宜自嚼，或为末，米饮送下即愈。

3.《本草纲目拾遗》：去瘀损，止吐衄，补而不峻。

4.《医学衷中参西录》：三七，善化瘀血，又善止血妄行，为吐衄要药。

5.《中国药物学》：配紫菀、前胡、枇杷叶等，治咯血胸痛。

蒲黄 Púhuáng

本品首载于《神农本草经》，为香蒲科植物水烛香蒲 *Typha angustifolia* L.、东方香蒲 *Typha orientalis* Presl 或同属植物的干燥花粉。主产于浙江、江苏、安徽等地。夏季采收蒲棒上部的黄色雄花序，晒干后碾轧，筛取花粉。剪取雄花后，晒干，成为带有雄花的花粉，即为草蒲黄。生用或制用。以粉细、质轻、色鲜黄、滑腻感强者佳。

【处方用名】蒲黄、生蒲黄、蒲黄炭。

【主要药性】甘，平。归肝、心包经。

【功效】止血，化瘀，通淋。

【性能特点】本品甘缓不峻，味辛能行，性平不偏。长于收敛止血，兼有活血行瘀之功，为止血行瘀之良药，有止血不留瘀的特点。主治各种出血证，以属实夹瘀者尤宜；既能止血，又能利尿通淋，主治血淋尿血；能行血通经，消瘀止痛，主治跌打损伤、痛经、产后疼痛、心腹疼痛等瘀血作痛，尤为妇科所常用。

【肺病应用】

咯血、吐血、衄血　本品甘平，长于收敛止血，兼有活血行瘀之功，为止血行瘀之良药，有止血不留瘀的特点，对出血证无论属寒属热，有无瘀滞，均可应用，但以属实夹瘀者尤宜。用治衄血、咯血、吐血、尿血、崩漏等，可单用冲服，亦可配伍其他止血药同用。如《太平圣惠方》治鼻衄经久不止，与石榴花同用，和研为散服。

【常用药对】

1.蒲黄配青黛　蒲黄甘平，善入血分，为常用止血药；青黛咸寒，主入肝肺二经，善泻肝经郁火，又消上膈痰热。二者配伍，青黛引蒲黄入肝、肺，蒲黄得青黛，凉血止血作用增强，二药相辅相成，共清肝火、宁肺络，故用于肝火上攻，或肝火犯肺，或肺热伤络

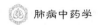

所致的吐血、衄血、咯血等症。

2.蒲黄配阿胶 蒲黄收敛止血，兼有活血行瘀之功；阿胶补血之中又能止血。二者配伍，养血止血，又能行血，且可祛瘀，具有补血、止血而不留瘀的特点。临床常用于咯血、吐血等各种出血证。

【**用法用量**】内服：5~10g，包煎或入丸散。外用：适量，敷患处。生品止血，化瘀，通淋；炒炭专善止血，用于无瘀滞之出血。

【**使用注意**】孕妇慎用。

【**本草文献**】

1.《药性论》：通经脉，止女子崩中不住，主痢血，止鼻衄，治尿血，利水道。

2.《本草蒙筌》：止血热妄行，吐衄唾咯立效。

3.《本草经疏》：治癥结，五劳七伤，停积瘀血，胸前痛即发吐衄，悉和凉血行血药主之。

4.《景岳全书》：善止血凉血活血，消瘀血，治吐血衄血、痢血尿血。

5.《药品化义》：蒲黄，专入脾经。若诸失血久者，炒用之以助补脾之药，摄血归元，使不妄行。又取体轻行滞，味甘和血，上治吐血咯血，下治肠红崩漏。但为收功之药，在失血之初，用之无益。若生用亦能凉血消肿。

6.《本草新编》：入肺经。能止衄血妄行，咯血、吐血亦可用，消瘀血，止崩漏白带，调妇人血候不齐，去儿枕痛，疗跌打折伤。

花蕊石 Huāruǐshí

本品首载于《嘉祐补注本草》，为变质岩类岩石蛇纹大理岩。主含碳酸钙（$CaCO_3$）。主产于陕西、河南、河北等地。全年可采。去杂质，砸成碎块或研细，生用或煅用。以质坚硬、夹有黄绿色斑纹者为佳。

【**处方用名**】花蕊石，煅花蕊石。

【**主要药性**】酸、涩，平。归肝经。

【**功效**】化瘀止血。

【**性能特点**】本品味酸涩，性平，既能收敛止血，又能化瘀行血，主治吐血、咯血、外伤出血等兼有瘀滞的各种出血之证。

【**肺病应用**】

咯血、吐血、衄血 本品味酸涩，性平，既能收敛止血，又能化瘀行血，适用于咯血、吐血、外伤出血等兼有瘀滞的各种出血之证。若治咯血，可与白及、血余炭等合用，如花蕊石白及散（《经验方》）。

【**常用药对**】

花蕊石配白及 花蕊石化瘀止血；白及收敛止血。二者配伍，止血力强，止血不留瘀，主治咯血。

【用法用量】内服：4.5～9g，多研末服。外用适量。

【使用注意】孕妇忌用。

【本草文献】

1.《本草经疏》：无瘀血停留者，不宜内服。不由内伤血凝胸膈板痛，而因火炎血溢以致吐血者，忌之。

2.《本经逢原》：石蕊明目益精气，润咽解热化痰。

3.《玉楸药解》：功专止血。治吐衄、崩漏，胎产，刀杖一切诸血。

白及 Báijí

本品首载于《神农本草经》，为兰科植物白及 *Bletilla striata*（Thunb.）Reichb.f.的干燥块茎。主产于贵州、四川、湖南等地。夏、秋二季采挖。生用。以个大、饱满、色白、半透明、质坚实者为佳。

【处方用名】白及、白芨、连及草。

【主要药性】苦、甘、涩，微寒。归肺、肝、胃经。

【功效】收敛止血，消肿生肌。

【性能特点】本品甘涩质黏，苦寒清泄，入肺、肝、胃经。善收敛止血，治体内外诸出血证；又主入肺、胃经，故最宜治肺胃损伤之咯血、吐血，并治肺痈咳吐脓血；还善消肿生肌，治痈疽疮疡，初起未脓服之可消，溃久不敛外敷可愈；治烫伤、皮肤皲裂、肛裂，外用可促进创口愈合。

【肺病应用】

咯血、吐血、衄血　本品质黏味涩，为收敛止血之要药，尤善敛肺脏，修破损，为伤损善后之药。如验方独圣散，治诸内出血证，用单味研末，糯米汤调服；若治阴虚火旺，咯血不止，咳嗽，口干咽燥，可配伍枇杷叶、阿胶等，如白及枇杷丸（《证治准绳》）；用治衄血，可以本品为末，童便调服，如白及散（《保命集》）；也可以白及末冷水调，用纸花贴鼻窍中，如白及膏（《朱氏集验方》）。

【常用药对】

1.白及配枇杷叶　白及收敛止血，善入肺、胃；枇杷叶清肺降气，化痰止咳。二者配伍，清肺止咳止血，主治肺虚有热、咳嗽咯血。

2.白及配阿胶　白及收敛止血，善入肺经；阿胶补血止血，滋阴润肺。二者配伍，润肺止血作用增强，主治肺痿。

【用法用量】内服：6～15g，煎汤；研末吞服3～6g。外用：适量。

【使用注意】不宜与川乌、制川乌、草乌、制草乌、附子同用。

【本草文献】

1.《医学启源》：止肺血。

2.《滇南本草》：治痨伤肺气，补肺虚，止咳嗽，消肺痨咯血，收敛肺气。

3.《本草汇言》：白及，敛气、渗痰、止血、消痈之药也。此药质极黏腻，性极收涩，味苦气寒，善入肺经。凡肺叶破损，因热壅血瘀而成疾者，以此研末日服，能坚敛肺脏，封填破损，痈肿可消，溃破可托，死肌可去，脓血可洁，有托旧生新之妙用也。

4.《本经逢原》：白及性涩而收，得秋金之气，故能入肺止血，生肌治疮。

5.《医林纂要·药性》：敛肺散瘀，降逆气。

6.《中国药用植物图鉴》：治矽肺。

仙鹤草 Xiānhècǎo

本品首载于《神农本草经》，为蔷薇科植物龙芽草 *Agrimonia pilosa* Ledeb.的干燥地上部分。主产于浙江、江苏、湖南等地。夏、秋二季茎叶茂盛时采割，生用。以茎红棕色、质嫩、叶多、无杂质者为佳。

【处方用名】仙鹤草、龙芽草、脱力草。

【主要药性】苦、涩，平。归心、肝经。

【功效】收敛止血，截疟，止痢，解毒，补虚。

【性能特点】本品苦涩收敛，性平不偏，入肺、肝、脾，作用广泛。一善收敛止血，治内外各种出血；二能涩肠止泻止痢，治腹泻、痢疾，因兼能补虚，又能止血，故对于血痢及久病泻痢尤为适宜；三能解毒截疟，治疟疾寒热；四能补虚、强壮，治脱力劳伤。此外，杀虫而止痒，治疮疖痈肿、阴痒带下。

【肺病应用】

咯血、吐血、衄血 本品味涩收敛，功能收敛止血，广泛用于咯血、吐血、衄血等全身各部的出血之证。因其药性平和，大凡出血病证，无论寒热虚实，皆可应用。如治血热妄行之出血证，可配生地黄、侧柏叶、牡丹皮等凉血止血药同用；若用于虚寒性出血证，可与党参、熟地黄、炮姜、艾叶等益气补血、温经止血药同用。若治肺痨咯血，可单用（《贵州民间方药集》）；若治咯血、尿血等，可配伍茜草、藕节（《河南中草药手册》）。

【常用药对】

仙鹤草配阿胶、藕节 仙鹤草收敛止血；阿胶养阴润肺，补血止血；藕节化瘀止血。三者配伍，止血而不留瘀，又具养阴润肺、止血化瘀之功，主治咯血证属肺阴虚者。

【用法用量】内服：6～12g，煎汤或入丸散。外用适量。

【本草文献】

1.《本草纲目拾遗》：葛祖方：消宿食，散中满，下气，疗吐血各病，翻胃噎膈，疟疾，喉痹，闪挫，肠风下血，崩痢，食积，黄白疸，疔肿痈疽，肺痈，乳痈，痔肿。

2.《现代实用中药》：为强壮性收敛止血剂，兼有强心作用。运用于肺病咯血，肠出血，胃溃疡出血，子宫出血，齿科出血，痔血，肝脓疡等症。

3.《贵州草药》：安神定志，解热止血。

4.《广西民族药简编》：治感冒。

5.《湖南药物志》：祛风散寒，清暑解热。

紫珠叶 Zǐzhūyè

本品首载于《本草拾遗》，为马鞭草科植物杜虹花 *Callicarpa formosana* Rolfe 的干燥叶。主产于陕西及河南南部至长江以南各省。夏、秋二季枝叶茂盛时采摘。切段生用。以叶片完整、质嫩者为佳。

【处方用名】紫珠叶、紫珠。

【主要药性】苦、涩，凉。归肝、肺、胃经。

【功效】凉血收敛止血，散瘀解毒消肿。

【性能特点】本品苦凉清泄，味涩收敛，主入肺、胃，兼能入肝。既收敛止血，又凉血止血，治各种内外伤出血，尤多用于肺胃出血证；能清热解毒敛疮，治烧烫伤、热毒疮疡。

【肺病应用】

1.咯血、吐血、衄血　本品味苦涩而性凉，既能收敛止血，又能凉血止血，适用于各种内外伤出血，尤多用于血热所致中上焦肺胃出血之证。可单独应用，也可配其他止血药物同用。如治咯血、呕血、衄血，可与大蓟、白及等同用；若治咯血，可单用（《福建民间草药》）；若治肺出血，常配伍白及、侧柏叶、阿胶等；若治衄血，多配伍白茅根、仙鹤草、侧柏叶等。

2.喉痹　本品苦涩寒凉，有清热解毒之功，故可用于热毒之咽喉肿痛、喉痹。可单用本品，或配伍玄参、麦冬、板蓝根等。

【常用药对】

紫珠叶配白及　二药均苦涩，配伍后相须为用，收敛止血作用增强。主治体内外各种出血，以肺胃之血热出血最宜。

【用法用量】内服：3～15g，煎汤；研末吞服1.5～3g。外用：适量，敷于患处。

【本草文献】

1.《本草拾遗》：解诸毒物，痈疽，咽痹，毒肿。

2.《中国药用植物图鉴》：对食道静脉出血，肠胃溃疡出血，鼻出血，创伤出血，肺出血以及拔牙出血均有良效。

3.《闽东本草》：治崩漏带下，恶寒发热。

棕榈炭 Zōnglǘtàn

本品首载于《本草拾遗》，为棕榈科植物棕榈 *Trachycarpus fortunei* (HooK.f.) H.Wendl 的叶鞘纤维（即叶柄基底部之棕毛）。主产于广东、福建、云南等地。全年可采，一般多在9～10月间采收，以陈久者为佳。煅炭用。以表面黑棕色、微微发亮、内部呈棕褐色、质较脆、易折断、断面不整齐、略具纤维性、无臭、味淡者为佳。

【处方用名】棕榈炭、陈棕炭。

【主要药性】苦、涩，平。归肝、肺、大肠经。

【功效】收敛止血。

【性能特点】本品药性平和，味苦而涩，为收敛止血之要药，广泛用于各种出血之证，尤多用于崩漏。因其收敛性强，故以治出血而无瘀滞者为宜。此外，还能止泻止带，治久泻久痢、妇人带下。

【肺病应用】

咯血、吐血 本品药性平和，味苦而涩，为收敛止血之要药，广泛用于各种出血之证，因其收敛性强，故以治出血而无瘀滞者为宜。若治鼻出血不止，单用吹鼻；若治鼻衄久不止，可配伍大蓟、龙骨等，如棕榈散（《鸡峰普济方》）；若属血热妄行之吐血、咯血，可与小蓟、山栀等同用，如十灰散（《医方类聚》）。

【常用药对】

棕榈炭配小蓟 棕榈炭苦涩，收敛止血力较强；小蓟凉血止血兼能散瘀。二者配伍，凉血止血而不留瘀，主治血热妄行之咯血、吐血。

【用法用量】内服：3～10g，煎汤；研末服1～1.5g。

【使用注意】出血兼有瘀滞者，湿热下痢初起者慎用。

【本草文献】

1.《日华子本草》：止鼻洪，吐血，破癥，止崩中，带下，肠风，赤白痢。入药烧用，不可绝过。

2.《本草蒙筌》：止鼻洪吐衄殊功。

3.《本草经疏》：其味苦涩，气平无毒。《本经》主诸病皆烧灰用者，凡血得热则行，得黑灰则止，故主鼻洪、吐衄；苦能泄热，涩可去脱，故主崩中带下及肠风、赤白痢也；止血固脱之性而能消瘀血，故能破瘕也。凡失血过多内无瘀滞者，用之切当。

4.《得配本草》：得发炭，治吐衄。

血余炭 Xuěyútàn

本品首载于《神农本草经》，为人发制成的炭化物。各地均有。煅炭用。以体轻、色黑、光亮者为佳。

【处方用名】血余炭、血余、发炭。

【主要药性】苦，平。归肝、胃经。

【功效】收敛止血，化瘀利尿。

【性能特点】本品为血之余，故可入血分，并以炭入药。能收涩止血，兼消瘀，有止血而不留瘀的特点，治各种出血之证，尤多用于咯血、衄血、吐血、血淋、尿血等出血病证；能化瘀通窍，通利水道，治小便不利。

【肺病应用】

咯血、吐血 发乃血之余，故可入血，并以炭入药，故有收涩止血之功，且能消瘀，有止血而不留瘀的特点，可用于各种出血之证，尤多用于咯血、衄血、吐血、血淋、尿血等出血病证。既可内服，也可外用。如《梅师集验方》治鼻衄，《中藏经》治齿衄，《证治要诀》治肌衄等，皆以本品外用。若治咯血、吐血，常与花蕊石、三七同用，如化血丹（《医学衷中参西录》）。

【常用药对】

1.**血余炭配三七**　血余炭收涩止血，兼能化瘀；三七化瘀止血，功专力宏。两药配伍，可明显增强其止血作用，广泛适用于体内外诸出血证。

2.**血余炭配花蕊石**　血余炭既能止血，又能化瘀；花蕊石化瘀止血。二者配伍，止血不留瘀，主治咯血、吐血。

【用法用量】内服：6～10g，煎汤；研末服1.5～3g。外用适量。

【使用注意】胃弱者慎用。

【本草文献】

1.《名医别录》：主咳嗽，五淋，大小便不通，小儿惊痫。止血，鼻衄烧之吹内立已。

2.《新修本草》：疗转胞，小便不通，赤白痢，哽噎，鼻衄，痈肿，狐尿刺，尸疰，丁肿，骨疽，杂疮。

3.《珍珠囊补遗药性赋》：理肺痿。

4.《本草正》：壮肾补肺。

5.《医学衷中参西录》：血余者，发也，不煅则其质不化，故必煅为炭然后入药。其性能化瘀血、生新血有似三七，故善治吐血、衄血。而常服之又可治劳瘵，因劳瘵之人，其血必虚而且瘀，故《金匮》谓之血痹虚劳。

藕节　ǒujié

本品首载于《药性本草》，为睡莲科植物莲*Nelumbo nucifera* Gaertn.的干燥根茎节部。主产于湖南、湖北、浙江等地。秋、冬二季采挖。生用或制用。以表面色灰黄或灰棕色、断面类白色、节两端残留部分的表面有纵纹、无须根泥土者为佳。

【处方用名】藕节、藕节炭。

【主要药性】甘、涩，平。归肝、肺、胃经。

【功效】收敛止血，化瘀。

【性能特点】本品甘涩收敛，入心、肝、胃经。能收敛止血，略兼化瘀，有止血而不留瘀的特点，虽药力和缓，但治出血使用广泛，对吐血、咯血等上部出血病证尤为多用。鲜品性平偏凉，主治出血兼热；炒炭性平偏温，无论寒热均可。

【肺病应用】

咯血、吐血　本品味涩收敛，既能收敛止血，又兼能化瘀，有止血而不留瘀的特点，可用于各种出血之证，对咯血、吐血等上部出血病症尤为多用。可单用，如《本草纲目》治衄血不止，以鲜藕捣汁饮。本品药性平和，单用力薄，常入复方中使用。若治咯血，可与阿胶、白及、枇杷叶等同用，如白及枇杷丸(《证治准绳》)；若治血热虚劳，痰中带血，配白茅根、小蓟，如三鲜汤(《医学衷中参西录》)。

【常用药对】

1.藕节配侧柏叶　二者均能止血，藕节长于收敛止血，兼能化瘀；侧柏叶长于凉血止血。二药配伍，止血力增强，多用于鼻衄、咯血。属血热妄行之出血常用生品；若属虚属寒，或寒热错杂之出血，均宜炒炭。

2.藕节配白茅根　白茅根能清肺热，散热除风，清血中伏热而止血；藕节鲜用凉血止血，炒炭止血力增强。二者配伍，凉血止血力增强，主治风热犯肺、肺络受伤之咯血、尿血等。

【用法用量】内服：9～15g，煎汤或入丸散。

【本草文献】

1.《药性论》：捣汁饮，主吐血不止及口鼻并皆治之。

2.《本草纲目》：能止咯血、唾血、血淋、溺血、下血、血痢、血崩。

3.《本草汇言》：藕节，消瘀血，止血妄行之药也。刑元璧曰：《日华子》治产后血闷腹胀，捣汁，和热童便，有效。盖止中有行散之意。又时珍方治唾血、呕血及便血、溺血、血淋、血崩等证，入四生汤、调营汤中，亦行止互通之妙用也。

4.《得配本草》：得芎䓖为末，治鼻渊脑泻。

5.《本草分经》：生用甘寒，凉血散瘀，治上焦痰热。

第二节　活血通络药

活血通络药，多为味辛苦、性温，部分动物类药味咸，主入心、肝两经。味辛则能散、能行，味苦则通泄，且均入血分，故能行血活血，使血脉通畅、瘀滞消散。主治各种瘀血阻滞之证。

郁金 Yùjīn

本品首载于《药性论》，为姜科植物温郁金 *Curcuma wenyujin* Y.H.Chen et C.Ling、姜黄 *Curcuma longa* L.、广西莪术 *Curcuma kwangsiensis* S.G.Lee et C.F.Liang 或蓬莪术 *Curcuma phaeocaulis* Val.的干燥块根。前两者分别习称"温郁金"和"黄丝郁金"，其余按性状不同习称"桂郁金"或"绿丝郁金"。温郁金主产于浙江，以温州地区最有名，为道地药材；姜黄及蓬莪术主产于四川；广西莪术主产于广西。冬季茎叶枯萎后采挖。生用或制用。以质坚实、外皮皱纹细、切面黄色角质样者为佳。

【处方用名】郁金、酒郁金、醋郁金。

【主要药性】辛、苦，寒。归肝、心、肺经。

【功效】活血止痛，行气解郁，清心凉血，利胆退黄。

【性能特点】本品辛寒清散，苦寒泄降，入血走气，为活血行气凉血之要药。能活血止痛、凉血清心、疏肝解郁、利胆退黄，并兼止血。善治血瘀气滞有热之胸、胁、腹痛；肝郁化火、血热出血；热扰心神及湿热黄疸、胆石症。

【肺病应用】

1.气滞血瘀之胸胁满痛　本品味辛能行能散，能活血、行气，又苦寒可降肺火。若治胸胁满痛，可配黄芩、赤芍、枳壳等，如郁金饮子（《太平圣惠方》）；若治气血瘀滞之胸胁满痛、腹痛，常与木香配伍，气郁倍木香，血瘀倍郁金，如颠倒木金散（《医宗金鉴》）；若治热壅络瘀，肺痈吐脓，胸痛，多配伍苇茎、薏苡仁、黄芩等同用。

2.气火上逆之衄血、吐血　郁金性寒清热，味苦能降泄，入肝经血分而能凉血降气止血。若治气火上逆之衄血、吐血，可单用（《简易方论》），或配地黄、白芍、当归等，如郁金四物汤（《太平圣惠方》）；若治经前、经期衄血，多配牡丹皮、栀子、当归等。

【用法用量】内服：3～10g，煎汤或入丸散。

【使用注意】不宜与丁香、母丁香同用。

【本草文献】

1.《本草汇言》：郁金清气化痰散瘀血之药也，其性轻扬，能散郁滞，顺逆气，上达高巅，善行下焦，为心肺肝胃，气血火痰郁遏不行者最验。故治胸胃膈痛，两胁胀满，肚腹攻疼，饮食不思等证；又治经脉逆行，吐血衄血，唾血血腥。此药能降气，气降则火降，而痰与血亦各循其安所之处而归原矣。

2.《本草正》：止吐血、衄血，单用治妇人冷气血积，结聚气滞，心腹作痛。

3.《本草述》：治发热，郁，咳嗽，齿衄，咳嗽血，溲血，头痛，眩晕，狂痫，带下，淋，并眼目鼻舌咽喉等证。

4.《本经逢原》：治吐血衄唾血血腥，破恶血血淋尿血。

5.《得配本草》：冲痰竹沥，降痰火。

桃仁 Táorén

本品首载于《神农本草经》，本品为蔷薇科植物桃 *Prunus persica*（L.）Batsch 或山桃 *Prunus davidiana*（Carr.）Franch.的干燥成熟种子。桃全国各地均产；山桃主产于辽宁、河北、河南等地。6～7月果实成熟后采收。生用或制用。以颗粒均匀、饱满整齐、不破碎、无壳片者为佳。

【处方用名】桃仁、燀桃仁、光桃仁、炒桃仁、桃仁霜。

【主要药性】苦、甘，平。归心、肝、大肠经。

【功效】活血祛瘀，润肠通便，止咳平喘。

【性能特点】本品苦泄性平，甘润多脂，主入心、肝血分，兼入肺与大肠经，活血力强。善活血祛瘀，治血瘀诸证；活血祛瘀以消痈，治肠痈、肺痈；润燥滑肠，治肠燥便秘；止咳平喘，治咳嗽气喘。

【肺病应用】

1.肺痈 本品活血祛瘀以消痈，配清热解毒药，常用治肺痈，可配苇茎，冬瓜仁等药用，如苇茎汤（《备急千金要方》）。

2.咳嗽气喘 本品味苦，能降肺气，有止咳平喘之功。若治咳嗽气喘，既可单用煮粥食用，又常与苦杏仁同用，如双仁丸（《圣济总录》）。若治产后恶露上攻引起的痰多喘息，配人参、贝母、茯苓等，如二母散（《世医得效方》）。

【常用药对】

1.桃仁配芦根 桃仁活血祛瘀；芦根清热生津，除烦止渴，利尿。二药配伍，泄热消痈，主治肺痈。

2.桃仁配苦杏仁 二者均能降肺气，止咳平喘，配伍后主治咳嗽气喘。

【用法用量】内服：5～10g，煎汤。桃仁霜入汤剂宜包煎。生品及焯品活血祛瘀力强；炒桃仁偏于润燥；桃仁霜偏于活血，而无润肠之功。

【使用注意】孕妇慎用。便溏者慎用。本品有毒，不可过量。

【本草文献】

1.《名医别录》：止咳逆上气，消心下坚，除卒暴击血，破癥瘕，通月水，止痛。

2.《滇南本草》：治血痰。

3.《医学入门·本草》：兼主上气咳嗽，喘急，胸膈痞满。

4.《本草经解》：入手太阴肺经、手少阴心经、足太阴脾经。

牡丹皮 Mǔdānpí

本品首载于《神农本草经》，为毛茛科植物牡丹 *Paeonia suffruticosa* Andr. 的干燥根皮。主产于安徽、河南、山东等地。秋季采挖。生用或制用。以条粗长、皮厚、无木心、断面色白、粉性足、结晶多、香气浓郁者为佳。

【处方用名】牡丹皮、粉丹皮、凤丹皮、酒丹皮、丹皮炭。

【主要药性】苦、辛，微寒。归心、肝、肾经。

【功效】清热凉血，活血化瘀。

【性能特点】本品苦辛微寒，入心、肝、肾经，为清泻行散之品，有凉血而不留瘀、活血而不动血之特点。既善清热凉血，治温毒发斑、血热吐衄；又善活血化瘀，治血滞经闭、痛经、跌打伤痛；还兼退虚热、透阴分伏热，治温病伤阴、阴虚发热、夜热早凉、无汗骨蒸，为治无汗骨蒸之要药；凉血之中，善于散瘀消痈，治火毒炽盛、痈肿疮毒。

【功效】清热凉血，活血散瘀。

【肺病应用】

血热妄行之吐血、衄血 本品苦寒，入心肝血分。善能清营分、血分实热，功能清热凉血止血。治温病热入营血，迫血妄行所致衄血、发斑、吐血，可配水牛角、生地黄、赤芍等药用；若治血热吐衄，可配大黄、大蓟、茜草根等药用，如十灰散（《十药神书》）；

若治阴虚血热吐衄，可配生地黄、栀子等药用，如滋水清肝饮（《医宗己任编》）。

【常用药对】

牡丹皮配大蓟　牡丹皮清热凉血止血；大蓟善凉血止血。二药合用，凉血止血，主治血热妄行之衄血、吐血等。

【用法用量】内服：6~12g，煎汤或入丸散。生用，偏于清热凉血；酒炙，偏于活血祛瘀；炒炭，偏于凉血止血。

【使用注意】血虚有寒、月经过多者及孕妇不宜用。

【本草文献】

1.《名医别录》：味甘，无毒。主咳逆上气，消心下坚，除卒暴击血，破瘕症，通月水，止痛。

2.《开宝本草》：主咳逆上气，消心下坚，除卒暴击血，破癥瘕，通月水，止痛。

3.《本草纲目》：滋阴降火，解斑毒，利咽喉，通小便血滞。

赤芍 Chìsháo

本品首载于《开宝本草》，为毛茛科植物芍药 *Paeonia lactiflora Pall.* 或川赤芍 *Paeonia veitchii Lynch* 的干燥根。主产于内蒙古、四川、辽宁等地。春、秋二季采挖。生用或制用。以根粗壮、断面粉白色、粉性大者为佳。

【处方用名】赤芍、赤芍药、草芍药。

【主要药性】苦，微寒。归肝经。

【功效】清热凉血，散瘀止痛。

【性能特点】本品苦而微寒，专入肝经，为清泻行散之品。善泄血分郁热而凉血、止血，治温毒发斑、血热吐衄；清泻肝火，治目赤肿痛、痈肿疮疡；活血散瘀止痛，治肝郁胁痛、经闭痛经、癥瘕腹痛、跌打损伤。

【肺病应用】

血热妄行之吐血、衄血　本品苦寒入肝经血分，善清泻肝火，泄血分郁热而奏凉血、止血之功。治血热吐衄，可配生地黄、大黄、白茅根等药用。

【用法用量】内服：6~12g，煎汤或入丸散。

【使用注意】不宜与藜芦同用。血寒经闭不宜用。

【本草文献】

1.《药鉴》：入手足太阴二经。

2.《本草经解》：芍药气平，秉天秋收金气，入手太阴肺经。

3.《神农本草经读》：芍药气平，是夏花而秉燥金之气也。

儿茶 Érchá

本品首载于《饮膳正要》，为豆科植物儿茶 *Acacia catechu*（L.f.）Willd.的去皮枝、干的干燥煎膏。主产于云南、广西等地。冬季采收枝、干，加水煎煮，浓缩，干燥。打碎用。以表面黑褐色或棕褐色、有光泽、在火上烧之发泡、有香味者为佳。

【处方用名】儿茶、黑儿茶、儿茶膏、儿茶粉。

【主要药性】苦、涩，微寒。归肺、心经。

【功效】活血止痛，止血生肌，收湿敛疮，清肺化痰。

【性能特点】本品味涩收敛，苦凉清泄，专入肺经，外用与内服咸宜。既活血散瘀，又能止血，治多种内外伤出血证；能解毒收湿，敛疮生肌，外用治多种外科疮疡痔疮等病症；清肺化痰，治肺热咳嗽有痰。

【肺病应用】

1.咯血、鼻衄等出血证　本品具有止血之功。若治肺痨咯血，可配枯矾研末吞服（《全国中草药汇编》）；若治鼻衄，可单味研末搐鼻（《中药临床应用》）。

2.肺热咳嗽　本品性凉苦降，内服能清肺化痰，可治疗肺热咳嗽有痰，配伍桑叶、硼砂、紫苏子等，如安肺宁嗽丸（《医学衷中参西录》）。

【常用药对】

1.儿茶配白及　儿茶味苦降泄，能清肺化痰，性涩收敛，能止血生肌；白及性涩收敛，主入肺胃经，能收敛止血、生肌。二者配伍，收敛止血、生肌之功增强，主治外伤出血、肺痈咯血及妇科崩漏等。

2.儿茶配桑白皮　儿茶性凉苦降，功能清肺化痰；桑白皮味甘性寒，泻肺泄热。二者配伍，共奏清肺泄热、化痰止咳之功，适用于痰火郁肺或肺热咳嗽有痰者。

【用法用量】内服：1~3g，多入丸散服；煎汤，包煎。外用适量。

【本草文献】

1.《饮食膳要》：去痰热，止渴，利小便，消食下气，清神少睡。

2.《本草纲目》：清膈上热，化痰生津，涂金疮，一切诸疮，生肌定痛，止血，收湿。

3.《本草正》：降火生津，清痰涎咳嗽，烦热，止消渴，吐血，衄血，便血，尿血，湿热痢血，及妇人崩淋经血不止，小儿疳热，口疮，热疮，湿烂诸疮，敛肌长肉，亦杀诸虫。

麝香 Shèxiāng

本品首载于《神农本草经》，为鹿科动物林麝 *Moschus berezovskii* Flerov、马麝 *Moschus sifanicus* Przewalski 或原麝 *Moschus moschiferus* Linnaeus 成熟雄体香囊中的干燥分泌物。野麝多在冬季至次春猎取，割取香囊，阴干，习称"毛壳麝香"；剖开香囊，除去囊壳，习称"麝香仁"。家麝直接从其香囊中取出麝香仁。生用。以颗粒色紫黑、粉末色棕褐、质柔、油润、香气浓烈者为佳。

【处方用名】麝香、麝香仁、当门子、元寸香。

【主要药性】辛，温。归心、脾经。

【功效】开窍醒神，活血通经，消肿止痛。

【**性能特点**】本品辛温，气极香，走窜之性甚烈，温通行散，入心、脾经。善开通窍闭，为醒神回苏之要药，治闭证神昏无论寒热皆宜；又为活血散结，消肿止痛之佳品，治疮疡肿毒、瘰疬痰核、咽喉肿痛，内服、外用均有良效；行血中之瘀滞，治血瘀经闭、癥瘕、跌打损伤、风寒湿痹等瘀血诸证无论新久皆可。此外，活血通经走窜之性，力达胞宫，有催生下胎之效，治难产、死胎等。

【**肺病应用**】

喉痹 本品辛香行散，有良好的活血散结、消肿止痛作用，用治咽喉肿痛，可与牛黄、蟾酥、珍珠等配伍，如六神丸（《中药制剂手册》）。若治咽喉肿塞闭痛，满口生疮，津液难咽，配寒水石、芒硝、硼砂等，如麝香朱砂丸（《御药院方》）。

【**用法用量**】内服：0.03~0.1g，多入丸散用。外用：适量。

【**使用注意**】孕妇禁用。

【**本草文献**】

《本草纲目》：疗鼻窒不闻香臭。

第十章　祛痰药

凡能祛痰或消痰，常用以治疗"痰证"为主的药物，称为祛痰药，根据其药性和作用特点，祛痰药分为温化寒痰药和清化热痰药两类。痰既是病理产物，又是致病因子，"随气升降，无处不到"。可以引起多种病证，包括有形之痰证和无形之痰证。

【性能主治】

本类药性有温、凉之别，归肺经为主，兼入心、肝诸经。有祛痰或消痰作用，主治痰证。其中，药性温热者，功善燥湿化痰或温肺化痰，主治寒痰、湿痰所致的咳嗽痰多等症。药性寒凉者，功善清热化痰或润燥化痰，主治热痰、燥痰证。此外，部分药物兼有止咳、平喘、开窍、安神、止呕、止痛、解毒散结、通经活络等作用，还可用于咳嗽、气喘、窍闭神昏、心神不宁、恶心呕吐、疼痛、瘿瘤瘰疬、肢体麻木不遂等。

【应用要点】

1. **对证用药**　本类药物均适应于治疗痰证，在使用时应针对痰证的寒、热不同，有针对性地选择温化寒痰药或清化热痰药。在此基础上，应注意药物性能特征与痰证个体表现的对应性。

2. **配伍用药**　为了增强治疗痰证的疗效，本类药物常配伍使用。同时根据痰证的性质进行适当的配伍。寒痰者，配伍温里祛寒药；热痰者，配伍清热药；湿痰者，配伍健脾燥湿药；燥痰者，配伍养阴生津润燥药。对于癫痫、惊厥、眩晕、昏迷者，则当配平肝息风、开窍、安神药；痰核、瘰疬、瘿瘤者，配软坚散结之品；阴疽流注者，配温阳通滞散结之品。痰易阻滞气机，"气滞则痰凝，气行则痰消"，故化痰药常与理气药同用，以加强化痰之功。

3. **注意事项**　化痰药中的有毒药物，内服时以制用为宜。某些温燥之性强烈的刺激性化痰药，凡痰中带血等有出血倾向者，宜慎用。

第一节　温化寒痰药

本节药物性多温燥，主归肺、脾、肝经，有温肺祛寒、燥湿化痰之功，主治寒痰、湿痰证，如咳嗽气喘、痰多色白、苔腻之症；以及由寒痰、湿痰所致的眩晕、肢体麻木、阴疽流注，以及疮痈肿毒。临床运用时，常与温散寒邪、燥湿健脾的药物配伍，以增强疗效。

半夏 Bànxià

本品首载于《神农本草经》，为天南星科植物半夏*Pinellia ternata*（Thunb.）Breit.的干燥块茎。主产于四川、湖北、河南等地。夏秋二季采挖，洗净，除去外皮和须根，晒干。一般制用。以皮净、色白、质坚实、粉性足者为佳。

【处方用名】生半夏、半夏、清半夏、姜半夏、法半夏。

【主要药性】辛、温；有毒。归脾、胃、肺经。

【功效】燥湿化痰，降逆止呕，消痞散结。

【性能特点】本品温燥，善燥湿而化痰浊，为燥湿化痰、温化寒痰要药，尤善治脏腑湿痰。入肺以治湿痰阻肺，肺气壅滞，咳嗽气逆，痰多色白；又可温化寒痰冷饮，以治寒饮咳喘，痰多清稀，夹有泡沫者。入脾胃，燥化中焦痰湿，以助脾胃运化，有良好的止呕作用，各种原因的呕吐皆可随症配伍使用。因其性温燥，长于化痰湿，故尤宜于痰饮或胃寒所致者。半夏辛散温通，化痰散结利气消痞，治痰湿互结、气机不畅、脾胃升降失常、心下痞满不痛，或呕吐下利或痰热互结、气机阻滞、胸脘痞满、按之则痛等症。又可用于气滞痰凝之梅核气，咽中梗阻，如有炙膏，吐之不出，吞之不下。

【肺病应用】

1.湿痰，寒痰证　本品性温而燥，为燥湿化痰、温化寒痰之要药。尤善治脏腑之湿痰。治痰湿壅滞之咳嗽声重，痰白质稀者，常与陈皮、茯苓等同用，如二陈汤（《太平惠民和剂局方》）。痰饮内盛，胃气失和而夜寐不安者，配秫米以化痰和胃安神。

2.心下痞，结胸，梅核气　半夏辛开散结，化痰消痞。治痰热阻滞致心下痞满者，常配干姜、黄连、黄芩以苦辛通降，开痞散结，如半夏泻心汤（《伤寒论》）；治痰热结胸，可配瓜蒌、黄连，如小陷胸汤（《伤寒论》）；治梅核气，气郁痰凝者，配紫苏、厚朴、茯苓等，以行气解郁、化痰散结，如半夏厚朴汤（《金匮要略》）。

【常用药对】

1.半夏配旋覆花　半夏消痰散结；旋覆花开结消痰，下气行水，降气止噫。二药伍用，祛痰止咳、和胃止呕之效增强，临床应用于痰饮壅肺之咳喘及寒湿犯胃所致的呕吐噫气。

2.半夏配黄芩　半夏辛温性燥，功能燥湿化痰、降逆止呕；黄芩苦寒，清肺热、燥湿邪。二药合用，脾肺同治，寒温并用，既杜生痰之源，又清贮痰之器，源清流洁，痰化肺清。用于痰热壅肺，肺气上逆之咳嗽痰多色黄者；或痰热互结，胸脘痞闷，气逆不降之呕吐。

3.半夏配麦冬　半夏温燥，燥湿化痰；麦冬甘苦微寒，养阴益胃，润肺清心。二药合用，润肺胃而降逆气，清虚热而化痰浊，润而不腻，燥不伤阴，应用于热病伤津、肺胃阴虚及肺痿虚热日久、咳唾气逆、口干舌红、嘈杂欲呕。

4.半夏配干姜　半夏辛温而燥，为燥湿化痰、降逆止呕之要药；干姜辛热，有温肺化饮、温中降逆之功。二者合用，既温散肺中寒邪而化痰饮；又能温脾胃祛湿浊而绝生痰之源，用于寒痰阻肺、咳嗽气喘、咳痰清稀。亦可用于寒饮呕逆。

5.半夏配丁香 半夏燥湿化痰，降逆和胃；丁香温中降逆、补肾助阳。两药合用，可治婴孩小儿风痰在膈，痰盛咳嗽，作热烦闷，神不安稳，睡眠不宁，可进饮食或欲饮食，食之即呕。

6.半夏配防风 半夏辛温，燥湿化痰，降逆止呕；防风解表祛风，胜湿，止痉。两药合用，能化痰止咳，主治风痰壅盛、头疼目眩、咽膈不利、涕唾稠黏、胸中烦满、酒癖停饮、呕逆恶心、胁下急痛、肠中水声、神思昏愦、心忪面热。

【用法与用量】内服：3～9g，煎汤或入丸散。一般炮制后使用。外用：适量，磨汁涂或研末以酒调敷患处。

【使用注意】不宜与川乌、制川乌、草乌、制草乌、附子同用；生品按《医疗用毒性药品管理办法》要求管理使用，生品内服宜慎。

【本草文献】

1.《名医别录》：消心腹胸膈痰热满结，咳嗽上气，心下急痛，坚痞，时气呕逆，消痈肿，堕胎。

2.《药性论》：消痰涎，开胃健脾，止呕吐，去胸中痰满，下肺气，主咳。

3.《珍珠囊》：除痰涎，胸中寒痰，治太阳痰厥头痛。

4.《医学启源》：治寒痰及形寒饮冷伤肺而咳，大和胃气，除胃寒，进饮食。治太阴痰厥头痛，非此不能除。

5.《本经逢原》：半夏同苍术、茯苓治湿痰；同瓜蒌、黄芩治热痰；同南星、前胡治风痰；同芥子、姜汁治寒痰。惟燥痰宜瓜蒌、贝母，非半夏所能治也。

6.《主治秘要》：燥胃湿，化痰，益脾胃气，消肿散结，除胸中痰涎。

天南星 Tiānnánxīng

本品首载于《本草拾遗》，为天南星科植物天南星 *Arisaema erubescens*（Wall.）Schott、异叶天南星 *Arisaema heterophyllum* Bl. 或东北天南星 *Arisaema amurense* Maxim. 的干燥块茎。秋、冬二季茎叶枯萎时采挖，除去须根及外皮，干燥。一般制用。以个大、色白、粉性足者佳。

【处方用名】制天南星。

【主要药性】苦、辛，温；有毒。归肺、肝、脾经。

【功效】燥湿化痰，祛风止痉，散结消肿。

【性能特点】本品苦温性燥，力强有毒，入肺、肝、脾经。既能燥湿化痰，治顽痰咳嗽，又善祛经络风痰而止痉，治风痰诸证及破伤风；还能散结消肿而止痛，治痈疽、瘰疬。外用能解毒消肿，治蛇虫咬伤。

【肺病应用】

湿痰，寒痰证 本品苦温而燥，有较强的燥湿化痰之功。治湿痰阻肺，咳喘痰多，胸膈胀闷，常与半夏相须为用，并配枳实、橘红等，如导痰汤（《传信适用方》）；热痰咳嗽，可与黄芩等同用，小黄丸（张洁古《保命集》）。

【常用药对】

制天南星配枳实 制天南星苦辛温燥，有较强的燥湿化痰之功；枳实辛行苦降，尤善行气化痰。两药伍用，可增强化痰消痞作用，适用于湿痰阻肺、胸膈胀闷。

【用法用量】内服：3~9g，煎汤或入丸散。外用生品适量，研末以醋或酒调敷患处。

【使用注意】孕妇慎用；生品按《医疗用毒性药品管理办法》要求管理使用。生品内服宜慎。

【本草文献】

1.《开宝本草》：主中风，麻痹，除痰，下气，破坚积，消痈肿，利胸膈，散血堕胎。

2.《药类法象》：治形寒饮冷伤肺，风寒咳嗽。

3.《本草纲目》：治惊痫，口眼㖞斜，喉痹，口舌疮糜，结核，解颅。

4.《本经逢原》：南星、半夏皆治痰药也。然南星专走经络，故中风、麻痹以之为导；半夏专走肠胃，故呕吐、泄泻以之为向导。

5.《得配本草》：虚痰、燥痰禁用。

6.《中华藏本草》：根：有毒。退烧、杀虫、祛胃风、消痞块。治胃痛、小儿惊风、慢性气管炎、支气管扩张、破伤风、口噤强直、癫痫、骨刺、骨瘤、疮疖。花：治胎病，下胎。

7.《中华本草》：祛风止痉，化痰散结。

附：胆南星

本品为天南星用牛胆汁拌制而成的加工品。性味苦、微辛，凉。归肝、胆经。功能清热化痰，息风定惊。适用于中风、癫痫、惊风、头风眩晕、痰火喘咳等症。煎服，1.5~6g。

芥子 Jièzǐ

本品首载于《名医别录》，为十字花科植物白芥 *Sinapis alba* L.或芥 *Brassica juncea*（L.）Czern.et Coss.的干燥成熟种子。前者习称"白芥子"，后者习称"黄芥子"。主产于河南、安徽。夏末秋初果实成熟时采割植株，晒干，打下种子，除去杂质。生用或制用。以粒大、饱满者为佳。

【处方用名】芥子、炒芥子、炒白芥子、炒黄芥子。

【主要药性】辛，温。归肺经。

【功效】温肺豁痰利气，散结通络止痛。

【性能特点】芥子辛香气烈、性温祛寒，走散、温通力强。入肺经，善温肺豁痰、利膈宽胸，适用于寒痰壅肺、气滞不行而致咳喘胸闷、痰多清稀者，以及水停胸胁而致咳喘胸满胁痛者。又能旁达四肢、温通经络，治疗痰湿阻滞经络之肢体麻木、关节肿痛、阴疽肿毒。正如《本草求真》所云："能治胁下及皮里膜外之痰，非此不达。"

【肺病应用】

寒痰喘咳，悬饮　本品辛温，能散肺寒，化饮痰，利气机。治寒痰壅肺，咳喘胸闷，痰多难咳，可与紫苏子、莱菔子配伍，如三子养亲汤（《韩氏医通》）。治悬饮咳喘胸满胁痛者，可与甘遂、大戟等配伍，如控涎丹（《三因极一病证方论》）。治冷哮日久，可配细辛、甘遂、麝香等研末，于夏令外敷肺俞、膏肓等穴。

【常用药对】

1.芥子配细辛　芥子辛散温通，长于温化寒痰；细辛辛温发散，外能发散风寒，内能温肺化饮。两药伍用，相辅相成，共奏温化寒痰逐饮之功，适用于寒饮壅肺、咳喘痰多清稀。

2.芥子配甘遂　芥子辛温，善化寒痰，逐水饮；甘遂苦寒性降，善行经隧之水湿，泻下逐饮力峻。两药相配，寒温并施，共奏豁痰逐饮之功，多用于悬饮咳喘、胸闷胁痛之症。

【用法用量】内服：3～9 g，煎汤或入丸散，不宜久煎。外用：适量。

【使用注意】本品性温辛散，易耗气助火，对肺虚久咳、阴虚火旺及胃火炽盛者忌用。外敷有发疱作用，皮肤过敏者不可外用。

【本草文献】

1.《本草纲目》：利气豁痰，除寒暖中，散肿止痛。治喘嗽反胃，痹木脚气，筋骨腰节诸痛。

2.《神农本草经疏》：白芥子味极辛，气温。能搜剔内外痰结，及胸膈寒痰，冷涎壅塞者殊效。

3.《药品化义》：专开结痰，痰属热者能解，属寒者能散。痰在皮里膜外，非此不达，在四肢两胁，非此不通。

4.《中华本草》：温中散寒，豁痰利窍，通络消肿。

5.《中华藏本草》：散寒、祛风、补血。治胃寒吐食、心腹疼痛、腰痛肾冷。

皂荚 Zàojiá

本品首载于《神农本草经》，为豆科乔木皂荚*Gleditsia sinensis* Lam.的干燥果实，又名皂角。产于东北、华东、中南等地。秋季果实成熟时采收，晒干。切片。生用或制用。以肥厚饱满、质坚者为佳。

【处方用名】皂荚、皂角。

【主要药性】辛、咸，温；有小毒。归肺、大肠经。

【功效】祛痰开窍，散结消肿。

【性能特点】皂荚味辛而性窜，辛能通利气道，咸能软化胶结之痰，顽痰胶阻于肺而见咳逆上气，稠痰难咳，不能平卧者尤宜用之。正如徐灵胎所谓："稠痰黏肺，不能清涤，非此不可。"外用入鼻则嚏，入喉则吐，能祛痰通窍开闭，故凡中风、痰厥、癫痫、喉痹等属痰涎壅盛、关窍阻闭者，均可用此。

【肺病应用】

顽痰阻肺，咳喘痰多　本品辛散咸软，能化胶结顽痰。治顽痰胶阻于肺，见咳逆上气、时吐稠痰、难以平卧者宜用之，可单味研末，以蜜为丸，枣汤送下，如皂荚丸（《金匮要略》）；治胸中痰结证，以皂荚熬膏，加醋煮半夏及明矾，合柿饼捣为丸，如钓痰丸（《太平圣惠方》）。全皂荚焙干研末，蜂蜜和丸，有较好祛痰作用。

【常用药对】

1.皂荚配麻黄　皂荚辛能通利气道，咸能软化胶结之痰，功专祛除顽痰；麻黄辛散温通，既发汗解表，又宣肺平喘。两药伍用，可增强化痰平喘之力，适用于顽痰阻肺、咳喘痰多。

2.皂荚配白矾　皂荚味辛散而性窜，入喉则吐，能开噤通窍；白矾酸苦涌泄而能祛除风痰。两药伍用，温水调服，有涌吐痰涎而豁痰开窍醒神之效，多用于痰涎壅盛之喉痹症。

【用法用量】内服：1～1.5g，多入丸散用。外用：适量，研末吹鼻取嚏或研末调敷患处。

【使用注意】本品辛烈走窜，故凡孕妇、气虚阴亏及有咯血倾向者均忌用。内服勿过量，以免引起呕吐和腹泻。

【本草文献】

1.《名医别录》：疗腹胀满，消谷，除咳嗽囊结，妇人胞不落，明目益精。

2.《本草纲目》：利气豁痰，除寒暖中，散肿止痛，治咳嗽反胃，……皂荚属金，入手太阴、阳明经。金胜木，燥胜风，故兼入足厥阴，治风木之病，……入手太阴、阳明经气分，通肺及大肠气，治咽喉痹塞，痰气喘咳，风疠疥癣。

3.《景岳全书》：善逐风痰，利九窍，通关节，治头风，杀诸虫精物，消谷导痰，除咳嗽心腹气结，疼痛胀满，开中风口噤，治咽喉痹塞肿痛，行肺滞，通大肠秘结，堕胎，破坚癥，消肿毒，及风癣疥癞。

4.《本草述》：主治……喉塞肿痛，风邪痫疾，风涎眩晕，胸膈痞塞，痰逆呕吐反胃，除风湿肿渴，利二便关膈。

5.《中华本草》：祛痰止咳，开窍通闭，杀虫散结。

旋覆花 Xuánfùhuā

本品首载于《神农本草经》，为菊科植物旋覆花 *Inula japonica* Thunb. 或欧亚旋覆花 *Inula Britannica* L. 的干燥头状花序。全国大部分地区均产。夏、秋二季花开放时采收，除去杂质，阴干或晒干。生用或制用。以朵大、色浅黄者为佳。

【处方用名】旋覆花、蜜旋覆花。

【主要药性】苦、辛、咸，微温。归肺、脾、胃、大肠经。

【功效】降气，消痰，行水，止呕。

【性能特点】旋覆花苦辛咸而性微温，苦降辛开，咸能软坚，温能宣通，入肺可降气化痰而平喘咳，消痰行水而除痞满，用于痰涎壅肺、痰饮蓄结、胸膈痞闷、喘咳痰多者，不论寒证或热证，皆可应用。因其性温，故治寒痰壅肺、喘咳痞闷尤为适宜。旋覆花又归脾、胃经，善降胃气，有良好的降气止呕噫作用，常用于痰浊内停、胃气不和所致噫气、呕吐、心下痞满诸症。

【肺病应用】

咳喘痰多，痰饮蓄结，胸膈痞满 本品苦降辛开，降气化痰而平喘咳，消痞行水而除痞满。治寒痰咳喘，可与紫苏子、半夏等同用；治痰热者，可与桑白皮、瓜蒌等同用；治顽痰胶结，胸中满闷者，可与海浮石、海蛤壳等同用。

【常用药对】

1.旋覆花配紫苏子 旋覆花辛温性降，功专降气行水化痰；紫苏子辛温润降，长于降肺气、化痰涎。两药伍用，可增强降气化痰作用，气降痰消则咳喘自平，适用于痰壅气逆、咳嗽气喘、痰多胸痞之症。

2.旋覆花配桑白皮 旋覆花苦降辛开，长于降气化痰而平喘咳；桑白皮甘寒性降，功专泄肺热、平喘咳。两药相配，寒温同用，共奏清肺热而平喘咳之功，适用于肺热痰黄咳喘之症。

3.旋覆花配瓜蒌 旋覆花辛开散结，降气化痰消痞；瓜蒌利气开郁，导痰浊下行而宽胸散结。两药伍用，可增强化痰散结消痞之功，适用于痰气互结、胸阳不通之胸痹疼痛、不得卧者。

4.旋覆花配香附 旋覆花辛温通降，功善降气化痰，舒畅气机；香附辛行苦泄，长于疏肝理气、调经止痛。两药配伍，气血同调，气行血畅而痛止，适用于气血不和之胸胁痛者。

【用法用量】内服：3～9g，煎汤，包煎。或入丸散。

【使用注意】阴虚劳嗽、津伤燥咳者慎用。

【本草文献】

1.《神农本草经》：主结气胁下满，惊悸。除水，去五脏间寒热，补中，下气。

2.《药性论》：主胁肋气，下寒热水肿，主治膀胱宿水，去逐大腹，开胃，止呕逆不下食。

3.《本草汇言》：旋覆花，消痰逐水，利气下行之药也。主心肺结气，胁下虚满，胸中结痰，呕吐，痞坚噫气，或心脾伏饮，膀胱留饮，宿水等证。大抵此剂微咸以软坚散痞，性利下气行痰水，实消伐之药也。

4.《医林纂要》：补心，通血脉，泄肺、降逆气。

5.《中华本草》：消痰行水，降气止呕。

附：金沸草

本品为旋覆花的地上部分。性味功效与旋覆花相似，性善疏散。主要用于外感咳嗽痰多之症。煎服，5～10g。

白前 Báiqián

本品首载于《名医别录》，为萝藦科植物柳叶白前 *Cynanchum stauntonii*（Decne.）Schltr. ex Lécl.或芫花叶白前 *Cynanchum glaucescens*（Decne.）Hand.–Mazz.的干燥根茎和根。主产于浙江、江苏、安徽等地。秋季采挖，洗净，晒干。切段。生用或制用。以色黄白者为佳。

【处方用名】白前，蜜白前。

【主要药性】辛、苦，微温。归肺经。

【功效】降气，消痰，止咳。

【性能特点】白前辛、苦，主归肺经，性微温而不燥热，既能降气，又能祛痰止咳，为治疗咳喘之要药。凡肺气壅滞，痰多而咳嗽不爽，胸满喘急之症，不论寒热，皆可应用。总以肺气壅遏，痰多咳出不爽为使用要点。

【肺病应用】

咳嗽痰多，胸满喘急 本品长于祛痰，又能降气，凡肺气壅实、咳嗽痰多、气逆喘促之症都可应用。偏寒者，常与半夏、紫菀等同用，如白前汤（《备急千金要方》）；偏热者，可与桑白皮、葶苈子等同用，如白前丸（《圣济总录》）；治外感风寒咳嗽，常与荆芥、桔梗、陈皮等配伍，如止嗽散（《医学心悟》）；治咳喘浮肿、喉中痰鸣属于实证者，与紫菀、大黄等同用，如白前汤（《深师方》）。

【常用药对】

1.**白前配荆芥** 白前辛苦微温而不燥烈，功专降气化痰以平咳喘；荆芥辛散气香，长于发表散风。两药伍用，一表一里，升降并举，共奏解表宣肺、化痰止咳之功，适用于外感风寒、咳嗽痰多之症。

2.**白前配桔梗** 白前辛开苦降，微温不燥，长于降气化痰；桔梗辛散性升，功专宣肺祛痰利咽。两药相配，一升一降，宣畅上焦，共奏宣肺降气、化痰止咳之功，适用于咳嗽痰多、咽痛、胸闷不畅。

3.**白前配桑白皮** 白前辛开苦降，微温不燥，擅祛痰降肺而平咳喘；桑白皮甘寒性降，主入肺经，以泄肺热、平喘咳为专长。两药伍用，可增强泻肺平喘、降气化痰之功，适用于肺热壅盛、咳喘痰黄者。

4.**白前配紫菀** 白前辛苦微温，善于降气化痰；紫菀甘润苦泄，善于润肺化痰止咳。两药相配，一温一润，温散寒湿痰浊，又不伤肺气肺阴，痰消则咳嗽自宁，多用于风寒犯肺、咳嗽咽痒、咳痰不爽之症。

5.**白前配百部** 白前善于降气消痰止咳，百部长于润肺化痰止咳。两药伍用，相须相辅，化痰中有润肺之力，润肺中又不致留痰，温润平和，用治感冒日久、肺气肃降失常、咳喘不已、胸闷气逆；或用治肺痨咳嗽。

【用法用量】内服：3~10g，煎汤或入丸散。

【使用注意】祛痰作用强，对胃黏膜有刺激性，如有胃病或有出血倾向者慎用。

【**本草文献**】

1.《名医别录》：主治胸胁逆气，咳嗽上气。

2.《本草衍义》：保定肺气，治嗽多用。以温药相佐使，则尤佳。

3.《本草蒙筌》：味甘、辛，气微温。无毒。咳嗽上气能降，胸胁逆气堪驱。气壅膈，倒睡不得者殊功；气冲喉，呼吸欲绝者立效。仍治气塞咽嗌，时作水鸡声鸣。故古人气嗽方中，每每用之不遗，亦以其善主一切气也。

4.《本草纲目》：手太阴药也。长于降气，肺气壅实而有痰者宜之。

5.《本草汇言》：白前泄肺气，定喘嗽之药也，疗喉间喘呼，为止咳之首剂；宽膈之满闷，为降气之上品。前人又主奔豚及肾气，然则性味功力，三因并施，脏腑咸入，腠里皮毛，靡不前至，盖以功力为名也。

6.《中华本草》：用于痰多壅肺，肺气上逆之咳嗽气喘。

远志 Yuǎnzhì

本品首载于《神农本草经》，为远志科植物远志 *Polygala tenuifolia* Willd.或卵叶远志 *Polygala sibirica* L.的干燥根。主产于山西、陕西、河北等地。春、秋二季采挖，除去须根及泥沙，晒干。切段。生用或制用。以色灰黄、肉厚、去净木心者为佳。

【**处方用名**】远志，制远志，蜜远志。

【**主要药性**】苦、辛，温。归心、肾、肺经。

【**功效**】安神益智，交通心肾，祛痰，消肿。

【**性能特点**】远志苦辛性温，入肺经，能祛痰止咳，用治痰多黏稠、咳吐不爽等。远志归心经，能祛心经痰浊，辛行苦泄，能开心气而宁心安神，又能通肾气而强志不忘，为交通心肾、安定神志、益智强识之佳品。治心肾不交或痰浊阻闭心神不安。远志又能疏通气血之壅滞而消散痈肿，故可用于痈疽疮毒、乳房肿痛。

【**肺病应用**】

咳嗽痰多　本品苦温性燥，入肺经，能祛痰止咳，故可用治痰多黏稠、咳吐不爽或外感风寒、咳嗽痰多者，常与苦杏仁、贝母、瓜蒌、桔梗等同用。

【**常用药对**】

远志配桔梗　两药都可祛痰止咳，远志又能开郁；桔梗又能宣肺。两药同用，可增加祛痰止咳效力，常用于痰气郁滞、肺气失宣之咳嗽痰多。

【**用法用量**】内服：3～10g，煎汤或入丸散。

【**使用注意**】本品内服刺激性较强，有胃炎及胃溃疡者慎用。

【**本草文献**】

1.《神农本草经》：主咳逆伤中，补不足，除邪气，利九窍，益智慧，耳目聪明，不忘，强志，倍力。

2.《名医别录》：定心气，止惊悸，益精，去心下膈气，皮肤中热，面目黄。

3.《本经逢原》：昔人治喉痹失音作痛，远志末吹之，涎出为度，取其通肾气而开窍也。又治妇人血噤失音，及一切痈疽，嗅鼻，治脑风，杀乌附毒辣。

4.《神农本草经百种录》：味苦，温。主咳逆，气滞之咳。

5.《医学衷中参西录》：味酸微辛，性平。其酸也能阖，其辛也能辟，故其性善理肺，能使肺叶之阖辟纯任自然，而肺中之呼吸于以调，痰涎于以化，即咳嗽于以止矣。

6.《中华藏本草》：清热、利水。治咽喉疾病、气管炎、水肿。

7.《中华本草》：宁心安神，祛痰开窍，解毒消肿。

莱菔子 Láifúzǐ

本品首载于《日华子本草》，为十字花科植物萝卜 *Raphanus sativus* L.的干燥成熟种子。全国各地均产。夏季果实成熟时采割植株，晒干，搓出种子，除去杂质，晒干。生用或制用。用时捣碎。以粒大、饱满、色红棕者为佳。

【处方用名】莱菔子，炒莱菔子。

【主要药性】辛、甘，平。归肺、脾、胃经。

【功效】消食除胀，降气化痰。

【性能特点】本品入肺经，具有良好的降气化痰定喘之功，用治痰涎壅盛、咳嗽气喘。如朱震亨所言："莱菔子治痰，有推墙倒壁之功。"

【肺病应用】

咳喘痰多 本品既能消食化积，又能降气化痰，止咳平喘。治咳喘痰壅，胸闷兼食积者，可单用本品为末服（《食医心镜》）；或与白芥子、紫苏子等同用，如三子养亲汤（《韩氏医通》）。

【常用药对】

1.莱菔子配半夏 莱菔子性味辛甘平，入脾胃肺经，长于利气而消食除胀、降气化痰；半夏性味辛苦温，辛开苦降，主入脾胃经，善于燥湿化痰、和胃消痞、降逆止呕。两药合用，共奏消食化痰、降气除痞之功，适用于食积腹胀、恶食嗳腐、脘腹痞满胀痛及痰壅气逆、咳嗽气喘等。

2.莱菔子配苦杏仁 莱菔子辛甘性平，能消食导滞，降气化痰；苦杏仁苦温，祛痰止咳，平喘，润肠。二者合用如莱子丸，主治痰嗽、风痰咳喘，或吐脓血，并老人咳喘。

【用法用量】内服：5～12g，煎汤或入丸散。

【使用注意】本品辛散耗气，气虚及无积滞者忌用。不宜与人参同用。

【本草文献】

1.《日华子本草》：水研服，吐风痰，醋研消肿毒。

2.《本草衍义》：莱菔辛而又甘，故能散缓而又下气速也。

3.《滇南本草》：下气宽中，消膨胀，消痰涎，消宿食，消面积滞，降痰，定吼喘，攻肠胃积滞，治痞块，单腹疼。

4.《本草纲目》：下气定喘，治痰，消食，除胀，利大小便，止气痛，下痢后重，发疮疹。

5.《神农本草经疏》：味辛过于根。生研汁服，吐风痰。同醋研，消肿毒。炒熟，下气定喘，消食除胀，止气痛。以其性辛甚，故升降之功亦烈于根也。

6.《医林纂要》：生用，吐风痰，宽胸膈，托疮疹；熟用，下气消痰，攻坚积，疗后重。

7.《中华本草》：消食导滞，降气化痰。

第二节　清化热痰药

本节药物药性多寒凉，可清化热痰，主治热痰证；部分药物质润，能润燥化痰，主治燥痰证。对于咳嗽气喘，痰黄质稠，或痰稠难咳，唇舌干燥之燥痰证，常选用本节药物治疗。此外，痰热癫痫、中风惊厥、瘿瘤、痰火瘰疬等，均可选用本节药物治之。临床应用时，常与清热泻火、养阴润肺药配伍，以增强疗效。

川贝母 Chuānbèimǔ

本品首载于《神农本草经》，为百合科植物川贝母*Fritillaria cirrhosa* D.Don、暗紫贝母*Fritillaria unibracteata* Hsiaoet K.C.Hsia、甘肃贝母*Fritillaria przewalskii* Maxim或梭砂贝母*Fritillaria delavayi* Franch.的干燥鳞茎。前三者按性状不同分别习称"松贝""青贝"，后者称"炉贝"。主产于四川、云南、甘肃等地。夏、秋二季或积雪融化后采挖，除去须根、粗皮及泥沙，晒干或低温干燥。生用。以质坚实、粉性足、色白者为佳。

【处方用名】川贝，川贝母。

【主要药性】苦、甘，微寒。归肺、心经。

【功效】清热润肺，化痰止咳，散结消痈。

【性能特点】川贝母苦、甘，微寒，主归肺经。苦寒清热，甘寒润肺，故有清热润肺化痰之功，常用于热痰、燥热咳嗽；尤多用于肺热燥咳及肺虚久咳，痰少咽燥或痰中带血等症。川贝母苦寒开泄，有清热散结消痈之效，每与软坚散结、凉血解毒药同用，治疗瘰疬、痈肿之未溃者及乳痈、肺痈等症。

【肺病应用】

1.虚劳咳嗽，肺热燥咳　本品性寒味微苦，能清泄肺热化痰，又味甘质润能润肺止咳，尤宜于内伤久咳，燥痰、热痰之证。治肺阴虚劳嗽，久咳有痰者，常与沙参、麦冬等同用；治肺热、肺燥咳嗽，常与知母同用，如二母散（《急救仙方》）。

2.肺痈　本品能清热化痰散结。治热毒壅结之肺痈，常配蒲公英、鱼腥草等以清热解毒、消肿散结。

【常用药对】

1.川贝母配苦杏仁　川贝母苦泄甘润，微寒清热，善润肺化痰，又能清泄胸中郁结之火；苦杏仁苦温，能宣肺散滞，下气定喘止咳。两者同用，一凉一温，一润一降，使气利痰消，喘咳自宁，用于肺虚久咳、痰少咽燥等；又治外感风寒，痰热郁肺，咳嗽咳吐黄痰。

2.**川贝母配知母** 两者皆能清肺润燥，其中川贝母味苦、甘，性寒质润，尤善润肺止咳，兼能清肺化痰；知母苦甘性寒质润，长于泄肺热、润肺燥、生津养阴。两药伍用，相得益彰，既增强清肺润燥之力，又能化燥痰、养肺阴，适用于燥热犯肺或阴虚生燥之干咳无痰，或痰少质黏，咳吐不利。

3.**川贝母配厚朴** 川贝母苦甘微寒，归心、肺二经，有清热润肺、化痰散结之效；厚朴苦辛温燥，能行气除满，温中燥湿，湿去则痰消，肺气肃降，呼吸顺畅，咳喘自止。二药配用后，相辅为用，有化痰除湿、降气止咳、开郁消胀之功；又厚朴得川贝母之甘润，无温燥伤阴之弊，适用于气滞痰聚，痰气上逆之咳喘，兼见肺脾气滞之胸腹胀满。

4.**川贝母配北沙参** 川贝母甘寒质润，尤善润肺止咳，兼能清肺化痰；北沙参甘润苦寒，长于补肺阴、清肺热。两药伍用，共奏养阴润肺、化痰止咳之功，适用于阴虚肺燥有热之干咳少痰、咯血或咽干音哑等。

5.**川贝母配南沙参** 川贝母甘寒质润，尤善润肺止咳，兼能清肺化痰；南沙参甘润苦寒，长于补肺阴、化痰清肺热。两药配伍，共奏养阴润肺、化痰止咳之功，适用于阴虚肺燥有热之干咳少痰、咯血或咽干音哑等。方如月华丸。

【**用法用量**】内服：3～10g，煎汤；研粉冲服，一次1～2g。

【**使用注意**】不宜与川乌、制川乌、草乌、制草乌、附子同用。

【**本草文献**】

1.《神农本草经》：主伤寒烦热，淋漓邪气，疝瘕，喉痹，乳难，金疮，风痉。

2.《名医别录》：味苦，微寒，无毒。主治腹中结实，心下满，洗洗恶风寒，目眩、项直，咳嗽上气，止烦热渴，出汗，安五藏，利骨髓。

3.《日华子本草》：消痰，润心肺。末和砂糖为丸，含，止嗽，烧灰油调，傅人畜恶疮。

4.《本草会编》：治虚劳咳嗽，吐血咯血，肺痿肺痈，妇人乳痈，痈疽及诸郁之证。

5.《神农本草经疏》：色白象金而主肺，肺有热，因而生痰，或为热邪所干，喘嗽烦闷，必此主之。

6.《本草汇言》：贝母，开郁，下气，化痰之药也，润肺消痰，止咳定喘，则虚劳火结之证，贝母专司首剂。

7.《中华本草》：清热润肺，化痰止咳，散结消肿。主治肺虚久咳，虚劳咳嗽，燥热咳嗽，肺痈，瘰疬，痈肿，乳痈。

附：平贝母

本品为百合科植物平贝母 *Fritillaria ussuriensis* Maxim. 的干燥鳞茎。性味苦、甘，微寒。归肺、心经。主要清热润肺，化痰止咳。临床上用于肺热燥咳，干咳少痰，阴虚劳嗽，咳痰带血。煎服，3～9g；研粉冲服，一次1～2g。不宜与川乌、制川乌、草乌、制草乌、附子同用。

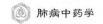

伊贝母

本品为百合科植物新疆贝母*Fritillaria walujewii* Regel或伊犁贝母*Fritillaria pallidiflora* Schrenk的干燥鳞茎。性味苦、甘、微寒。归肺、心经。主要清热润肺，化痰止咳。临床上用于肺热燥咳，干咳少痰，阴虚劳嗽，咳痰带血。煎服，3～9g。不宜与川乌、制川乌、草乌、制草乌、附子同用。

浙贝母 Zhèbèimǔ

本品首载于《本草正》，为百合科植物浙贝母*Fritillaria thunbergii* Miq.的干燥鳞茎。原产于浙江象山，现主产于浙江鄞州。初夏植株枯萎时采挖，洗净。大小分开，大者除去芯芽，习称"大贝"；小者不去芯芽，习称"珠贝"。分别撞擦，除去外皮，拌以煅过的贝壳粉，吸去擦出的浆汁，干燥；或取鳞茎，大小分开，洗净，除去芯芽，趁鲜切成厚片，洗净，干燥，习称"浙贝片"。生用。以鳞叶肥厚、质坚实、粉性足、断面色白者为佳。

【处方用名】浙贝，浙贝母。

【主要药性】苦，寒。归肺、心经。

【功效】清热化痰止咳，解毒散结消痈。

【性能特点】本品苦寒清泄，入肺、心经，为清热开泄之品，善清热化痰而开郁散结。既可入肺治风热、痰热咳嗽，又可治痰热郁结之瘰疬、疮毒。

【肺病应用】

1.风热、痰热咳嗽　本品苦寒清泄，长于清化热痰、降泄肺气。多用于治风热咳嗽及痰热郁肺之咳嗽。治疗风热咳嗽，常与桑叶、牛蒡子等同用；治疗痰热郁肺，常与瓜蒌、知母等同用。

2.肺痈，瘰疬，乳痈疮毒　本品苦泄清解热毒，化痰散结消痈。治肺痈咳吐脓血，常配伍鱼腥草、芦根、桃仁等。治痰火瘰疬结核，可与玄参、牡蛎等同用，如消瘰丸（《医学心悟》）。

【常用药对】

1.浙贝母配郁金　浙贝母性味苦寒，功能清肺化痰、开郁散结；郁金辛苦而寒，功可解郁行气、宣散郁结。二药合用，一散痰滞，一舒郁结，相辅相成，共奏宣散痰滞郁结之功，临床应用于痰热瘀滞心胸之胸痹、结胸、乳痈、心烦不眠、咳喘咳痰黄稠。

2.浙贝母配白芷　浙贝母不仅能清热化痰，且为开郁散结之佳品；白芷消肿排脓，用于疮疡肿痛，未溃者能消散，已溃者能排脓，为外科常用药。二药配对，共奏清热散结、排脓消肿之功，临床应用于各种疮痈疔疖、红肿热痛。

3.浙贝母配瓜蒌　浙贝母苦寒，长于清化热痰、降泄肺气；瓜蒌甘微苦寒，善清肺热、润肺燥而化热痰、燥痰。两药伍用，相得益彰，能增强清肺化痰之功，苦寒降泄中又寓甘缓润养之意，适用于肺热、痰热内蕴、咳喘日久、痰黄口燥咽干。

4.浙贝母配玄参　贝母苦泄清热解毒，化痰开郁散结；玄参苦咸寒，有泻火解毒、软坚散结之功。两药伍用，清痰火，解热毒，散郁结，能增强消瘰散结之力，适用于痰火郁结之瘰疬、瘿瘤、痰核。

5.浙贝母配海藻 浙贝母苦寒，长于清热化痰、散结消痈；海藻咸寒，功专消痰软坚散结。两药伍用，可增强化痰软坚散结之力，适用于痰火郁结之瘰疬、瘿瘤、痰核。

6.浙贝母配桑叶 浙贝母善于开宣肺气，清肺化痰；桑叶甘苦寒，既能疏散风热，又能清肺润燥。两药伍用，一表一里，清润并举，共奏清肺化痰、宣降肺气之功，适用于外感风热、咳嗽痰黄之症。

【**用法用量**】内服：5~10g，煎汤或入丸散。

【**使用注意**】不宜与川乌、制川乌、草乌、制草乌、附子同用。

【**本草文献**】

1.《本草正》：大治肺痈、肺痿、咳喘、吐血、衄血，最降痰气，善开郁结，止疼痛，消胀满，清肝火，明耳目，除时气烦热，黄疸，淋闭，便血，溺血；解热毒，杀诸虫及疗喉痹，瘰疬，乳痈发背，一切痈疡肿毒，……较之川贝母，清降之功，不啻数倍。

2.《本草纲目拾遗》：解毒利痰，开宣肺气，凡肺家夹风火有痰者宜此。

3.《本草分经》：味苦，去风痰。

4.《山东中草药手册》：清肺化痰，制酸，解毒。治疗感冒咳嗽，胃痛吐酸，痈毒肿痛。

5.《中华本草》：清热化痰，降气止咳，散结消痈。用于风热或痰热咳嗽，肺痈吐脓，瘰疬瘿瘤，疮痈肿毒。

附：湖北贝母

本品为百合科植物湖北贝母*Fritillaria hupehensis* Hsiao et K.C.Hsia 的干燥鳞茎。性味微苦，凉。归肺、心经。清热化痰，止咳，散结。用于热痰咳嗽，瘰疬痰核，痈肿疮毒。3~9g，研粉冲服。

土贝母

本品为葫芦科植物土贝母*Bolbostemma paniculatum*（Maxim.）Franquet的干燥块茎。性味苦，微寒。归肺、脾经。解毒，散结，消肿。用于乳痈，瘰疬，痰核。煎服，5~10g。

瓜蒌 Guālóu

本品首载于《名医别录》，为葫芦科植物栝楼*Trichosanthes kirilowii* Maxim.和双边栝楼*Trichosanthes rosthornii* Harms的成熟果实。全国大部分地区均产，主产于河北、河南、安徽等地。秋季采收，将壳与种子分别干燥。生用，或以仁制霜用。以完整不破、果皮厚、皱缩有筋、体重、糖分足者为佳。

【**处方用名**】瓜蒌。

【**主要药性**】甘、微苦，寒。归肺、胃、大肠经。

【**功效**】清热涤痰，宽胸散结，润燥滑肠。用于肺热咳嗽，痰浊黄稠，胸痹心痛，结胸痞满，乳痈，肺痈，肠痈，大便秘结。

【性能特点】瓜蒌寒清，味甘而润，微苦能降泄，主入肺经，善于清肺热、润肺燥，又能化痰导滞利气。故常用于肺热、痰热，痰黄质稠、咳嗽胸闷，不易咳出以及痰阻气滞之胸痹心痛、结胸痞满。因兼润肠通便之效，故伴大便干结者尤宜。此外，瓜蒌能消痈散结，可治肺痈、肠痈、乳痈及痈疽等瘀热、热毒病症，对痈肿初成、未成脓者尤为适宜。

【肺病应用】

1.痰热咳喘　本品甘寒而润，善清肺热，润肺燥而化热痰、燥痰。治痰热阻肺，咳嗽痰黄，质稠难咳，胸膈痞满者，可与黄芩、胆南星、枳实等同用，如清气化痰丸（《医方考》）。治燥热伤肺，干咳无痰或痰少质黏，咳吐不利者，可配伍川贝母、天花粉、桔梗等。

2.肺痈，肠痈，乳痈　本品能清热散结消肿，常用以治疗内外痈肿。治肺痈咳吐脓血，可与鱼腥草、芦根等同用；治肠痈，可与败酱草、大血藤等同用，治乳痈初起、红肿热痛，可与当归、乳香、没药同用，如神效瓜蒌散（《校注妇人大全良方》）。

【常用药对】

1.瓜蒌配枳实　瓜蒌甘寒润降，能清热化痰，宽胸散结，润肠通便；枳实善破结气而散痞消痰。两药合用，瓜蒌清化胶结之痰浊，痰去以使气行；枳实破泄结气，气行则助痰化，共奏破气消痰、消痞开结之功，治咳嗽痰黄稠难咳、胸胁闷痛，伴大便秘结；或治气结不行，痰热内阻之心下痞，胸腹满闷作痛；亦可治大肠气滞不通，腹满便秘。

2.瓜蒌配半夏　瓜蒌清热化痰，宽胸散结；半夏辛温燥烈，化痰降逆，消痞散结。二药配对，相辅为用，化痰散结、宽胸消痞之功显著，临床应用于痰热互结，气郁不通之胸脘痞满，或痰浊胶结所致的胸痹疼痛；痰热壅肺之胸膈塞满，气逆咳嗽，咳痰黄稠。

3.瓜蒌配川贝母　二药均味甘质润，清热化痰润燥。二药配对，相须为用，清热润肺、化痰之力增强，临床用于痰热、燥热咳嗽、咳痰不利、咽喉干燥。

4.瓜蒌配桂枝　瓜蒌化痰理气，宽胸散结；桂枝温经通阳而止痛。二药合用，相辅相成，使阳通、痰消、结散、痛止，临床用于痰浊胸痹心痛。

5.瓜蒌配蛤壳　瓜蒌甘寒清润，善化痰宽胸，理气散结；蛤壳苦咸，长于软坚结、化稠痰。二药配用，相须相济，既可增强清肺化痰之力，又具宽胸散结之功，用于痰热郁结、肺失宣肃、气滞胸胁之咳嗽、咳痰黄稠、胸胁满闷。

【用法用量】内服：9～15g，煎汤或入丸散。

【使用注意】不宜与川乌、制川乌、草乌、制草乌、附子同用。

【本草文献】

1.《本草衍义补遗》：治嗽之要药。

2.《滇南本草》：治寒嗽，伤寒结胸，解渴，止烦。

3.《本草纲目》：润肺燥，降火，治咳嗽，涤痰结，利咽喉，止消渴，利大肠，消痈肿疮毒。

4.《本草述》：瓜蒌实，……若用寒痰、湿痰、气虚所结之痰，饮食积聚之痰，皆无益而有害者也。

5.《本草思辨录》：瓜蒌实之长，在导痰下行，故结胸胸痹，非此不治。

6.《中华本草》：清热化痰，宽胸散结，润燥滑肠。

竹茹 Zhúrú

本品首载于《名医别录》，为禾本科植物青秆竹 *Bambusa tuldoides* Mu-niro、大头典竹 *Sinocalamus beecheyanus*（Munro）Mc-Clure var.*pubescens* P.F.Li 或淡竹 *Phyllostachys nigra*（Lodd.）Munro var.*henonis*（Mitf.）Stapf ex Rendle 的茎秆的干燥中间层。主产于江苏、浙江、江西。全年均可采制，取新鲜茎，除去外皮，将稍带绿色的中间层刮成丝条，或削成薄片，捆扎成束，阴干。生用或制用。以色绿、丝细均匀、质柔软、有弹性者为佳。

【处方用名】竹茹、姜竹茹。

【主要药性】甘，微寒。归肺、胃、心、胆经。

【功效】清热化痰，除烦，止呕。

【性能特点】甘寒善清，清化痰热，清肺中热痰而治咳嗽、痰黄黏稠；清心、胆热痰而除烦，治胆火夹痰、惊悸不宁、心烦失眠、中风痰迷、舌强不语；清胃腑热痰而止呕，治胃热呕哕、呃逆。

【肺病应用】

痰热咳嗽，不眠　本品甘寒，主入肺经而清肺中热痰。治肺热咳嗽、咳痰黄稠，常与黄芩、瓜蒌等配伍；若痰热上扰、胆胃不和致胸闷痰多、烦躁不眠等症，则可配伍半夏、陈皮、茯苓、枳实同用，如温胆汤。

【常用药对】

1.竹茹配瓜蒌　竹茹甘寒，功专清化热痰；瓜蒌甘微苦寒，善清肺润燥化痰。两药伍用，相得益彰，可增强清肺化痰之功，适用于肺热壅盛、咳嗽痰黄。

2.竹茹配枳实　竹茹甘寒清降，清肺化痰，清胃止呕；枳实辛散苦泄，降气消痰，散结除痞。两药伍用，共奏清热化痰、和胃降逆之功，适用于痰多胸闷咳嗽以及胃热痰盛、胃气上逆、恶心呕吐、胸闷痰多。

3.竹茹配陈皮　竹茹甘寒清降，清热止呕，下气消痰；陈皮辛温性缓，理气健脾，和胃降逆。两药伍用，一寒一温，温清相济，可增强化痰、和胃降逆之功，适用于痰多咳嗽以及寒热错杂之脘腹胀满、恶心呕吐、呃逆等。

【用法用量】内服：5～10g，煎汤或入丸散。祛痰多生用；止呕多姜汁炒用；鲜竹茹性较寒凉，清热除烦力强。

【本草文献】

1.《药性论》：青竹茹，使，味甘。能止肺痿唾血，鼻衄，治五痔。

2.《景岳全书》：淡竹茹，味甘，微凉。治肺痿唾痰，唾血吐血，衄血尿血，胃热呕哕噎膈，妇人血热崩淋胎动，及小儿风热癫痫，痰气喘咳，小水热涩。

3.《本草汇言》：竹茹，清热化痰，下气止呕之药也。如前古治肺热热甚，咳逆上气，呕秽寒热及血溢崩中诸症。此药甘寒而降，善除阳明一切火热痰气为疾，用之立安，如诸病非因胃热者勿用。

4.《本草备要》：开胃土之郁，清肺金之燥，凉血除热。治上焦烦热，皮入肺，主上焦。温胆汤用之。温气寒热，噎膈呕哕，胃热。吐血衄血，清肺凉胃。齿血不止，浸醋含之。肺痿惊痫，散肝火。

5.《本草再新》：润肺，化瘀血。

6.《中华本草》：清热化痰，除烦止呕，安胎凉血。

竹沥 Zhúlì

本品首载于《名医别录》，为禾本科多年生常绿木本植物淡竹 *Phyllostachys nigra*（Lodd.）Munro var.*henonis*（Mitf.）Stapf ex Rendle 及青秆竹 *Bambusa tuldoides* Mu-niro 等的新鲜的茎秆用火烤灼时流出的呈淡黄色的澄清液汁。分布于长江流域以南各省（区）。鲜用。

【处方用名】竹沥。

【主要药性】甘，寒。归心、肺、肝经。

【功效】清热豁痰，定惊利窍。

【性能特点】竹沥甘寒，其性滑利，善走，能通达内外、透窍逐痰，适用于肺热痰壅、痰热惊痫等证。

【肺病应用】

痰热咳喘，痰稠难咳　本品性寒滑利，祛痰力强。治痰热咳喘、痰稠难咳、顽痰肺结者，可单用，如鲜竹沥口服液；也可与半夏、黄芩等同用，如竹沥达痰丸（《沈氏尊生书》）。

【常用药对】

1.**竹沥配胆南星**　竹沥清热豁痰开窍；胆南星清热化痰，息风定惊。二药配伍，清热化痰，开窍定惊，用于痰热所致中风、癫痫、惊风神昏抽搐以及咳嗽痰黄。

2.**竹沥配生姜汁**　竹沥清热化痰开窍，姜汁祛痰利窍。二药配伍，增强化痰开窍之力，用于痰热咳喘、神昏、癫狂之症。

3.**竹沥配鱼腥草**　竹沥清热豁痰，鱼腥草清肺解毒。二药配伍，增强清肺化痰之效，用于痰热壅肺之咳嗽痰黄黏稠。

4.**竹沥配半夏、黄芩**　竹沥苦辛滑利，逐痰通窍；黄芩清肺热，化痰湿，可治疗热痰闭阻、痰热咳喘；半夏辛温苦降，开泄，化痰浊。三者合用，可治疗热痰久痰、痰稠难咳、咳喘证。方如竹沥涤痰丸。

【用法用量】内服：30～50g，冲服。本品可熬膏瓶贮，称竹沥膏。

【使用注意】本品性寒质滑，对寒嗽及脾虚便溏者忌用。

【本草文献】

1.《本草衍义》：竹沥行痰，通达上下百骸毛窍诸处。如痰在巅顶可降，痰在胸膈可开，痰在四肢可散，痰在脏腑经络可利，痰在皮里膜外可行：又如癫痫狂乱，风热发痉者可定；痰厥失音，人事昏迷者可省，为痰家之圣剂也。

2.《本草纲目》：竹沥性寒而滑，大抵因风火燥热而有痰者宜之；若寒湿胃虚肠滑之人服之，则反伤肠胃。

3.《药鉴》：气寒，味苦辛平，痰家之要药也。必用姜汁佐之，方行经络。故痰在四肢者，非竹沥不能开。痰在皮里膜外者，非加姜汁不能除。痰在胸间者，当用竹沥，风痰亦用。能治热痰，又能养血清热。有痰厥不省人事几死者，得竹沥灌之立醒。

4.《神农本草经疏》：此药能遍走经络，搜剔一切痰结，兼之甘寒能益阴而除热，痰热既祛则气道通利，经脉流转，外证自除矣。

5.《本草再新》：清心火，降肝火，化痰止渴，解热除烦，治牙疼，明眼目。

6.《中华本草》：清热降火，滑痰利窍。

天竺黄 Tiānzhúhuáng

本品首载于《蜀本草》，为禾本科植物青皮竹 *Bambusa textilis* McClure 或华思劳竹 *Schizostachyum chinense* Rendle 等秆内分泌液干燥后的块状物。主产于云南、广东、广西；进口天竺黄主产于印度尼西亚、泰国、马来西亚。秋、冬二季采收，生用。以块大、色灰白、质硬而脆、吸湿性强者为佳。

【处方用名】天竺黄。

【主要药性】甘，寒。归心、肝经。

【功效】清热豁痰，凉心定惊。

【性能特点】天竺黄甘寒，既清心、肝之火热，更能豁痰利窍，故为清化热痰、凉心镇惊之良药。临床主治心肝有火，痰热惊搐，中风痰壅等证。本品定惊力强，故小儿痰热惊痫、抽搐、夜啼用之尤宜。

【肺病应用】

痰热咳喘　用本品甘寒清热，祛痰力强，常用治痰热咳嗽、痰稠色黄者，可与瓜蒌、贝母、桑白皮等同用。

【常用药对】

1.**天竺黄配胆南星**　天竺黄长于化痰清热定惊；胆南星清化热痰，息风止痉。二药合用，清热化痰、息风定惊之功更强，用治痰热惊风及癫痫。

2.**天竺黄配前胡**　天竺黄甘寒，长于清肃肺气，而降气化痰；前胡苦辛微寒，既能下气化痰，又能宣散风热。二药伍用，一宣一降，使肺之清肃功能恢复正常，则痰可去、嗽可宁，用于外感风寒、风热或痰浊蕴肺所致胸闷气逆、咳嗽痰多等。

3.**天竺黄配桑白皮**　天竺黄甘寒，长于清化热痰、降肺气而平咳喘；桑白皮泄肺热、平喘咳。两药伍用，可增强泻肺平喘、降气化痰之功，适用于肺热壅盛、咳喘痰黄者。

4.天竺黄配黄连 天竺黄甘寒，长于清肃肺气而降气化痰；黄连性辛苦泄，清热泻火。两药合用，可治疗痰热壅盛、痰浊蕴肺所致的胸闷气逆、咳嗽痰多等。方如天竺黄丹（丸）。

【用法用量】内服：3~9g，煎汤或入丸散。

【使用注意】甘寒滑利，中病即止。

【本草文献】

1.《开宝本草》：治小儿惊风天吊，镇心明目，去诸风热。疗金疮。止血，滋养五脏。

2.《本草汇言》：竹黄性缓，……治婴科惊痰要剂。如大人中风，失音不语，入风痰药中，亦屡见奏效。

3.《本草正义》：善开风痰，降痰热。治痰滞胸膈，烦闷，癫痫。清心火，镇心气，醒脾疏肝。明眼目，安惊悸。疗小儿风痰急惊客忤。亦治金疮，并内热药毒。

4.《现代实用中药》：祛痰镇咳。

5.《中华本草》：清热化痰，凉心定惊。用于小儿惊风，癫痫，中风痰迷，热病神昏，痰热咳喘。

桔梗 Jiégěng

本品首载于《神农本草经》，为桔梗科植物桔梗 *Platycodon grandiflorum*（Jacq.）A.DC. 的干燥根。全国大部分地区均有生产。春、秋二季采挖，洗净，除去须根，趁鲜剥去外皮或不去外皮，干燥。切厚片。生用。以色白、味苦者为佳。

【处方用名】桔梗。

【主要药性】苦、辛，平。归肺经。

【功效】宣肺，利咽，祛痰，排脓。

【性能特点】桔梗苦辛、平，主归肺经。苦能泄，辛能散，能开泄肺气而利胸膈咽喉，有较好的祛痰作用，为肺经之要药。治咳嗽痰多，不论属寒属热，皆可用之。又善开宣肺气以利咽开音，凡咽喉肿痛、失音等症，均可应用。又能开宣肺气以排脓，常用于咳嗽胸痛、咳痰腥臭之肺痈。

【肺病应用】

1.咳嗽痰多，胸闷不畅 本品辛散苦泄，开宣肺气以祛痰，咳嗽痰多无论寒热皆可应用。治风寒者，配紫苏叶、苦杏仁，如杏苏散（《温病条辨》）；治风热者，配桑叶、菊花、苦杏仁，如桑菊饮（《温病条辨》）；若治痰滞胸痞，常与枳壳同用。

2.咽喉肿痛，失音 本品能宣肺达邪以利咽开音。凡外邪犯肺、咽痛失音者，常配甘草、牛蒡子等用，如桔梗汤（《金匮要略》）。治咽喉肿痛、热毒盛者，可与射干、马勃、板蓝根等同用。

3.肺痈吐脓 本品性散上行，能利肺气以排壅肺之脓痰。治肺痈咳嗽胸痛。咳痰腥臭者，可配甘草用之，如桔梗汤（《金匮要略》）；临床上可再配鱼腥草、冬瓜仁等以加强清肺排脓之效。

【常用药对】

1.桔梗配苦杏仁　桔梗性升散，功善宣肺气，升清祛浊；苦杏仁辛散苦降，以降为主，长于宣通肺气、润燥下气。二药相伍，一升一降，升降调和，祛痰止咳平喘之效更佳，临床应用于咳嗽、痰多、喘息。

2.桔梗配甘草　桔梗辛苦而平，有宣通肺气、祛痰排脓之功；甘草甘平，生用泻火解毒、祛痰止咳，并能缓急止痛。二药伍用，相得益彰，配伍后宣肺祛痰、解毒利咽、消肿排脓之功增强，临床应用于肺失宣降、咳嗽有痰、咽喉肿痛、肺痈吐脓、胸胁满痛。

3.桔梗配枳壳　桔梗长于升散，功能宣通肺气，祛痰排脓，清利咽喉；枳壳行气消胀，宽胸快膈，以下降行散为著。二药相伍，桔梗开肺气之郁，并可引苦泄降下之枳壳行于肺；枳壳降肺气之逆，又能助桔梗利膈宽胸，具有降肺气、宣郁下痰、宽胸利膈作用，临床应用于肺气不降、咳嗽痰喘、胸膈满闷、脘胀不适、大便不利等。

4.桔梗配荆芥　桔梗善于升提肺气，祛痰利咽；荆芥辛散风，利咽喉。二药合用，疏散不助热，升提不生火，祛痰利咽，散结开音，相辅相成，临床应用于外感咳嗽伴咽痒，或因咽痒不适而致咳嗽日久不愈。

5.桔梗配桂枝　桔梗开宣肺气，行上焦之郁滞；桂枝温运中阳，温阳化气。二药合用，开肺气启水之上源与温阳化气行水并用，宣通与温化并施，相辅相成，临床应用于三焦气机壅滞之水肿、癃闭等。

【用法用量】内服：3～10g，煎汤或入丸散。

【使用注意】本品辛散苦泄，凡阴虚久咳及有咯血倾向者均不宜用。

【本草文献】

1.《药性论》：能治下痢，破血，去积气，消积聚痰涎，主肺气气促嗽逆，除腹中冷痛，主中恶，及小儿惊痫。

2.《本草衍义》：治肺热，气奔促，嗽逆，肺痈，排脓。

3.《珍珠囊》：其用有四：止咽痛，兼除鼻塞；利膈气，仍治肺痈；一为诸药之舟楫；一为肺部之引经。

4.《药类法象》：治咽喉痛，利肺气。

5.《本草蒙筌》：开胸膈，除上气壅，清头目，散表寒邪，驱胁下刺痛，通鼻中窒塞，咽喉肿痛急觅，逐肺热，住咳，下痰，治肺痈排脓，养血，仍消恚怒，尤却怔忡。

6.《本草汇言》：主利肺气，通咽喉，宽中理气，开郁行痰之要药也。

7.《中华本草》：宣肺，祛痰，利咽，排脓。

胖大海 Pàngdàhǎi

本品首载于《本草纲目拾遗》，为梧桐科植物胖大海 *Sterculia lychnophora* Hance 的干燥成熟种子。主产于越南、泰国、柬埔寨。4~6月采摘成熟果实，取出种子，晒干。生用。以个大、棕色、表面有细皱纹与光泽、不破皮者为佳。

【处方用名】胖大海。

【主要药性】甘，寒。归肺、大肠经。

【功效】清热润肺，利咽开音，润肠通便。

【性能特点】胖大海甘寒清润，主归肺经。有清热化痰、润肺止咳之功，主治痰热咳嗽痰少或燥咳无痰，以及肺燥热津伤所致的声音嘶哑。上开宣肺气，下润滑大肠，故又能治肠燥便秘。

【肺病应用】

1.**咳嗽**　本品清肺润燥，治痰热咳嗽、痰少或燥咳无痰，轻症可单用泡服。药力较为和缓，常与瓜蒌、川贝母、知母等同用。

2.**声哑，咽喉疼痛**　本品甘寒质轻能清宣肺气，化痰利咽开音。常单味泡服，亦可配桔梗、甘草等同用。

【常用药对】

1.**胖大海配地黄**　胖大海甘寒质轻，善清宣肺气，利咽开音；地黄甘寒，既清热凉血，又养阴生津。两药伍用，增强清肺热、利咽喉之功，适用于阴虚火旺之咽喉肿痛、声音嘶哑。

2.**胖大海配沙参**　胖大海甘寒质轻，善清宣肺气、利咽；沙参甘润而苦寒，既能补肺阴，又能清肺热。两药伍用，清补相兼，有滋阴润肺、利咽开音之功，适用于阴虚肺燥之干咳少痰、咯血或咽干、咽痛音哑等。

3.**胖大海配桑白皮**　胖大海甘寒质轻，善清宣肺气、润燥利咽；桑白皮甘寒性降，主入肺经，以泄肺热、平喘咳为专长。两药伍用，既可增强清泄肺热之功，又有清肺热不伤阴之妙，适用于肺热壅盛、咳喘痰黄者。

4.**胖大海配蝉蜕**　胖大海甘寒质润，开宣肺气，清泄肺热而利咽；蝉蜕甘寒清热，质轻上浮，长于疏散肺经风热以宣肺利咽、开音疗哑。两药共用，相辅相成，既能散风热又能清热，还可利咽开音，适用于风热外感、温病初起，兼肺热较甚，阴津耗损，症见声音嘶哑或咽喉肿者。

【用法用量】内服：2~3枚，沸水泡服或煎服。

【本草文献】

1.《本草纲目拾遗》：治火闭痘，服之立起，并治一切热证劳伤，吐衄下血，消毒去暑，时行赤眼，风火牙痛，……干咳无痰，骨蒸内热，三焦火证，诸疮皆效。

2.《本草正义》：善于开宣肺气，并能通泄皮毛，风邪外闭，不问为寒为热，并皆主之。开音治喑，爽嗽豁痰。

3.《全国中草药汇编》：清肺热，利咽喉，清肠通便。治疗慢性咽炎、热结便秘。

4.《中华本草》：清热润肺，利咽，清肠通便。

罗汉果 Luóhànguǒ

本品首载于《岭南采药录》，为葫芦科植物罗汉果 *Siraitia grosvenorii*（Swingle）C.Jeffrey ex A.M.Lu et Z.Y.Zhang 的干燥果实。主产于广西。秋季果实由嫩绿变深绿色时采收，晾数天后，低温干燥。生用。以个大、色黄褐、味甜者为佳。

【处方用名】罗汉果。

【主要药性】甘，凉，归肺、大肠经。

【功效】清热润肺，利咽开音，润肠通便。

【性能特点】罗汉果为甘凉清润之品，清肺热，润肺燥，且可利咽止痛，常用治肺热或肺燥咳嗽、痰少咽干或咽痛失音。

【肺病应用】

咳喘，咽痛 本品味甘性凉，善清肺热、化痰饮，且可利咽止痛，常用治痰嗽、气喘，可单味泡服或煎服，或配伍百部、桑白皮同用；治咽痛失音，可单用泡茶饮。

【常用药对】

罗汉果配桑白皮 罗汉果甘凉质轻，长于清肺利咽开音；桑白皮甘寒性降，尤善泻肺平喘、利消肿。两药伍用，有清泄肺热、止咳化痰之功，适用于肺热咳喘、痰黄浓稠者。

【用法用量】内服：9～15g，泡服或煎汤。

【本草文献】

1.《岭南采药录》：理痰火咳嗽。

2.《中华本草》：清肺利咽，化痰止咳，润肠通便。

海蛤壳 Hǎigéqiào

本品首载于《神农本草经》，为帘蛤科动物文蛤 *Meretrix mereirix* Lin-naeus 或青蛤 *Cyclina sinensis* Gmelin 的贝壳。主产于江苏、浙江、广东。夏、秋二季捕捞，去肉，洗净，晒干。碾碎。生用或制用。以光滑、断面有层纹者为佳。

【处方用名】海蛤壳，煅海蛤壳。

【主要药性】苦、咸，寒。归肺、肾、胃经。

【功效】清热化痰，软坚散结，制酸止痛；外用收湿敛疮。

【性能特点】蛤壳苦寒，入肺经，善清肺热而化稠痰，适用于痰热壅肺、肺失清肃之胸闷咳喘、咳痰黄稠，以及肝火犯肺、痰火灼伤肺络之胸胁疼痛、咳嗽痰中带血。味咸软坚，治瘰疬痰核、瘿瘤。煅用内能制酸、外能敛疮。治胃痛泛酸、皮肤湿疹，烫伤。

【肺病应用】

肺热，痰热咳喘 本品能清肺热而化痰清火，用治热痰咳喘，痰稠色黄，常与瓜蒌仁、海浮石等同用；治痰火内郁，灼伤肺络之胸胁疼痛咯吐痰血，常配青黛同用，即黛蛤散。

【常用药对】

1.蛤壳配青黛 蛤壳苦咸寒，长于清肺化痰；青黛咸寒，重在清肝泻火、凉血。两药伍用，共奏清肝泻肺、止血化痰之功，适用于肝火灼肺、咳嗽痰中带血者。

2.蛤壳配瓜蒌 蛤壳咸寒，长于清肺化痰；瓜蒌甘微苦寒，长于清热润燥化痰。两药伍用，可增强清肺热、化热痰之功，用于痰热阻肺、咳嗽痰黄、质稠难咳者。

3.蛤壳配海藻 蛤壳咸寒，功能清热化痰、软坚散结；海藻咸寒，功善消痰软坚。两药相配，化痰软坚散结之力增强，用于瘿瘤、痰核。

【**用法用量**】内服：6～15g，打碎先煎；蛤粉宜包煎。外用：适量，研极细粉撒布或油调后敷患处。

【**本草文献**】

1.《神农本草经》：主咳逆上气，喘息，烦满，胸痛寒热。

2.《药性论》：治水气浮肿，下小便，治嗽逆上气，项下瘤瘿。

3.《日华子本草》：治呕逆，阴痿，胃胁胀急，腰痛，五痔，妇人崩中带下病。

4.《本草蒙筌》：利膀胱大小二肠，消水肿胀满；降胸胁逆壅邪气，定喘息咳痰。阴痿可坚，喉渴堪止。

5.《本草纲目》：清热利湿，化痰饮，消积聚，除血痢，妇人血结胸。

6.《本草求真》：属利水消肿止嗽之品，然总不类牡蛎功专收涩固脱解热为事也。

海浮石 Hǎifúshí

本品首载于《本草拾遗》，为胞孔科动物脊突苔虫 *Costazia aculeala* Canu et Bassler 的干燥骨骼。我国沿海地区多有生产。夏、秋二季收集，洗净，晒干，碾碎。生用或制用。以体轻、色灰白者为佳。

【**处方用名**】海浮石、煅海浮石。

【**主要药性**】咸，寒。归肺、肾经。

【**功效**】清肺化痰，软坚散结。

【**性能特点**】海浮石味咸，性寒，体虚轻浮，主归肺经。寒能清热，咸能软坚，清化痰热，化老痰胶结为其所长，临床常用于痰热胶固、质稠难咳、咳久不愈者。

【**肺病应用**】

1.痰热咳喘 本品寒能清肺降火，咸能软坚化痰。治痰热壅肺，咳喘咳痰黄稠者，常与瓜蒌、贝母、胆南星等同用，如清膈煎（《景岳全书》）；治肝火灼肺，久咳痰中带血者，可配青黛、山栀、瓜蒌等药用，以泻肝清肺、化痰止血，如咳血方（《丹溪心法》）。

2.瘰疬，瘿瘤 本品能软坚散结，清化痰火。常与牡蛎、贝母、海藻等同用。

【**常用药对**】

1.海浮石配瓜蒌 海浮石味咸，善清肺降火化痰；瓜蒌皮甘微苦寒，长于清肺热、润肺燥而化热痰、燥痰。两药伍用，可增强清肺热、化热痰之功，适用于痰热壅肺、咳喘咳痰黄稠者。

2.海浮石配海藻 海浮石咸寒，既清肺化痰，又软坚散结；海藻咸寒，消痰软坚。两药相合，相须为用，清化热痰、软坚散结之力增强，适用于痰热火互结之瘿瘤、瘰疬等。

【用法用量】内服：10～15g，打碎先煎或入丸散。

【本草文献】

1.《本草纲目》：引朱震亨"海石，治老痰结块，咸能软坚也"……浮石，入肺除上焦痰热，止咳嗽而软坚，清其上源，故又治诸淋。

2.《本草正》：消食，消热痰，解热渴，热淋，止痰嗽喘急，软坚癥，利水湿。

3.《景岳全书》：味咸，性微寒，阳中阴也。善降火下气，消食，消热痰，化老痰，除瘿瘤结核，解热渴热淋，止痰嗽喘急，消积块，软坚癥，利水湿、疝气，亦消疮肿。

4.《本草备要》：入肺，清其上源。肺为水之上源。止渴止嗽，通淋软坚。除上焦痰热，消瘿瘤结核。顽痰所结，咸能软坚。

5.《本经疏证》：咸，寒。软坚润下，入肺止嗽，通淋，化上焦老痰，能消结核。

瓦楞子 Wǎléngzǐ

本品首载于《本草备要》，为蚶科动物毛蚶*Arca subcrenata* Lischke、泥蚶*Arca granosa* Linnaeus或魁蚶*Arca inflata* Reeve的贝壳。主产于山东、浙江、福建等地。秋、冬至次年春捕捞，洗净，置沸水中略煮，去肉，干燥。碾碎。生用或制用。以放射肋线明显者为佳。

【处方用名】瓦楞子，煅瓦楞子。

【主要药性】咸，寒。归肺、胃肝经。

【功效】消痰化瘀，软坚散结，制酸止痛。

【性能特点】本品味咸软坚，性寒清热，归肺、胃、肝经，长于清热化痰、软坚散结，适用于顽痰胶结、黏稠及瘰疬、痰核、瘿瘤。煅用有制酸止痛之功，治胃痛吐酸。

【肺病应用】

1.**顽痰久咳** 本品味咸软坚，能化顽固胶结之痰而止咳，治顽痰久咳，常与海浮石、贝母、紫菀等同用。

2.**瘰疬、瘿瘤** 本品咸能软坚，消痰散结，常与海藻、昆布等配伍，如含化丸（《证治准绳》）。

【常用药对】

1.**瓦楞子配海藻** 瓦楞子咸平，功能消痰软坚、化瘀散结；海藻咸寒，功能消痰软坚、利水消肿。两药伍用，可增强消痰、软坚、散结之力，适用于肝郁痰火所致之瘰疬、瘿瘤。

2.**瓦楞子配莪术** 瓦楞子咸平，功善化瘀散结、消痰软坚；莪术辛苦温，长于破血散瘀、消癥化积。两药伍用，破血行气、消癥软坚之功更强，适用于气滞血瘀及痰积所致癥瘕痞块。

【用法用量】内服：9～15g，入汤剂宜先煎。

【本草文献】

1.《日华子本草》：烧过醋淬，醋丸服，治一切血气，冷气，癥癖。

2.《本草纲目》：咸走血而软坚，故瓦楞子能消血块，散痰积。

3.《本草备要》：即蚶壳。泻，消癥散痰。

4.《医林纂要》：去一切痰积，血积，气块，破癥瘕，攻瘰疬。

5.《现代实用中药》：用于小儿佝偻病，肺结核，淋巴结核等症。

礞石 Méngshí

本品首载于《嘉祐本草》，为变质岩类黑云母片岩或绿泥石化云母碳酸盐片岩，或变质盐类蛭石片岩或水黑云母片岩。前者称青礞石，主产于湖南、湖北、四川等地；后者药材称金礞石，主产于河南、河北等地。生用或制用。以色黑绿、块整齐、破开面呈星点者为佳。

【处方用名】金礞石、青礞石、煅礞石、煅青礞石。

【主要药性】甘、咸，平。归肺、肝经。

【功效】坠痰下气，平肝镇惊。

【性能特点】青礞石味咸质重，药性峻猛，功专镇坠。入肺经，善下气消痰，宜用于顽痰及老痰胶结、咳逆喘急、痰多质稠难咳者。入肝经，又能平肝镇惊，为治惊痫之良药，常用治热痰壅盛引起的惊风抽搐、癫痫发狂。故《本草备要》谓其"能平肝下气，为治惊利痰之圣药"。

【肺病应用】

顽痰咳喘 本品质重，功专坠痰，味咸软坚能消痰。治顽痰、老痰胶结，咳喘，质稠难咳，大便秘结者，可与沉香、黄芩、大黄等同用，如礞石滚痰丸(《景岳全书》)。若治燥热伤肺、干咳无痰或痰少质黏、咳吐不利者，则与川贝母、天花粉、桔梗等配伍。

【常用药对】

1.礞石配大黄 礞石善下气消痰，大黄泻下攻积。二药配伍，下气导滞作用增强，用于治疗顽痰、老痰壅塞上中二焦所致气逆喘咳实证，症见咳喘痰壅难咳、大便秘结。

2.礞石配僵蚕 礞石攻消痰积，平肝镇惊；僵蚕息风止痉，化痰定惊。二药合用，用于痰热惊风癫痫。

【用法用量】内服：入丸散服，3~6g；煎汤10~15g，布包先煎。

【本草文献】

1.《本草蒙筌》：力能坠痰，滚痰丸必用；功亦消食，积食方常如。

2.《本草纲目》：治积痰惊痫，咳嗽喘急。得焰消，能利湿热痰积从大肠而出。

3.《雷公炮制药性解》：青礞石，味辛甘，性平，有毒，入肺、大肠、胃三经。主荡涤宿痰，消磨食积。

4.《神农本草经疏》：礞石禀石中刚猛之性，体重而降。能消一切积聚痰结。其味辛咸，气平无毒。辛主散结，咸主软坚，重主坠下，故《本经》所主诸证，皆出一贯也。今世又以之治小儿惊痰喘急。入滚痰丸治诸痰怪证。

5.《景岳全书》：味微甘微咸，其性下行，降也，阴也，乃肝脾之药。此药重坠，制以硝石，其性更利。故能消宿食癥积顽痰，治惊痫咳嗽喘急。

6.《本草备要》：重，泻痰。

7.《得配本草》：甘、咸，平。入足厥阴经气分。平肝下气，除结热，治惊痫、积痰。

8.《中华本草》：坠痰下气，平肝定惊，消食攻积。

僵蚕 Jiāngcán

本品首载于《神农本草经》，为蚕蛾科昆虫家蚕 *Bombyx mori* Linnaeus 4~5 龄的幼虫感染（或人工接种）白僵菌 *Beauveria bassiana* (Bals.) Vuillant 而致死的干燥体。主产于浙江、江苏。多于春、秋季生产，将感染白僵菌病死的蚕干燥。生用或制用。以肥壮、质硬、色白、断面明亮者为佳。

【处方用名】僵蚕，炒僵蚕。

【主要药性】咸、辛，平。归肝、肺、胃经。

【功效】息风止痉，祛风止痛，化痰散结。

【性能特点】僵蚕味辛、咸，性平，入肝、肺经。辛散祛风，外散肌表风邪以祛风止痛、明目、利咽、止痒，治风热头痛、目赤咽痛、风疹瘙痒。内息肝风以止痉，因能化痰，故善肝风夹痰、惊痫抽搐、小儿急惊、破伤风、中风口喝诸病症。故《本草思辨录》云其"劫痰湿而散肝风"。僵蚕味咸，有软坚化痰散结之功，故可用治发颐疠腮等。

【肺病应用】

风热头痛，目赤，咽痛，风疹瘙痒 本品辛散，外散风热以止痛、止痒。治风热上攻、咽喉肿痛、声音嘶哑，可与桔梗、薄荷、荆芥等同用，如六味汤（《咽喉秘集》）；治风疹瘙痒，《太平圣惠方》单用本品研末内服，也可与蝉蜕、薄荷等疏风止痒药同用。治肝经风热上攻之头痛、目赤肿痛、迎风流泪等症，常与桑叶、木贼、荆芥等配伍，如白僵蚕散（《证治准绳》）。

【常用药对】

僵蚕配白芷 僵蚕祛外风以止痛，且可化痰散结；白芷辛散祛风，芳香通窍，消肿止痛。二药伍用，有祛风止痛、散结消肿之功，适用于治疗头痛、眉棱骨痛、牙痛、疮疡肿毒等。

【用法用量】内服：5~10g，煎汤或入丸散。

【本草文献】

1.《本草图经》：喉痹欲绝，下喉立愈。

2.《本草衍义补遗》：属火而有土。属火与木，得金气僵而不化。治喉痹者，取其火中清化之气，从以治相火，散浊逆结滞之痰耳。

3.《本草纲目》：散风痰结核，瘰疬，头风，风虫齿痛，皮肤风疮，丹毒作痒，痰疟癥结，妇人乳汁不通，崩中下血，小儿疳蚀鳞体，一切金疮，疔肿风痔。

4.《本草备要》：轻宣，去风化痰。

5.《本草分经》：咸、辛，平。气味轻浮，入肺肝胃。去风化痰，散结行经，能散相火逆结之痰，及风热为病。

附：僵蛹

本品为中国科学院动物研究所等单位研制的以蚕蛹为底物，经白僵菌发酵的制成品。药理实验临床观察表明，僵蛹与僵蚕的功用相近而药力和缓，可代替僵蚕药用。现已制成片剂用于临床，治疗癫痫、腮腺炎、慢性支气管炎等疾病。

硼砂 Péngshā

本品首载于《日华子本草》，为天然单斜晶系硼砂的矿石，经精制而成的结晶，主含含水四硼酸钠（$Na_2B_4O_7 \cdot 10H_2O$）。主产于青海、西藏、云南等地。采挖后，将矿砂溶于沸水中，滤过，置容器中，冷却，析出结晶，取出，晾干。生用或制用。以色白、透明者为佳。

【处方用名】硼砂。

【主要药性】甘、咸，凉。归肺、胃经。

【功效】外用清热解毒，内服清肺化痰。用于咽喉肿痛，口舌生疮，目赤翳障，痰热咳嗽。

【性能特点】硼砂性凉清热，味甘解毒，咸能软坚，外用能清热解毒、消肿防腐，为治咽喉肿痛、口舌生疮、目赤翳障等症之良药。入肺经，内服能清胸膈肺中之痰热，以化结痰、通喉闭，有清肺化痰之功，适用于痰热咳嗽并有咽喉肿痛者。

【肺病应用】

痰热咳嗽 本品味咸性凉，有清肺化痰之功。治痰热咳嗽、咽喉肿痛者，可与沙参、玄参、贝母等同用。

【常用药对】

硼砂配儿茶 硼砂性凉而滑，能清肺利窍；儿茶之性凉而涩，能安敛肺叶。二药并用，开合相济，既清肺化痰，又敛肺，对于久咳有痰者较为适宜。

【用法用量】内服：1.5~3g，多入丸散。外用适量，研末撒或调敷患处。

【使用注意】本品以外用为主，内服宜慎。

【本草文献】

1.《日华子本草》：消痰止嗽，破癥结喉痹。

2.《本草纲目》：治上焦痰热，生津液，去口气，消障翳，除噎膈反胃，积块结瘀肉，阴溃，骨鲠，恶疮及口齿诸病。

3.《本草汇言》：硼砂化痰结，通喉痹，去目赤翳障之药也。此剂淡渗清化，如诸病属气闭而呼吸不利，痰结、火结者，用此立清。

4.《中华本草》：清热消痰，解毒防腐。

第十一章　止咳平喘药

以制止或减轻咳嗽、喘息为主要作用，用于治疗咳嗽、气喘的药物，称为止咳平喘药。

【性能主治】

本类药物味多具苦味，或具辛、甘、涩、咸味，药性或寒或热，主归肺经，分别具有降肺、宣肺、润肺、敛肺、清肺、温肺、化痰等作用，主治外感内伤各种咳嗽、气喘。有些药物还有润肠、利水消肿、通络、止痛等作用，可分别用于治疗肠燥便秘、水肿、风湿痹证、各种疼痛等。

【应用要点】

1.对证用药　本类药物主治咳嗽、气喘。治疗咳嗽、气喘时，一般均可选用味苦降肺气的止咳平喘药。同时应根据引起咳嗽、气喘的病因、病机，增强选药的针对性。如肺气郁闭者，当选具有宣肺作用的止咳平喘药；肺燥者，当选有润肺作用的止咳平喘药；肺热者，当选具有清热作用的止咳平喘药，并相应配伍清热、化痰、散寒、补益药等药物。

2.配伍用药　使用止咳平喘药时，须根据不同的病情适当配伍。如因外感者，当配解表药；如因里热者，当配清热药；如兼里寒者，当配温里药；虚劳咳喘者，当配补益药；癫痫惊狂者，当配安神、平肝、开窍药；中风痰迷者，当配开窍醒神药和息风药；瘿瘤瘰疬者，当配软坚散结之品。

3.使用注意　对于表证、麻疹初起，不可单用止咳药，应以疏解宣发为主，忌用温燥及敛肺止咳药，以免助热或影响麻疹透发；使用麻醉镇咳定喘药时，应考虑易成瘾或恋邪的特点，慎重使用。

苦杏仁 Kǔxìngrén

本品首载于《神农本草经》，为蔷薇科植物山杏 *Prunues armeniaca* L.var.*ansu* Maxim.、西伯利亚杏 *Prunues sibirica* L.、东北杏 *Prunues mandshurica*（Maxim.）Koehne 或杏 *Prunues armeniaca* L.的成熟种子。主产于辽宁、河北、内蒙古等地。夏季采收成熟果实，除去果肉及核壳，晾干，生用或制用。以颗粒均匀、饱满、完整、味苦者为佳。

【处方用名】杏仁、苦杏仁、炒苦杏仁、蜜苦杏仁。

【主要药性】苦，微温。有小毒。归肺、大肠经。

【功效】止咳平喘，润肠通便。

【性能特点】本品味苦，性微温，主大肠经，有小毒。味苦降泄，入肺能肃降肺气而止咳平喘，随症配伍可治多种咳喘病证，为止咳平喘要药。本品质润多脂，味苦而下气，有降气润肠之功，适用于胃肠津液不足所致的肠燥便秘。

【肺病应用】

咳嗽气喘　本品主入肺经，味苦降泄，肃降肺气而能止咳平喘。随症配伍可治多种原因引起的咳喘，为治咳喘之要药。正如《药性切用》所言："入肺而疏肺降气，解邪化痰，为咳逆胸满之专药。"治风寒咳喘、胸闷气逆，与麻黄、甘草同用，如三拗汤（《伤寒论》）；治风热咳嗽、发热汗出，与桑叶、菊花等同用，如桑菊饮（《温病条辨》）；治燥热咳嗽、痰少难咳，与桑叶、贝母、沙参等同用，如桑杏汤（《温病条辨》）、清燥救肺汤（《医门法律》）；治肺热咳喘，与石膏、苦杏仁等同用，如麻杏石甘汤（《伤寒论》）；治久患肺喘、咳嗽不已、睡卧不得，与核桃仁同用，如杏仁煎（《济生方》）。

【常用配伍】

1.苦杏仁配麻黄　苦杏仁味苦泄降，长于降气止咳平喘；麻黄味辛、微苦，为宣肺平喘之要药。两药配伍，一宣一降，增强止咳平喘之功，适用于风寒束表、肺气壅遏之咳喘实证。

2.苦杏仁配紫苏子　苦杏仁止咳平喘，润肠通便；紫苏子消痰平喘，降气润肠。两者配伍为用，能增强理肺降气、润肠通便之功，适用于肺气失降而致腑气不通，或气逆咳喘兼大便不通者。

3.苦杏仁配厚朴　苦杏仁苦微温，功善降气止咳平喘；厚朴辛苦性温，长于下气降逆、燥湿除满。两药配伍，降肺气而定喘，且又能燥湿行痰，使湿去而痰无以生，痰消则肺气自利。用治湿邪阻遏上中二焦，气机不利，咳嗽，痰多，喘逆，胸闷。

4.苦杏仁配桃仁　二者均富含油脂、润肠通便，又均能止咳平喘。配伍后功效增强，用于气逆咳喘、肠燥便秘。

5.苦杏仁配茯苓　苦杏仁降肺气以治上，茯苓健脾利水除饮以调中。二药合用，脾肺同治，肺气肃降，脾胃和畅，相辅相成，共奏开肺运脾、运中畅肺之功。临床应用于脾失健运，痰浊阻肺，肺失宣降，咳嗽痰多等症。

6.苦杏仁配桔梗　苦杏仁降肺气而止咳平喘，桔梗开宣肺气而祛痰。二药配伍，能宣降肺气，止咳平喘，用于肺失宣降、咳嗽气喘。

7.苦杏仁配白芥子　苦杏仁苦温，止咳定喘；白芥子辛温，豁痰利气。二药配伍，增强祛痰止咳平喘之效，用于痰嗽气喘，尤宜寒痰壅肺咳喘。

8.苦杏仁配川贝母　苦杏仁辛苦微温，降气祛痰、止咳平喘；川贝母味甘性凉，清热化痰、止咳平喘。二者合用，其清热化痰、止咳平喘功效增强，用于治疗阴虚肺燥之咽干、久咳、痰少以及因外感风寒、痰热壅肺所致的咳嗽不止、咳吐黄痰等。

9.苦杏仁配五味子　苦杏仁降气止咳平喘；五味子敛肺滋肾定喘。二者配伍，有敛肺滋肾、止咳平喘的功效，用于治疗肺虚咳喘、自汗、盗汗等症。

【用法用量】内服：5～10g，煎汤或入丸散。生品入煎剂宜后下。

【使用注意】阴虚咳喘及大便溏泻者忌用。本品有小毒，内服不宜过量以免中毒；婴幼儿、孕妇慎用。

【本草文献】

1.《本草拾遗》：杀虫。以利咽喉，去喉痹、痰唾、咳嗽、喉中热结生疮。

2.《医学启源》：除肺中燥，治风燥在于胸膈。

3.《滇南本草》：止咳嗽，消痰润肺，润肠胃，消面粉积，下气，治疳虫。

4.《药性切用》：辛苦甘温，入肺而疏肺降气，解邪化痰，为咳逆胸满之专药。

5.《本草便读》：功专降气，气降则痰消嗽止。能润大肠，故大肠气秘者可用之。

6.《珍珠囊药性赋》：除肺热，治上焦风燥，利胸膈气逆，润大肠气秘。

附：甜杏仁

本品为蔷薇科植物杏栽培变种的干燥成熟味甜的种子。又名巴达杏仁、巴旦杏仁、叭杏仁，因其粒大籽饱，又称大杏仁。主产于河北、北京、山东等地。以粒匀而大，饱满、不泛油、味甜者为佳。本品性味甘、平，无毒。归肺、大肠经。功效滋养润肺，下气止咳。主治虚劳咳嗽、胸闷不畅、大便秘结等。用量5~10g，水煎服。

苦杏仁与甜杏仁，不仅性味不同，在应用上也有区别，前者苦降温散，且有毒性，多用于感冒咳嗽及痰多咳嗽之实证；后者甘平润肺，性属滋养而无宣散之力，其药力较为和缓，多用于肺虚劳嗽之虚证。但润肠通便，二者功用相同。

紫苏子 Zǐsūzǐ

本品首载于《名医别录》，为唇形科植物紫苏Perilla frutescens（L.）Britt.的成熟果实。主产于湖北、江苏、河南等地。秋季果实成熟时采收，晒干。生用或制用。以粒饱满、色灰棕、油性足者为佳。

【处方用名】紫苏子、炒紫苏子。

【主要药性】辛，温。归肺经。

【功效】降气化痰，止咳平喘，润肠通便。

【性能特点】本品辛温质润，入肺经。有化痰降气、止咳平喘的功效，适用于痰壅气逆、咳嗽气喘之症。本品富含油脂，能润燥滑肠，又能降泻肺气以助大肠传导，可用于肠燥便秘。

【肺病应用】

痰多咳喘　本品性主降，长于降肺气、化痰涎，气降痰消则咳喘自平。用治痰壅气逆、咳嗽气喘、痰多胸痞之症，常配白芥子、莱菔子，如三子养亲汤（《韩氏医通》）。若上盛下虚之久咳痰喘，宜配肉桂、当归、厚朴等温肾化痰下气之品，如苏子降气汤（《太平惠民和剂局方》）。

【常用配伍】

1.**紫苏子配芥子**　紫苏子辛温性降，长于降气化痰而止咳平喘；芥子辛温走散，功善温肺化痰、利气散结。两药配伍，一降一散，共奏温肺散寒、降气化痰、止咳平喘之功，可用于寒痰壅肺、咳喘胸闷、痰多难咳者。

2.紫苏子配莱菔子 紫苏子辛温性降，长于降气化痰；莱菔子味辛行散，能降气化痰、消食化积。两药配伍，可增强降气化痰之功，适用于胸闷气喘、痰涎壅盛、痰多质稠者。

3.紫苏子配葶苈子 紫苏子辛温性降，长于降气化痰；葶苈子性大寒，味苦辛，专泻肺中水饮及痰火而平喘。两药合用，降气化痰平喘之力增强，适用于肺热咳嗽、痰多色黄、胸闷气喘者。

4.紫苏子配肉桂 紫苏子辛温性降，长于降气化痰；肉桂辛甘大热，长于温肾助阳。二者配伍，共奏温肾纳气、化痰平喘之效，用于上盛下虚、久咳痰喘。

5.紫苏子配紫菀 紫苏子降气化痰、止咳平喘，长于降气；紫菀润肺下气、止咳化痰，长于润肺。二者配伍，共奏止咳化痰、下气平喘、理气宽胸之功效，用于治疗咳嗽气喘、咳痰不畅、胸膈痞满等症。

6.紫苏子配火麻仁 紫苏子降气化痰，润肠通便；火麻仁功专润肠通便。两者配伍，降气润肠之力增强，用于肺气不降、腑气不通、大便秘结等症。

7.紫苏子配陈皮 紫苏子质润，长于降气化痰，尚能温中降逆；陈皮性燥，长于理气化痰、理气和胃，二者皆能理气化痰、止咳定喘。两者配伍，共奏降气化痰、止咳平喘、和胃降逆之功效，用于治疗肺气上逆之咳嗽痰多、胸膈满闷、痰浊中阻、胃失和降之呕吐、呃逆等症。

8.紫苏子配苦杏仁 两药均有止咳平喘、润肠通便之功，紫苏子兼能降气化痰。配伍后增强化痰止咳平喘、润肠通便之力，用于痰多咳喘或肠燥便秘。

【用法用量】内服：3～10g，煎汤，或入丸散。

【使用注意】阴虚喘咳及脾虚便溏者慎用。

【本草文献】

1.《名医别录》：主下气，除寒温中。

2.《药性论》：主上气咳逆。治冷气及腰脚中湿风结气。

3.《日华子本草》：主调中，益五脏，下气，止霍乱、呕吐、反胃，补虚劳，肥健人，利大小便，破癥结，消五膈，止咳，润心肺，消痰气。

4.《本草衍义》：治肺气喘急。

5.《本草纲目》：治风顺气，利膈宽肠，解鱼蟹毒。

6.《药品化义》：苏子主降，味辛气香主散，降而且散，故专利郁痰。咳逆则气升，喘急则肺胀，以此下气定喘。膈热则痰壅，痰结则闷痛，以此豁痰散结。如气郁不舒，乃风寒客犯肺经，久遏不散，则邪气与真气相持，致饮食不进，痰嗽发热，似弱非弱，以此清气开郁，大为有效。

7.《本经逢原》：诸香皆燥，惟苏子独润，为虚劳咳嗽之专药。性能下气，故胸膈不利者宜之，橘红同为除喘定嗽、消痰顺气之良剂。

8.《医林纂要》：苏子功用略同紫苏茎叶，能润心舒肺，下气消痰，除咳定喘，利膈宽肠，温中止痛。凡用子用仁，皆有润意，辛尤润。肺过敛，则气上而不行，辛泻肺，则敛者开而气顺矣。凡下气者，言顺气也，气顺则膈利，宽肠亦以其润而降也。

百部　Bǎibù

本品首载于《名医别录》，为百部科植物直立百部 Stemona sessilifolia（Miq.）Miq.、蔓生百部 Stemona japonica（BL.）Miq. 或对叶百部 Stemona tuberosa Lour. 的干燥块根。主产于安徽、山东、江苏等地。春、秋二季采挖，除去须根，洗净，置沸水中略烫或蒸至无白心，取出，晒干。切厚片，生用或制用。以质坚实、断面角质样者为佳。

【处方用名】百部、蜜百部。

【主要药性】甘、苦，微温。归肺经。

【功效】润肺止咳，杀虫灭虱。

【性能特点】本品味甘、苦，性润微温，专入肺经，善润肺止咳，无论外感内伤、新久咳嗽、暴咳、寒热咳嗽等，均可应用，为治嗽要药。外用可杀虫灭虱，为治头虱、体虱、蛲虫病、阴痒之佳品。

【肺病应用】

咳嗽　本品甘润苦降，微温不燥，有较好的润肺下气止咳作用，各种原因导致的咳嗽均可单用或配伍应用。治外感咳嗽，配荆芥、桔梗、紫菀等，如止嗽散（《医学心悟》）；肺虚气阴两虚所致久咳不止者，可配黄芪、沙参、麦冬、百合等，如百部汤（《本草汇言》）；治肺热咳嗽者，常配石膏、贝母、葛根等，如百部散（《太平圣惠方》）。

【常用配伍】

1.**百部配紫菀**　百部甘润而平，长于润肺止咳；紫菀辛散苦降，祛痰力强，偏于化痰。二药合用，相得益彰，有降气祛痰、润肺止咳之功，化痰中寓润肺之意，润肺又不碍祛痰，故无论新久虚实之咳嗽均可应用，临床常用于外感咳嗽或久咳不止。

2.**百部配五味子**　百部温润肺气而止咳；五味子性温味酸甘，长于收敛固涩，能敛肺气、滋肾阴。两药合用，敛肺补肾，止咳，临床用于肺肾不足、咳嗽日久、痰少。

3.**百部配白前**　百部、白前同入肺经，性微温不燥，均可止咳。百部偏于润肺止咳；白前长于降气化痰。二药配伍，化痰中有润肺之力，而润肺又不致留痰，具有化痰止咳作用，临床用于外感日久、肺失肃降、久咳不已、胸闷气喘。

4.**百部配荆芥**　百部性微温，味甘润苦降，长于润肺止咳；荆芥气香辛散，微温不烈，长于发散风寒。两药配伍，有散寒止咳之功，适用于外感风寒、咳嗽痰白者。

5.**百部配北沙参**　百部甘润苦降，微温不燥，长于润肺止咳；北沙参性寒，味甘润，长于养阴润肺、清肺热。两药配伍，养阴润肺、止咳之力增强，适用于阴虚肺燥之干咳少痰、咯血或咽干喑哑等。

【用法用量】内服：3～9g，煎汤或入丸散。外用适量，水煎或酒浸。

【本草文献】

1.《名医别录》：主咳嗽上气。

2.《药性论》：治肺家热、上气咳逆，主润益肺。

3.《滇南本草》：润肺，治肺热咳嗽；消痰定喘，止虚痨咳嗽，杀虫。

4.《本草蒙筌》：主肺热上气，止年久咳嗽急求。

5.《本草纲目》：百部，亦天门冬之类，故皆治肺病杀虫，但百部气温而不寒，寒嗽宜之。

6.《药性解》：入肺经。主肺热咳逆。

7.《本草经疏》：苦而下泄，故善降肺气，升则喘嗽，故善治咳嗽上气。能散肺热。

8.《得配本草》：入手太阴经气分。润肺气，止咳嗽。

9.《本草求真》：百部专入肺，……然亦能治寒嗽及泄肺热，以其气味甘温故也。

10.《本草分经》：甘、苦，微温。能利肺气，而润肺温肺，治寒嗽。

紫菀 Zǐwǎn

本品首载于《神农本草经》，为菊科植物紫菀 *Aster tataricus* L.f. 的根及根茎。主产于河南、安徽等地。春、秋二季采挖，除去有节的根茎和泥沙，编成辫状晒干，或直接晒干，切厚片或段。生用或制用。以色紫、质柔韧者为佳。

【处方用名】紫菀、蜜紫菀。

【主要药性】辛、苦，温。归肺经。

【功效】润肺下气，化痰止咳。

【性能特点】本品辛散苦降，温润不燥，专入肺经。善润肺、下气、化痰浊而止咳。外感、内伤、寒热虚实所致咳嗽均可应用，尤宜于喘咳痰多者。

【肺病应用】

咳嗽有痰　本品性温质润，辛散苦降，宣肺降气化痰浊而止咳，外感、内伤、寒热虚实诸咳皆可用之。以风寒束表、肺气壅盛的咳喘痰多症用之最佳。治风寒犯肺，咳嗽咽痒，咳痰不爽，与荆芥、桔梗、百部等同用，如止嗽散（《医学心悟》）。治阴虚劳嗽，痰中带血，需与阿胶、贝母等同用，如王海藏紫菀汤。

此外，本品还可用于肺痈、胸痹及小便不通等症，取其开宣肺气之力。

【常用配伍】

1.**紫菀配百部**　紫菀甘润苦泄，可润肺下气、化痰止咳；百部甘润苦降，润肺止咳。两药合用相得益彰，化痰中寓润肺之意，润肺中又不碍祛痰，增强了降气祛痰、润肺止咳之功，无论新久之咳嗽均可应用。

2.**紫菀配阿胶**　紫菀润肺下气，化痰止咳；阿胶补肝血，滋肾水，润肺燥，止血。两者配伍，紫菀得阿胶滋阴润肺之功增强，阿胶得紫菀养肺阴而无留痰滞肺之虑，共奏养阴润燥、祛痰止咳、养血止血之功，用治肺虚久咳、痰中带血。

3.紫菀配荆芥 紫菀质润苦泄，可润肺、止咳化痰；荆芥辛温透散，长于发表散风，药性和缓。两药配伍，标本兼顾，既祛风解表，又化痰止咳，适用于风寒犯肺、咳嗽气喘者。

【用法用量】内服：5～10g，煎汤或入丸散。

【使用注意】本品性温，故温燥咳嗽或实热痰嗽不宜单用。

【本草文献】

1.《神农本草经》：紫菀味苦温。主治咳逆上气，胸中寒热结气，去蛊毒痿蹶，安五脏。生山谷。

2.《名医别录》：主治咳唾脓血，止喘悸。

3.《日华子本草》：调中，及肺痿，吐血，消痰。

4.《本草蒙筌》：主咳逆痰喘，肺痿吐脓。

5.《本草纲目》：紫菀，肺病要药。

6.《本草经疏》：辛先入肺，肺主诸气，故主咳逆上气，胸中寒热结气，……疗咳逆吐脓血，止喘悸者，散肺气之邪也。

7.《景岳全书》：治咳嗽上气痰喘。惟肺实气壅，或火邪刑金而致咳唾脓血者，乃可用之。

8.《本草从新》：专治血痰，为血劳圣药，又能通利小肠。

9.《本草正义》：紫菀柔润有余，虽曰苦辛而温，非燥烈可比。专能开泄肺郁，定咳降逆，宣通窒滞，兼疏肺家气血。凡风寒外束，肺气壅塞，咳呛不爽，喘促哮吼，及气火燔灼，郁为肺痈，咳吐脓血，痰臭腥秽诸证，无不治之；而寒饮盘踞，浊涎胶固，喉中如水鸡声者，尤为相宜。

款冬花 Kuǎndōnghuā

本品首载于《神农本草经》，为菊科植物款冬 *Tussilago farlara* L.的干燥花蕾。主产于内蒙古、陕西、甘肃等地。12月或地冻前当花尚未出土时采挖，除去花梗，阴干，生用或制用。以朵大、色紫红、无花梗者为佳。

【处方用名】款冬花、蜜款冬花。

【主要药性】辛、微苦，温。归肺经。

【功效】润肺下气，止咳化痰。

【性能特点】本品辛甘温润，温而不燥，入肺经，为润肺化痰止咳之良药。无论外感内伤，寒热虚实所致咳嗽皆可应用。最适于久咳、肺寒痰多之咳嗽。

【肺病应用】

咳嗽 本品温润不燥，功专入肺，治疗多种咳嗽。治寒饮咳喘，可配伍黄麻、细辛、射干等，如射干麻黄汤（《金匮要略》）；治肺热咳喘，则与知母、桑叶、川贝母等同用，如款冬花汤（《圣济总录》）；喘咳日久痰中带血，常配百合同用，如百花膏（《济生方》）；

治肺痈咳吐脓痰者，可配伍桔梗、薏苡仁等，如款花汤（《疮疡经验全书》）；治肺气虚而咳者，可与人参、黄芪等同用；治阴虚燥咳者，可与沙参、麦冬等同用。

【常用配伍】

1.款冬花配紫菀 款冬花辛温而润，长于润肺化痰止咳；紫菀甘润苦泄，功专润肺化痰止咳。两药均有润肺化痰止咳之功，配伍后能相须增效，用于外感、内伤所致多种咳嗽。

2.款冬花配百合 款冬花止咳化痰，百合养阴润肺。二药配伍，增强润肺止咳之功，用于阴虚肺燥、咳嗽少痰或干咳无痰。

【用法用量】内服：5～10g，煎汤或入丸散。

【本草文献】

1.《神农本草经》：主咳逆上气，善喘，喉痹。

2.《药性论》：君，主疗肺气心促急，热乏劳咳，连连不绝，涕唾稠黏，治肺痿肺痈吐脓。

3.《日华子本草》：润心肺，……消痰，止嗽，肺痿。

4.《本草衍义》云：有人病嗽多日，或教以燃款冬花三两枚，于无风处以笔管吸其烟，满口则咽之，数日效。

5.《本草衍义补遗》：气温，味甘辛，温肺止嗽。

6.《本草蒙筌》：治肺痈脓血腥臭，止肺咳兼唾稠黏。润肺泻火邪，下气定喘促。

7.《药性解》：主中风喉痹、肺痿肺痈，润心肺，止咳嗽，除痰喘。

8.《本草备要》：润肺，泄热，止嗽。

9.《本经疏证》：《千金》《外台》，凡治咳逆久咳，并用紫菀、款冬者十方而九。然其异在《千金》《外台》亦约略可见。盖凡唾脓血失音者，及风寒水气盛者，多不甚用款冬，但用紫菀；款冬则每同温剂、补剂用者为多。

10.《本经逢原》：润肺消痰，止嗽定喘。

马兜铃 Mǎdōulíng

本品首载于《药性论》，为马兜铃科植物北马兜铃 *Aristolochia contorta* Bge.或马兜铃 *Aristolochia debilis* Sieb.et Zucc.的干燥成熟果实。前者主产于黑龙江、吉林、河北等地；后者主产于山东、江苏、安徽等地。秋季果实由绿变黄时采收，晒干，生用或制用。以色黄绿、种子充实者为佳。

【处方用名】马兜铃、蜜马兜铃。

【主要药性】苦、微寒。归肺、大肠经。

【功效】清肺降气，止咳平喘，清肠消痔。

【性能特点】本品苦寒，有清热肃降之性，归肺经，降肺气，清邪热而止咳平喘。凡一切咳嗽痰喘属于肺热者，皆可应用。肺与大肠相表里，马兜铃亦入大肠经，能清泄大肠实热，用治大肠实热所致的痔疮、肿痛出血。

【应用】

肺热咳喘　本品性寒质轻，主入肺经，味苦泄降，善清肺降气，又能化痰。故热郁于肺，肺失肃降，发为咳嗽痰喘者最宜，常配桑白皮、黄芩、枇杷叶等同用；治肺虚火盛，喘咳咽干，或痰中带血者，则配阿胶等同用，以养阴清肺止咳平喘，如补肺阿胶散（《小儿药证直诀》）。

【常用配伍】

1.**马兜铃配苦杏仁**　马兜铃清肺化痰，止咳平喘；苦杏仁宣降肺气，止咳平喘。二药配伍，增强清降肺气、止咳平喘之力，用于肺热咳喘。

2.**马兜铃配阿胶**　马兜铃清肺止咳平喘，阿胶滋阴润肺。二药配伍，共奏清肺热、养肺阴之效，用于肺热伤阴之咳嗽、痰少而稠，或痰中带血。

【用法用量】内服：3~9g，煎汤或入丸散。

【使用注意】服用量不宜过大，以免引起呕吐。虚寒喘咳及脾虚便溏者禁服，胃弱者慎服。本品含马兜铃酸，可引起肾脏损害等不良反应；儿童及老年人慎服；孕妇、婴幼儿及肾功能不全者禁用。

【本草文献】

1.《药性论》；主肺气上急，坐息不得，咳逆连连不止。

2.《开宝本草》：味苦，寒，无毒。主肺热咳嗽，痰结喘促，血痔瘘疮。

3.《本草衍义》：治肺气喘急。

4.《本草蒙筌》：烧烟熏痔瘘蠹疮，煎汤劫痰结喘促。去肺热止咳，清肺气补虚。

5.《本草纲目》：有肺之象，故能入肺，……苦辛能降肺气。

6.《药性解》：主清肺，除咳嗽痰喘。

7.《神农本草经疏》：马兜铃，入肺除热，而使气下降。咳嗽者，气升之病，气降热除，嗽自平矣。痰结喘促，亦肺热病也，宜并主之。血痔瘘疮，无非血热。况痔病属大肠，大肠与肺为表里，清脏热则腑热亦清矣，故亦主之。

8.《景岳全书》：入手太阴肺经。清肺火，清肺气，除热痰咳嗽，喘急不得卧。

9.《本草备要》：泻肺下气。熟则四开象肺，故入肺。寒能清肺热，苦辛能降肺气。

10.《本经逢原》：诸药之性轻浮者，皆能入肺散气。

11.《本草正义》：宣肺之药，紫菀微温，兜铃微清，皆能疏通壅滞，止嗽化痰，此二者，有一温一清之分，宜辨寒嗽热嗽、寒喘热喘主治。

枇杷叶　Pípáyè

本品首载于《名医别录》，为蔷薇科植物枇杷*Eriobotrya japonica*（Thunb.）Lindl.的干燥叶。主产于广东、江苏、浙江等地。全年均可采收，晒干，刷去毛，切丝。生用或制用。以色灰绿者为佳。

【处方用名】枇杷叶、蜜枇杷叶。

【主要药性】苦，微寒。归肺、胃经。

【功效】清肺止咳，降逆止呕。

【性能特点】本品苦能泄降，微寒清凉。入肺、胃经，能清肺胃之热、降肺胃之气。故能止咳、止呕，善治肺热咳喘与胃热呕哕。

【肺病应用】

肺热咳喘　本品味苦能降，性寒能清，具有清降肺气之功，善止咳平喘，为治咳喘之要药。治风热犯肺之咳嗽，常与桑叶、前胡等同用；治肺热咳嗽、咳痰黄稠，可单用本品熬膏服用，或配伍桑白皮、马兜铃等同用；治燥热咳喘、咳痰不利、口干舌红者，宜与麦冬、阿胶等同用，如清燥救肺汤（《医门法律》）。

【常用配伍】

1.枇杷叶配半夏　枇杷叶性凉且润，善降肺气而止咳平喘，降胃气而止呕止呃；半夏降逆，燥湿化痰，和胃止呕。两者配伍同用，有寒温并施、润燥相兼之妙，枇杷叶得半夏则润肺而无留痰之弊，半夏得枇杷叶则燥湿而无劫阴之虑，可治咳喘日久、咳吐稀痰者，亦可治痰阻气逆、胃脘胀痛、呕吐。

2.枇杷叶配芦根　枇杷叶清胃热、降胃气；芦根清胃热，更长于生津益胃。二药合用，共奏清胃生津、和胃降逆之功，临床用于胃热津伤之消渴或热病、暑热的口渴不解，亦可用于胃热津伤、胃气不和之反胃呕吐。

3.枇杷叶配黄芩　枇杷叶苦泄清降，清肺止咳；黄芩苦寒降泄，善清肺火及上焦实热。两药配伍，能增强清肺止咳之力，适用于肺热壅盛之咳嗽痰喘实证。

4.枇杷叶配栀子　枇杷叶苦泄清降，功专清肺止咳；栀子苦寒泄利，善清肺胃气分实热。两药配伍，有清肺泄热、止咳平喘之功，适用于肺热咳喘、发热口渴者。

【用法用量】内服：6～10g，煎汤或入丸散。

【本草文献】

1.《名医别录》：主卒不止，下气。

2.《滇南本草》：止咳嗽，消痰定喘，能断痰丝，化顽痰，散吼喘，止气促。

3.《本草纲目》：和胃降气，清热解暑毒；疗脚气，……枇杷叶，治肺胃之病，大都取其下气之功耳。气下则火降痰顺，而逆者不逆，呕者不呕，渴者不渴，咳者不咳矣，……治胃病以姜汁涂炙，治肺病以蜜水涂炙。

4.《本草汇言》：枇杷叶安胃气、润心肺、养肝肾之药也。沈孔庭曰：主呕哕，反胃而吐食不止，安胃气也；或气逆痰滞而咳嗽靡宁，润肺气也；或虚火燔灼而舌干口燥，养肾气也；或瘟疫、暑暍而热渴不解，凉心气也。能使五脏成调，六腑清畅。

5.《重庆堂随笔》：凡风温温热暑燥诸邪在肺者，皆可用以保柔金而肃治节，香而不燥，凡湿温疫疠毒之邪在胃者，皆可用以澄浊而廓中州。本草但云其下气治嗽，则伟绩未彰，故发明之。

桑白皮 Sāngbáipí

本品首载于《神农本草经》，为桑科植物桑 *Morus alba* L.的干燥根皮。主产于安徽、河南、浙江等地。秋末叶落时至次春发芽前挖根，刮去黄棕色粗皮，剥取根皮，晒干，切丝。生用或制用。以色白、皮厚、质柔韧、粉性足者为佳。

【处方用名】桑白皮、蜜桑白皮。

【主要药性】甘，寒。归肺经。

【功效】泻肺平喘，利水消肿。

【性能特点】桑白皮甘寒清利，主入肺经，能清泻肺火、行肺中之痰水而止喘咳。治肺热咳喘，或水饮停肺，胀满喘息，以及小便不利，面目肌肤浮肿等。故古有"泻肺之有余，非桑白皮不可"之说。

【肺病应用】

1.肺热咳喘 本品甘寒，性降，主入肺经，能清泻肺火兼泻肺中水气而平喘。治肺热咳喘，常配地骨皮同用，如泻白散（《小儿药证直诀》）；治水饮停肺，胀满喘急，可配伍麻黄、苦杏仁、葶苈子等；治肺虚有热而咳喘气短、潮热、盗汗者，也可与人参、五味子、熟地黄等配伍，如补肺汤（《永类钤方》）。

2.水肿 本品能泻降肺气，通调水道而利水消肿，尤宜用于风水、皮水等阳水实证。全身水肿，面目肌肤浮肿，胀满喘急，小便不利者，常配茯苓皮、大腹皮、陈皮等，如五皮散（《中藏经》）。

【常用配伍】

1.桑白皮配地骨皮 桑白皮入气分，善泄肺热平喘；地骨皮功能清肺热，凉血消蒸。两药配伍，共奏清泄肺热、止咳平喘之功，适用于肺热咳喘、痰多稠黏、身热口渴者；亦治阴虚火旺，咳喘兼心烦，手足心热。

2.桑白皮配茯苓皮 桑白皮甘寒，长于泻肺平喘、利水消肿；茯苓皮甘淡平，长于利水渗湿消肿。两药相合，利水消肿之力增强，适用于水肿、小便不利等。

【用法用量】内服：6～12g，或入丸散。

【本草文献】

1.《名医别录》：去肺中水气，唾血，热渴，水肿腹胀，利水道。

2.《药性论》：治肺气喘满，水气浮肿，主伤绝，利水道，消水气，虚劳客热，头痛，内补不足。

3.《开宝本草》：去肺中水气，止唾血。

4.《本草蒙筌》：桑白皮泻肺，是泻肺中火邪，非泻肺气也，……止喘嗽唾血，……解渴驱痰。

5.《本草纲目》：桑白皮，长于利小水，乃实则泻其子也。故肺中有水气及肺火有余者宜之。

6.《本草经疏》：辛以泻肺邪之有余，故能止嗽也。

7.《药性赋》：泻肺气有余而止咳。

葶苈子 Tínglìzǐ

本品首载于《神农本草经》，为十字花科植物播娘蒿 *Descurainia sophia*（L.）Webb ex Prantl 或独行菜 *Lepidium apetalum* Willd. 的干燥成熟种子。前者习称"南葶苈子"，主产于江苏、安徽、河北等地；后者习称"北葶苈子"，主产于河北、辽宁、内蒙古。夏季果实成熟时采割植株，晒干，搓出种子，除去杂质。生用或制用。以粒充实、棕色者为佳。

【处方用名】葶苈子、炒葶苈子。

【主要药性】辛、苦，大寒。归肺、膀胱经。

【功效】泻肺平喘，行水消肿。

【性能特点】本品辛散苦降，性寒清热，善泻肺中水饮下走而力猛，又能清肺火，因而有利水、消痰、平喘作用，适用于痰涎壅盛、肃降失司、咳喘胸闷而不得卧者，或饮邪内结、肺气闭塞、水气不化所致的胸胁积水、腹水水肿、小便不利者。

【肺病应用】

1.**痰涎壅盛，喘咳痰多，胸胁胀满，不得平卧**　本品辛散苦降，泻肺中痰饮而平喘咳。治痰涎壅盛，咳喘胸满，不能平卧，面目浮肿者，可与桑白皮同用，如葶苈子丸（《普济方》）；或与大枣同用，如葶苈大枣泻肺汤（《金匮要略》）。

2.**悬饮，胸腹积水，水肿，小便不利**　本品泻肺气之壅闭而通调水道、利水消肿。治腹水肿满属湿热蕴阻者，配防己、椒目、大黄，如己椒苈黄丸（《金匮要略》）；治结胸、胸水、腹水肿满，配苦杏仁、大黄、芒硝，如大陷胸丸（《伤寒论》）。

【常用配伍】

1.**葶苈子配麻黄**　葶苈子苦寒沉降，功专泻肺行水而平喘咳。麻黄辛温发散，轻扬宣散，善于宣肺气止咳平喘。二药合用，同入肺经，辛开苦降，宣降相依，则肺气通利、咳喘自平，临床常用于风寒外束、肺气郁闭之喘咳以及痰热壅肺所致的喘咳。

2.**葶苈子配防己**　葶苈子与防己苦辛性寒，利水消肿。葶苈子长于泻肺平喘，行水消肿；防己长于利下焦湿邪。二药合用，上下二焦同治，共奏清泄肺热、行水消肿之功，临床用于咳喘胸闷痰多、水肿尿少等症属痰湿水饮证。

3.**葶苈子配大枣**　葶苈子入肺经，苦降力猛，有泻肺平喘、利水消肿之功；大枣甘缓补中，能补中益气。两药合用，既能缓和葶苈子峻猛之性，使泻肺而不伤正；又可培土利水，佐葶苈子以通肺利水。临床用于痰涎壅盛，咳喘胸满，肺气闭阻，喉中痰声辘辘，甚则咳逆上气不得卧，面目浮肿，小便不利等症。

4.**葶苈子配大黄**　葶苈子辛苦大寒，功可泻肺平喘、利水消肿；大黄苦寒泻降，既能泻下通便，又善导湿热外出。二者配用，既增强苦寒清泻之力，攻逐痰浊，泄肺热平咳喘，又前后分消二便，导湿热之邪外达，适用于肺热喘嗽而内热较甚或兼大便秘结之症，或结胸、胸水及腹水肿满。

5.葶苈子配苦杏仁　葶苈子泻肺清热平喘；苦杏仁降肺气之中兼宣肺之功。两者合用，平咳喘作用增强；另葶苈子泻肺行水，苦杏仁宣降肺气。两药合伍，则水道通调，水肿可消，临床用于痰涎壅盛之咳嗽气喘及水肿、腹水。

【**用法用量**】内服：3~10g，煎汤宜包煎，或入丸散。

【**本草文献**】

1.《神农本草经》：主癥瘕积聚结气，饮食寒热，破坚逐邪，通利水道。

2.《药性论》：利小便，抽肺气上喘息急，止嗽。

3.《开宝本草》：疗肺痈上气咳嗽，定喘促，除胸中痰饮。

4.《本草蒙筌》：痰饮咳不能休，用之易愈。主癥瘕积聚结气，理风热瘙痒疿疮。

5.《本草纲目》：然肺中气水膹满急者，非此不能除。

6.《药鉴》：肺痈喘不得卧，服之即愈。痰饮咳不能休，用之立痊。主癥瘕聚结气，理风热瘙痒疿疮。

7.《药性解》：主水肿结气、膀胱留热，定肺气之喘促，疗积饮之痰厥。

8.《本草经疏》：泻肺利小便，治肿满之要药。

9.《药性赋》：定肺气之喘促，疗积饮之痰厥。

地龙 Dìlóng

本品首载于《神农本草经》，为钜蚓科动物参环毛蚓 *Pheretima aspergillum*（E.Perrier）、通俗环毛蚓 *Pheretima vulgaris* Chen、威廉环毛蚓 *Pheretima guillelmi*（Michaelsen）或栉盲环毛蚓 *Pheretima pectinifera* Michaelsen 的干燥体。前一种习称"广地龙"，主产于广东、广西、浙江等地；后三种习称"沪地龙"，主产于上海一带。广地龙春季至秋季捕捉，沪地龙夏季捕捉，及时剖开腹部，除去内脏和泥沙，洗净，晒干或低温干燥，切段。生用。以条宽、肉厚者为佳。

【**处方用名**】地龙。

【**主要药性**】咸，寒。归肝、脾、膀胱经。

【**功效**】清热定惊，通络，平喘，利尿。

【**性能特点**】地龙味咸性寒，咸入血分，寒能清热，主入肝经，既能清血分之热，又能凉肝定惊、息风止痉，故可用治热极生风所致的神昏谵语、痉挛抽搐及小儿惊风，或癫痫、发狂等症。本品又能清热平肝，还可用治肝阳上亢、头痛眩晕。地龙性善走窜，长于通行经络，可治疗气虚血滞、半身不遂、肢体麻木、关节痹痛。因其性寒，故以治关节红肿热痛、屈伸不利之热痹最为适宜。地龙归肺经，能清肺热、平喘息，常用治邪热壅肺、肺失肃降之喘息不止、喉中哮鸣有声者。地龙咸寒，清热结，利水道，故有清热利尿之效，可用于热结膀胱、小便不通、水肿尿少。

【肺病应用】

肺热哮喘 本品性寒降泄，长于清肺平喘。治邪热壅肺、肺失肃降之喘息不止、喉中哮鸣有声者，单用研末内服即效；亦可用鲜地龙水煎，加白糖收膏用。或与麻黄、苦杏仁、黄芩、葶苈子等同用，以加强清肺化痰、止咳平喘之功。

【常用配伍】

1.地龙配天麻 地龙味咸性寒，可凉肝定惊，息风止痉；天麻味甘性平，主入肝经，有息风止痉、平抑肝阳之功。二药配伍，可增强平肝息风、凉肝定惊之功，多用治热极生风所致的惊痫抽搐、小儿惊风以及肝阳上亢或肝火上炎之头痛眩晕等。

2.地龙配夏枯草 地龙咸寒入肝经，清热凉肝，息风定惊；夏枯草苦寒入肝经，清泻肝火，兼平肝阳。二药伍用，可增强清肝泻火、平降肝阳之力，适用于肝火上炎或肝阳上亢所致头痛眩晕等。

3.地龙配附子 地龙性善走窜，长于通行经络；附子散阴寒，通关节，祛风除湿。二药伍用，祛风通络，除湿止痛，适用于风湿痹痛不能转侧、骨节烦疼、关节不得屈伸之症。

【用法用量】 内服：5～10g，煎汤或入丸散。

【本草文献】

1.《医学入门》：活龙散：活地龙四条，洗净研烂，入姜汁少许，蜜一匙，薄荷汁少许，新汲水调和，徐徐灌尽，渐次凉快。若热炽者加片脑少许，未效再服，自然汗出而解。治阳毒累经药下不通，结胸硬痛，或稍通而复再结，喘促热燥狂乱。

2.《本草纲目》：木舌喉痹，鼻疔聤耳，秃疮瘰疬。

3.《景岳全书》：疗癫狂喉痹，风热赤眼，聤耳鼻息，瘰疬。

4.《得配本草》：解时行热毒，除风湿痰结。

5.《本经疏证》：治耳聋鼻息舌肿牙疼喉痹头风可一贯推之矣。

白果 Báiguǒ

本品首载于《日用本草》，为银杏科植物银杏 *Gimkgo biloba* L.的干燥成熟种子。主产于广西、四川、河南等地。秋季种子成熟时采收，除去肉质外种皮，洗净，稍蒸或略煮后烘干，用时打碎取种仁。生用或制用。以粒大、种仁饱满、断面色淡黄者为佳。

【处方用名】 白果仁、炒白果仁。

【主要药性】 甘、苦、涩，平；有毒。归肺、肾经。

【功效】 敛肺定喘，止带缩尿。

【性能特点】 本品味涩，主入肺经，既能敛肺定喘，又兼化痰，敛肺而不留邪，为治咳喘日久痰多之良药。白果收涩，入肾经，能止带缩尿，适用于妇女带下、小便白浊、遗尿尿频等。

【肺病应用】

痰多咳喘 本品能敛肺定喘化痰，是常用的治喘咳痰多之品。治风寒引动寒喘者，宜与麻黄同用，如鸭掌散（《摄生众妙方》）；治肺肾两虚之虚喘，宜与五味子、胡桃肉等同用；治外感风寒而内有蕴热而喘者，则与配麻黄、黄芩等同用，如定喘汤（《摄生众妙方》）。治肺热燥咳，喘咳无痰者，宜与天冬、麦冬、款冬花等同用。

【常用配伍】

1.白果配麻黄 白果性涩而收，长于敛肺化痰定喘；麻黄辛温宣散，尤善发散风寒、宣肺平喘。两药配伍，一收一散，敛肺而不留邪，宣肺而不耗气，适用于哮喘痰嗽实证。

2.白果配五味子 白果性涩而收，长于敛肺化痰定喘；五味子味酸收敛，善于敛肺止咳、补肾宁心。两药伍用，可增强敛肺止咳之功，适用于肺虚久咳及肺肾两虚喘咳。

【用法用量】内服：5～10g，煎汤或入丸散。

【使用注意】生食有毒。

【本草文献】

1.《医学入门》：清肺胃浊气，化痰定喘，止咳。

2.《本草纲目》：熟食温肺益气，定喘嗽，缩小便，止白浊；生食降痰，消毒杀虫；嚼浆涂鼻面手足，去䵟疱䵟黯皱皴，及疥癣、疳蜃阴虱。

3.《本草备要》：一名银杏，涩，敛肺去痰。……定痰哮，敛喘嗽。

4.《本经逢原》：定喘方用之，……降痰消毒杀虫，涂鼻面手足，去䵟疱䵟黯。

5.《得配本草》：入手太阴经。熟用，益肺气，定喘嗽，……生用，降痰。

6.《本草分经》：生食降浊痰，杀虫；熟食敛肺益气，定哮喘。

7.《本草便读》：上敛肺金除咳逆，下行湿浊化痰涎。

附：银杏叶

银杏叶又名白果叶。为同科植物银杏的叶，8～9月采收叶片，晒干，生用。以叶黄绿、整齐不破，无杂质为佳。本品性味甘、涩、苦，平。有敛肺平喘、活血止痛功效。用于肺虚咳喘，胸闷心痛等症。煎服，5～10g。

洋金花 Yángjīnhuā

本品首载于《药物图考》，为茄科植物白花曼陀罗 *Darura metel* L.的干燥花。主产于江苏、浙江、福建等地。4～11月花初开时采收，晒干或低温干燥。生用或制用。以朵大、黄棕色、不破碎者为佳。

【处方用名】洋金花。

【主要药性】辛，温；有毒。归肝、肺经。

【功效】平喘止咳，解痉定痛。

【性能特点】洋金花辛温有毒，平喘止咳力强，适用于无痰喘咳。因其性温，故尤宜于寒性哮喘。洋金花归肝经，有良好的解痉定惊作用，临床常用治癫痫、小儿慢惊见肢体痉挛及手足抽搐。洋金花辛散温通，有良好的麻醉止痛作用，用于心腹冷痛、风湿痹痛、跌打损伤疼痛等症。

【肺病应用】

哮喘咳嗽 本品有良好的止咳定喘作用。治喘咳无痰或少痰之症，可单用制散剂服，或切碎卷烟，点燃吸入。可配伍其他中药入复方中应用。现代临床治疗支气管哮喘、慢性气管炎等，用洋金花注射液、复方片剂等剂型内服，均取得较好疗效。

【常用配伍】

1.洋金花配枇杷叶 洋金花辛温有毒，功专平喘止咳；枇杷叶苦微寒，长于清肺止咳。两药配伍，可清肺化痰、止咳平喘，适用于咳嗽气逆喘急，无痰或痰少而稠者。

2.洋金花与矮地茶 洋金花平喘止咳力强，尤适用于咳喘无痰者；矮地茶止咳祛痰作用显著，略兼平喘之功，故治咳嗽有痰尤宜。两药配伍，既有良好的止咳平喘作用，又能祛痰，故咳喘有痰或无痰均可应用。

【用法用量】 内服：0.3~0.6g，宜入丸散；亦可作卷烟分次燃吸（一日量不超过1.5g）。外用：适量。

【使用注意】 本品有毒，应控制剂量。孕妇、外感及痰热咳喘、青光眼、高血压、心动过速者禁用。

【本草文献】

1.《陆川本草》：治咳嗽，跌打疼痛。

2.《本草便读》：止疮疡疼痛，宣痹着寒哮。

矮地茶 Ăidìchá

本品首载于《本草图经》，为紫金牛科植物紫金牛 *Ardisia japonica* (Thunb.) Blume 的干燥全草。主产于福建、江西、湖南。夏秋二季茎叶茂盛时采挖，除去泥沙，干燥，切段。生用。以茎色红棕、叶色绿者为佳。

【处方用名】 矮地茶。

【主要药性】 辛、微苦，平。归肺、肝经。

【功效】 化痰止咳，清利湿热，活血化瘀。

【性能特点】 矮地茶辛散苦泄，祛痰止咳力强，略兼平喘之功。因其性平，故不论寒热引起的咳嗽、喘哮，均可配伍应用。矮地茶又能清利湿热，故治湿热黄疸。此外，本品还能活血化瘀、通经止痛，尚可用于风湿痹痛、跌打损伤等。

【肺病应用】

咳嗽气喘 本品平而偏凉，既化痰止咳，又兼清解之功。治肺热咳喘痰多，可单用，或与枇杷叶、猪胆汁、鱼腥草等同用；治寒痰咳喘，则与麻黄、细辛、干姜等同用；治久咳伤阴，可与熟地黄、麦冬等同用；治肺结核、咳喘痰中带血者，可与十大功劳叶、天冬、百部等同用。

此外，近年用矮地茶素片、复方矮地茶素片治慢性气管炎，均有显著疗效。

【常用配伍】

1.矮地茶配枇杷叶 矮地茶苦辛性平，功专止咳祛痰；枇杷叶苦微寒，长于清肺止咳。两药伍用，共奏清肺化痰止咳之功，用于肺热咳嗽、气逆喘急、痰黄浓稠者。

2.矮地茶配茵陈 矮地茶苦辛性平，既能止咳祛痰，又善清利湿热；茵陈苦辛微寒，尤善清利湿热而退黄，为治黄疸之要药。两药伍用，利湿退黄之功更著，适用于湿热黄疸。

【用法用量】内服：15～30g，煎汤或入丸散。

【本草文献】

1.《本草图经》：主时疾膈气，去风痰。

2.《草木便方》：治风湿顽痹，肺痿久嗽，涂寒毒肿痛。

3.《天宝本草》：消风散寒。治诸般咳嗽，安魂定魄，利心肺。

穿山龙 Chuānshānlóng

本品首载于《东北药用植物志》，为薯蓣科植物穿龙薯蓣*Dioscorea nipponica* Makino的干燥根茎。全国大部分地区均产。春、秋二季采挖，洗净，除去须根和外皮，晒干，切厚片。生用或制用。以切面白色者为佳。

【处方用名】穿山龙。

【主要药性】甘、苦，温。归肝、肾、肺经。

【功效】祛风除湿，舒筋通络，活血止痛，止咳平喘。

【性能特点】本品苦燥，能祛除骨节肌肉间之风寒湿邪，使经脉柔顺通畅，且能活血，故有良好的止痛作用。常用于治疗风湿痹痛、肌肤麻木、关节屈伸不利等，以及跌打损伤、劳损瘀滞之疼痛；本品入肺经，理肺降气而有止咳平喘之功，故亦可用于肺失清肃之咳嗽气喘。

【肺病应用】

咳喘气喘 本品味苦降泄，入肺降气止咳平喘，可单用治疗慢性咳喘痰多。若治肺热咳喘，可与瓜蒌、黄芩、苦杏仁、枇杷叶等配伍。

【常用配伍】

穿山龙配黄芩 穿山龙味苦降泄，能止咳平喘；黄芩善清泻肺火及上焦实热。二者配伍，增强清肺化痰、止咳平喘之功，适用于肺热咳喘、痰多黄稠者。

【用法用量】内服：9～15g，煎汤或入丸散，也可制成酒剂用。

【使用注意】粉碎加工时，注意防护，以免发生过敏反应。

【本草文献】

《陕西中草药》：治咳嗽，风湿性关节炎，大骨节病关节痛，消化不良，疟疾，跌打损伤，痈肿恶疮。

赭石 Zhěshí

本品首载于《神农本草经》，为氧化物类矿物刚玉族赤铁矿，主含三氧化二铁（Fe_2O_3）。

主产于山西、河北。采挖后，除去杂石。打碎。生用或制用。以色棕红、断面显层叠状、有钉头者为佳。

【处方用名】赭石、煅赭石。

【主要药性】苦，寒。归肝、心、肺、胃经。

【功效】平肝潜阳，重镇降逆，凉血止血。

【性能特点】赭石苦寒质重，主归肝经，可平肝潜阳、清泄肝火，可用治肝阳上亢所致的头晕目眩、耳鸣口苦。质重性降，味苦降泄，入肺胃经，为重镇降逆要药，既善降胃气而止呕吐、呃逆、噫气，又能降肺气而治气逆哮喘。赭石苦寒泄热，入心、肝经走血分而能凉血止血，可用治血热吐衄，崩漏；因其可降气、降火，故尤适宜于气火上逆、迫血妄行之出血证。

【肺病应用】

喘息　本品重镇降逆，能降肺气而平喘。治哮喘有声、睡卧不得者，可单用本品研末，米醋调服；若治肺肾不足、阴阳两虚之虚喘，可与山药、山茱萸、党参、胡桃肉等同用，如参赭镇气汤（《医学衷中参西录》）；治肺热咳喘者，可与桑白皮、紫苏子、旋覆花等同用。

【常用配伍】

1.赭石配旋覆花　赭石质重性降，味苦降泄，降肺胃之逆气，为重镇降逆的要药；旋覆花味苦性降，降气化痰，止呕止呃。二药伍用，可增强降气化痰、止呕止呃之功，适用于肺气上逆之喘息及胃气上逆之呕吐、噫气、呃逆等症。

2.赭石配伍人参、山茱萸　赭石降逆平喘；人参大补元气；山茱萸补益肝肾、收敛固脱。三药同用，有益气补肾、镇逆纳气定喘之功效，用于治疗肺肾两虚之气喘等症。

3.赭石配伍葶苈子　赭石平肝泻肺降逆；葶苈子祛痰平喘、下气行水。二者伍用，其降逆化痰平喘之功效更著，用于治疗肝阳上亢、肺失肃降之头晕、呃逆、咳痰、气喘等症。

【用法用量】内服：9～30g，煎汤宜先煎，或入丸散。

【使用注意】本品苦寒，易伤脾胃，故脾胃虚寒、食少便溏者慎用。孕妇慎用。

【本草文献】

1.《景岳全书》：能下气降痰清火，除胸腹邪毒。

2.《本草正》：下气降痰，清火。

3.《本经逢原》：赭石之重，以镇逆气。

4.《长沙药解》：驱浊下冲，降摄肺胃之逆气，除哕噫而泄郁烦，止反胃呕吐，疗惊悸哮喘。

5.《医学衷中参西录》：能生血兼能凉血，而其质重坠，又善镇逆气，降痰涎，止呕吐，通燥结。

磁石 Císhí

本品首载于《神农本草经》，为氧化物类矿物尖晶石族磁铁矿，主含四氧化三铁

（Fe₃O₄）。主产于山东、江苏、辽宁。采挖后，除去杂石，砸碎，生用或制用。以色灰黑、有光泽、能吸铁者为佳。

【处方用名】磁石、煅磁石。

【主要药性】咸，寒。归肝、心、肾经。

【功效】镇惊安神，平肝潜阳，聪耳明目，纳气平喘。

【性能特点】磁石质重入心、肝经，既能镇惊安神，常用于心神不宁、惊悸、失眠等。又能平肝潜阳，治疗肝阳上亢所致头晕目眩、烦躁易怒。故对肝阳上亢、扰动心神之失眠、眩晕、头痛尤宜。磁石入肝肾，能聪耳明目，可用于治疗耳鸣耳聋、目暗不明、视物昏花。磁石质重入肾，能纳气平喘，可用于治疗肾气不足、摄纳无权之气喘。

【肺病应用】

肾虚气喘　本品能纳气平喘，可用于肾虚摄纳无权之虚喘，常与五味子、胡桃肉、蛤蚧等同用。治肾阴虚气喘者，可与熟地黄、山茱萸、山药等同用。

【常用配伍】

1.磁石配紫石英　磁石重镇安神，潜阳纳气，能坠炎上之火以定志，纳肾气以平喘；紫石英既镇心安神，又能温肺平喘。两药合用，平肝镇心、纳气平喘作用增强，用于肝阳上亢所致的心悸失眠、耳鸣及肾虚气喘等。

2.磁石配石菖蒲　磁石聪耳明目，平肝潜阳，重镇安神；石菖蒲芳香化浊，豁痰开窍。两药合用，平肝潜阳、聪耳明目、豁痰开窍之力强，适用于肝阳夹痰、上蒙清窍之头痛头重、耳目不聪、夜寐失眠等。

【用量用法】内服：9～30g，煎汤宜先煎，或入丸散。

【本草文献】

1.《本草经解》：磁石味辛入肺，金能平木，可以治风；肺司水道，可以行湿也。

2.《本草新编》：磁石能治喉痛者，以喉乃足少阳、少阴二经之虚火上冲也。

3.《药性切用》：徐大椿："引肺金之气入肾而补肾益精，镇坠虚热；为阴虚火炎镇坠之专药。"。

4.《本草从新》：色黑入水，能引肺金之气入肾，补肾益精，除烦祛热。

5.《本草便读》：纳气平喘。

榧子 Fěizǐ

本品首载于《新修本草》，为红豆杉科植物榧 *Torreya grandis* Fort.的干燥成熟种子。主产于浙江、福建。秋季种子成熟时采收，除去肉质假种皮，洗净，晒干。捣碎。生用或制用。以完整、饱满、种仁色黄白者为佳。

【处方用名】榧子、炒榧子。

【主要药性】甘，平。归肺、胃、大肠经。

【功效】杀虫消积，润肺止咳，润燥通便。

【性能特点】榧子甘平质润归肺、大肠经，上能润肺以止咳，下能滑肠以通便。治疗肺燥咳嗽无痰或痰少而黏、肠燥便秘。又有杀虫消积之功，且兼缓泻作用，有利于虫体排出，对绦虫、蛔虫、钩虫均有驱杀作用，尤善驱钩虫。

【肺病应用】

肺燥咳嗽　本品甘润入肺，能润肺燥以止咳嗽，作用缓和。治疗肺燥咳嗽轻症，可单用嚼服。也可与川贝母、瓜蒌仁、炙桑叶、沙参等同用。

【常用配伍】

榧子配川贝母　榧子味甘质润，入大肠经，能润肠通便；川贝母性寒味微苦，味甘质润能润肺止咳。两药合用，甘润平和，使润肺止咳之功益增，用以治疗肺燥咳嗽。

【用法用量】内服：9～15g，煎汤或入丸散。

【使用注意】脾虚泄泻及肠滑大便不实者慎服。

【本草文献】

1.《生生编》：治咳嗽，白浊，助阳道。

2.《本草备要》：润肺，杀虫。

3.《本草再新》：治肺火，健脾土，补气化痰，止咳嗽，定咳喘，去瘀生新。

松子仁 Sōngzǐrén

本品首载于《开宝本草》，为松科乔木红松 *Pinus koraiensis* Sieb.et Zucc 等的种仁。主产于东北。于果实成熟后采收，晒干，去硬壳取出种子。生用或制用。以完整、饱满、种仁色黄白者为佳。

【处方用名】松子仁、炒松子仁。

【主要药性】甘，温。归肺、肝、大肠经。

【功效】润肠通便，润肺止咳。

【性能特点】本品气味甘质润。归肺、大肠经，上能润肺以止咳，下能润肠以通便，故可用于肺燥干咳、肠燥便秘之症。

【肺病应用】

肺燥咳嗽　本品质润，入肺而有润肺止咳之功。治肺燥咳嗽，可与胡桃仁共捣成膏状，加熟蜜，饭后米汤送服。

【常用配伍】

松子仁配胡桃仁　松子仁有润肺、滑肠之功效；胡桃仁有温肺定喘、润肠功效。两者配伍功效增强，肺润而燥咳止，便通而逆气降，适用于肺燥咳嗽、肠燥便秘。

【用法用量】内服：5～10g，煎汤或入丸散。

【本草文献】

1.《本草纲目》：润肺，治燥结咳嗽。

2.《本草通玄》：益肺止嗽，补气养血，润肠止渴，温中搜风。

3.《玉楸药解》：松子仁与柏子仁相同，收涩不及而滋润过之，润肺止咳，滑肠通秘，开关逐痹，泽肤荣毛，亦佳善之品。

4.《本经逢原》：海松子，甘润益肺，清心止嗽润肠，兼柏仁、麻仁之功，温中益阴之效中，心肺燥痰、干咳之良药也。

5.《本草再新》：润肺健脾，敛咳嗽，止吐血。

第十二章 补虚药

凡能补虚扶弱，纠正人体气血阴阳虚衰的病理偏向，以治疗虚证为主的药物，称为补虚药。根据其药性和功用特点，补虚药可分为补气药、补阳药、补血药与补阴药四类。

【性能主治】

本类药物多味甘，能够补虚，具有补气、补阳、补血与补阴等不同作用，适用于气虚证、阳虚证、血虚证和阴虚证，其中入肺经的药物善于补肺气、滋肺阴，常用于肺气虚、肺阴虚等证。此外，有些药物兼有祛寒、润燥、生津、清热等功效，又有其相应的主治病症。

【应用要点】

1.对证用药 使用补虚药，首先应因证选药，必须根据气虚、阳虚、血虚与阴虚的证候不同，选择相应的对证药物。

2.配伍用药 使用本类药物，应考虑人体气血阴阳之间，在生理上相互联系、相互依存，在病理上也常常相互影响。因此，需将两类或两类以上的补虚药配伍使用。如气虚可发展为阳虚，阳虚者其气必虚，故补气药常与补阳药同用。有形之血生于无形之气，气虚生化无力，又可致血虚。血为气之母，血虚则气无所依，血虚亦可导致气虚，故补气药常与补血药同用。

3.注意事项 ①要防止不当补而误补。邪实而正不虚者，误用补虚药有"误补益疾"之弊。②避免当补而补之不当。如不分气血、不别阴阳、不辨脏腑、不明寒热，盲目使用补虚药，不仅不能收到预期的疗效，而且可能导致不良后果。③补虚药用于扶正祛邪，不仅要分清主次，处理好祛邪与扶正的关系，而且应避免使用可能妨碍祛邪的补虚药，使祛邪而不伤正，补虚而不留邪。④注意补而兼行，使补而不滞。部分补虚药药性滋腻，不容易消化，过用或用于脾运不健者可能妨碍脾胃运化，应注意剂量与疗程或适当配伍健脾消食药顾护脾胃。另外，补气还应辅以行气或除湿、化痰，补血还应辅以行血。

第一节 补气药

凡以补气功能为主，治疗肺气虚、脾气虚等病证的药物称为补气药。

气虚证临床主要表现为神疲乏力、气短息弱、声低懒言、头晕自汗等，及舌淡嫩，脉虚弱。性味多甘温，主要归脾、肺经。能补益脏腑之气，用于各种气虚证尤其善补脾肺之气，最常用于肺气虚或脾气虚证。

人参 Rénshēn

本品首载于《神农本草经》，为五加科植物人参*Panax ginseng* C.A.Mey.的干燥根和根茎。主产于吉林、辽宁等地。蒸制后干燥者称"红参"；园参除去支根，晒干或烘干，称"生晒参"。润透，切薄片，干燥，或用时粉碎、捣碎。野山参以生长年久、浆足、芦长、体丰满、纹细而成螺旋形、须带珍珠疙瘩、坚韧、不易折断者为佳；园参以根条粗圆、横纹多而细密、质坚实、色鲜亮、气香味苦者为佳。

【处方用名】野山参、红参、生晒参。

【主要药性】甘、微苦，平。归肺、脾、心经。

【功效】大补元气，补脾益肺，生津养血，安神益智。

【性能特点】本品味甘补气，大量使用能够峻补元气，为补气之要药。少量使用缓补诸脏之气，又能生津止渴、安神益智。凡久病及大吐泻、大失血等各种原因所致元气耗散、体虚欲脱、脉微欲绝之危重证候均可使用，为治虚劳内伤要药。善补脾肺之气，为治脾肺气虚之主药。生津止渴，安神益智，常用于热病气津两伤、身热口渴或消渴，气血亏虚之心悸、失眠、健忘等症。此外，其益气助阳之功，又可治疗元气不足、命门火衰、阳痿宫冷等。

【肺病应用】

1.**肺气虚衰证**　本品大补元气，补脾益肺，归肺、脾经，为治脾肺气虚之主药，可改善短气喘促、懒言声微等肺气虚衰症状。治疗肺气虚之咳喘、痰多者，常与五味子、紫苏子等同用，如补肺汤（《备急千金要方》）。

2.**肾虚喘息**　肾藏精、主纳气，能够摄纳肺所吸入之清气，使肺之呼吸保持一定深度，防止呼吸表浅，若肾的纳气功能减退，摄纳无权，则呼吸表浅，动辄气喘。本品归肾经，有补益肾气的作用，可用于肾不纳气的短气虚喘。治疗虚喘，常与蛤蚧、五味子等药同用，如人参蛤蚧散（《卫生宝鉴》）。

【常用药对】

1.**人参配附子**　人参甘温，长于大补元气、益气固脱；附子辛甘，大热功善回阳救逆、补火助阳。两药合用，共奏益气固脱、回阳救逆之效，适用于元气大伤、阳气暴脱之四肢逆冷、大汗淋漓、气喘息微、脉微欲绝等症。

2.**人参配蛤蚧**　人参甘温，大补元气，能补五脏，尤善补肺气；蛤蚧补肺气，益肺阴，助肾阳，纳气平喘。两药合用，共奏肺肾双补、纳气定喘之功。适用于肺肾两虚或肾不纳气的虚喘。

3.**人参配五味子**　人参大补元气、益肺气，五味子益气滋肾、敛肺止咳。两药合用，共收滋补肺肾、止咳定喘之功。适用于久病喘咳，或肺气虚弱之久咳无力。亦可用于气阴两虚之干咳少痰、喘粗自汗、心悸不宁、口干舌燥、舌红少苔脉虚大等。

【用法用量】内服：3～9g，挽救虚脱可用至15～30g。煎汤，宜文火另煎分次兑服。野山参研末吞服，每次2g，日服2次。

【使用注意】本品性偏温，可致火盛。有出血倾向，湿阻、热证及湿热内盛者慎用。人参反藜芦，畏五灵脂，恶皂荚，均忌同用。

【本草文献】

1.《神农本草经》：补五脏，安精神，定魂魄，止惊悸，除邪气，明目，开心益智。

2.《药类法象》：补元气，止渴，生津液，……治脾肺阳气不足，及能补肺，气促、短气、少气。补而缓中，泻脾肺胃中火邪，善治短气。

3.《药性赋》：止渴生津液，和中益元气，肺寒则可服，肺热还伤肺。

4.《本草求真》：人参专入肺，兼入脾。性禀中和，不寒不燥，形状似人，气冠群草，能回肺中元气于垂绝之乡。

西洋参 Xīyáng shēn

本品首载于《增订本草备要》，为五加科植物西洋参 *Panax quinquefolium* L.的根。主产于美国、加拿大，我国吉林、辽宁等地亦有栽培。秋季采挖，除去地上部分、芦头、侧根及须根，洗净，晒干或低温干燥。去芦，润透，切薄片，干燥或用时捣碎。以根条均匀、质硬、饱满、表面横纹紧密、气清香味浓者为佳。

【处方用名】西洋参、洋参、西洋人参、花旗参。

【主要药性】甘、微苦，凉。归肺、心、肾、脾经。

【功效】补气养阴，清热生津。

【性能特点】本品苦寒清泄，甘寒凉补，入心、肺、肾经，为寒补之品。既善补气养阴，又善清火生津，主治气阴两虚或阴虚津伤诸证，兼热者尤宜。常用于外感热病气阴耗伤、肺胃津枯之烦渴少气、体倦多汗，肺虚久咳，阴虚火旺之干咳少痰或痰中带血，燥热伤肺之咽干咯血等。

【肺病应用】

肺气虚及肺阴虚证　本品能补肺气，兼能养肺阴、清肺火，适用于火热耗伤肺脏气阴所致短气喘促、咳嗽痰少，或痰中带血等症，可与养阴润肺的麦冬、知母同用。

【常用药对】

西洋参配麦冬、知母　西洋参甘寒，长于益气养阴、清热降火，与养肺胃之阴的北沙参、麦冬及清热滋阴的知母配伍使用，可用于外感热病或内伤不足致气阴两虚之身热多汗、心烦口渴、气短乏力及肺胃津亏之口干舌燥等，方如清暑益气汤。

【用法用量】内服：3～6g，另煎兑服。

【使用注意】中阳衰微、胃有寒湿者忌服。一般认为不宜与藜芦同用。

【本草文献】

《本草从新》：补肺降火，生津液，除烦倦。虚而有火者相宜。

党参 Dǎngshēn

本品首载于《增订本草备要》，为桔梗科植物党参 *Codonopsis pilosula*（Franch.）Nannf.、素花党参 *Codonopsis Pilosula* Nannf.var.*modesta*（Nannf.）L.T.Shen 或川党参 *Codonopsis tangshen* Oliv.的根。主产于山西、陕西等地。秋季采挖，除去地上部分及须根，洗净泥土，晒至半干，反复搓揉3~4次，晒至七八成干时，捆成小把，晒干。除去杂质，洗净，润透，切厚片，干燥。生用。以根条粗壮肥大、肉质柔润、香气浓、甜味重、嚼之无杂者为佳。

【**处方用名**】党参、潞党、台党。

【**主要药性**】甘，平。归脾、肺经。

【**功效**】健脾益肺，养血生津。

【**性能特点**】本品味甘、性平，力较平和，不燥不腻，入脾、肺经。善补中气、益肺气，常用于脾肺气虚证。又能生津养血，用于气虚津伤、血虚及气血两虚等证。

【**肺病应用**】

脾肺气虚证 本品味甘、性平，归脾、肺经，以补脾肺之气为主要作用。肺气亏虚的咳嗽气促、语声低弱等症，可与黄芪等同用，以补益肺气、止咳定喘，方如补中益气丸（《脾胃论》）。其补益脾肺之功与人参相似而力较弱，临床常用以代替古方中的人参，用以治疗脾肺气虚的轻症。

【**常用药对**】

1.党参配黄芪 党参善于益气健脾、补肺气，黄芪长于益卫固表、补气升阳。两药合用，共奏补肺气、健脾、升阳举陷之功效，用于肺气虚及中气不足、升举无力、中气下陷等。

2.党参配北沙参 党参甘平，既能补气，又可生津；北沙参甘、微寒，滋阴润肺。二者同用，能够益气滋阴，适用于肺气虚、阴伤，症见气短乏力、干咳少痰等。

【**用法用量**】内服：9~30g，煎汤或入丸散服。

【**使用注意**】气滞、热盛者忌用。反藜芦。

【**本草文献**】

1.《得配本草》：甘，平。入手足太阴经气分。补肺，蜜拌蒸熟。

2.《本草纲目拾遗》：虽无甘温峻补之功，却有甘平清肺之力。不似沙参之性寒，专泄肺气也。

3.《本草求真》：宣肺寒，清肺热。

4.《本草正义》：补脾养胃，润肺生津，健运中气，本与人参不甚相远。

太子参 Tàizǐshēn

本品首载于《中国药用植物志》，为石竹科植物孩儿参 *Peseudostellaria heterophylla*（Miq.）Pax ex Pax et Hoffm.的干燥块根。主产于江苏、安徽、山东等省。夏季茎叶大部分枯萎时采挖，除去须根。置沸水中略烫后晒干或直接晒干，生用。以条粗肥润、黄白色、无须根者为佳。

【处方用名】太子参、孩儿参、童参。

【主要药性】甘、微苦，平。归脾、肺经。

【功效】益气健脾，生津润肺。

【性能特点】本品甘平微苦，入脾、肺经，药力和缓，既补气健脾，又养阴生津，为清补之品。适用于脾肺亏虚、气阴不足之证。尤宜于热病后期，热势已平、气阴不足之轻症。

【肺病应用】

脾肺气阴两虚证　本品能补脾肺之气，兼能养阴生津，其性略偏寒凉，属补气药中的清补之品。宜用于热病之后，气阴两亏，倦怠自汗，饮食减少，口干少津，而不宜温补者。因其作用平和，多入复方作病后调补之药。治疗脾气虚弱、胃阴不足所致食少倦怠、口干舌燥，宜与山药、石斛等益脾气、养胃阴之品同用。

【常用药对】

1.太子参配黄芪　太子参味甘性平，能益气生津。黄芪为补气要药，功善益卫固表。两药合用，共奏补气生津、固表止汗之功，适用于热病后期气阴两伤，症见自汗心悸、烦热口渴等。

2.太子参配北沙参　太子参长于益气生津而润燥。北沙参善于养阴清肺。两药合用，共奏养阴、润肺、止咳之功，适用于热邪或燥邪犯肺，气阴两伤所致的燥咳、气短、痰少等。

【用法用量】内服：9～30g，煎汤或入丸散。

【使用注意】有实邪、脾寒肠滑久泄者忌用。反藜芦，畏五灵脂。

【本草文献】

《江苏药材志》：补肺阴、健脾胃。治肺虚咳嗽，心悸，精神疲乏等症。

黄芪 Huángqí

本品首载于《神农本草经》，为豆科植物蒙古黄芪 *Astragalus memeranaceus*（Fisch.）Bge. var.*mongholicus*（Bge.）Hsiao 或膜荚黄芪 A.*membranaceus*（Fisch.）Bge. 的根。蒙古黄芪产于山西、内蒙古等地，以栽培的蒙古黄芪质量为佳；膜荚黄芪主产于东北、内蒙古等地。春秋二季采挖，除去须根及根头、泥土，除去杂质，晒干，切薄片，干燥。以根条粗长、皱纹少、坚实绵韧、断面色黄白、粉性足、味甜者为佳。

【处方用名】黄芪、生黄芪、炙黄芪、口芪。

【主要药性】甘，微温。归脾、肺经。

【功效】补气升阳，固表止汗，利水消肿，生津养血，行滞通痹，托毒排脓，敛疮生肌。

【性能特点】本品味甘，入脾肺气分，补中气力强，补而善升，故能健脾补中，补气升阳，益卫气，固护肌表，对中气下陷之脏器脱垂、气虚体弱肌表不固之自汗尤为适用。气旺生血，扶正祛邪，则能托毒生肌，对血虚症见面色萎黄、气血不足所致疮疡内陷、脓成不溃或久溃不敛，用之能补气生血而托疮生肌，为"疮痈圣药"；补脾助运化，促进水湿的运化，故能利尿、除水湿，可治气虚之水肿尿少；补气摄血、行血，主治气虚不摄之便血、崩漏，气虚血滞痹痛麻木或半身不遂，用之能补气行滞。此外，本品又能补气生血生津，也常用于消渴等症。

【肺病应用】

1.肺气虚证 本品入肺又能补益肺气，可用于肺气虚弱、咳喘日久、气短神疲者，常与紫菀、款冬花、苦杏仁等祛痰止咳平喘之品配伍。

2.气虚自汗 脾肺气虚可出现卫气不固，表虚自汗。本品能补脾肺之气，益卫固表，常与牡蛎、麻黄根等止汗之品同用，如牡蛎散（《太平惠民和剂局方》）。若因卫气不固，表虚自汗而易感风邪者，宜与白术、防风等品同用，如玉屏风散（《丹溪心法》）。

【常用药对】

黄芪配白术、防风 黄芪补脾益肺，长于益卫固表、利水消肿；白术善于健脾益气而止汗，又可燥湿；防风善走表而祛风邪。三药合用，兼顾脾肺，既可增强补气利水之力，又可增强益卫固表止汗之功，适用于脾肺气虚之倦怠乏力、气短懒言，脾虚湿盛之水肿、痰饮、气虚卫表不固之自汗等。

【用法用量】内服：9～30g，煎汤或入丸散。蜜炙可增强其补中益气作用。

【使用注意】凡表实邪盛、内有积滞、疮疡初起或溃后热毒尚盛者忌用。

【本草文献】

1.《药类法象》：治虚劳自汗，补肺气，实皮毛，泻肺中火，如脉弦自汗。

2.《本草汇言》：补肺健脾，实卫敛汗，驱风运毒之药也。

3.《神农本草经读》：其主痈疽者，甘能解毒也。久败之疮，肌肉皮毛溃烂，必脓多而痛甚，黄芪入脾而主肌肉，入肺而主皮毛也。

4.《本草思辨录》：三焦为水道，膀胱为水腑，黄芪从三焦直升至肺，鼓其阳气，疏其壅滞。肺得以通调水道，阴气大利，此实黄芪之长技。

5.《医学衷中参西录》：能补气，兼能升气，善治胸中大气下陷。

白术 Báizhú

本品首载于《神农本草经》，为菊科植物白术 *Atractylodes macrocephala* Koidz. 的根茎。主产于浙江、湖北等地，多为栽培。以浙江于潜产者最佳，称为"于术"，除去杂质，洗净，润透，切厚片，干燥，生用或制用。以个大、有云头、质坚实、无空心、断面色黄白、香气浓者为佳。

【处方用名】白术、于术、焦白术、麸炒白术。

【主要药性】甘、苦，温。归脾、胃经。

【**功效**】健脾益气，燥湿利水，止汗，安胎。

【**性能特点**】本品甘温苦燥，入脾、胃经，主入脾胃。甘温补中气，苦温燥中焦之湿，故功专健脾益气、燥湿利尿；脾健气旺，充养肌表而固表止汗；脾旺气血充盛以养胎而有安胎之功，主治脾胃气虚之水肿、痰饮、表虚自汗及胎动不安。

【**肺病应用**】

1.**肺气虚证**　脾属土，肺属金，脾为肺之母，当脾脏发生病变时，可影响到肺。白术补气作用，可用于肺气虚之咳嗽、喘急、喉中涎声、胸满气逆、坐卧不安、饮食不下等。常以本品配伍人参、陈皮、苦杏仁等，如补肺汤（《妇人良方》卷六）。

2.**气虚自汗**　本品对于脾气虚弱、卫气不固、表虚自汗者，其作用与黄芪相似而力稍逊，亦能补脾益气、固表止汗。《千金方》单用本品治汗出不止。脾肺气虚、卫气不固、表虚自汗、易感风邪者，宜与黄芪、防风等补益脾肺、祛风之品配伍，以固表御邪，如玉屏风散（《丹溪心法》）。

【**常用药对**】

白术配人参　人参能够补脾肺气，白术补气健脾。常相须为用，使脾气健、肺气足，适用于肺气虚之短气、咳嗽喘息等。

【**用法用量**】内服：6～12g，煎汤或入丸散。炒用可增强补气健脾止泻作用。

【**使用注意**】阴虚内热、津液亏耗燥渴者慎用。

【**本草文献**】

1.《本草新编》：肺气之燥也，更用白术以利之，则肺气烁尽津液，必有干嗽之忧。

2.《本经逢原》：入肺胃久嗽药，蜜水拌蒸。

3.《医学衷中参西录》：性温而燥，气香不窜，味苦微甘微辛。善健脾胃，消痰水，止泄泻。治脾虚作胀，脾湿作渴，脾弱四肢运动无力，甚或作疼。与凉润药同用，又善补肺。

山药 Shānyào

本品首载于《神农本草经》，为薯蓣科植物薯蓣 *Dioscorea opposita* Thunb. 的根茎。主产于河南，湖南等地。以河南（怀庆府）所产者品质最佳，故有"怀山药"之称。取毛山药或光山药除去杂质，分开大小个，泡润至透，切厚片，干燥。生用或制用。以条粗、质坚实、粉性足、色洁白者为佳。

【**处方用名**】山药、炒山药、淮山药、怀山药。

【**主要药性**】甘，平。归脾、肺、肾经。

【**功效**】补脾养胃，生津益肺，补肾涩精。

【**性能特点**】本品甘补，既补气又补阴，且兼收涩，入脾、肺、肾经，故补三脏气阴，而有补脾养胃、生津益肺、补肾涩精之功。既能平补气阴，为治气虚或气阴两虚之佳品。又能滋阴益气而生津，为治肾阴虚及消渴所常用。还能固精止带，为治肾虚不固之要药。

【肺病应用】

肺虚证　本品又能补肺气，兼能滋肺阴。其补肺之力虽较和缓，但对肺脾气阴俱虚者，补土亦有助于生金。适用于肺虚咳喘，可与脾肺双补之太子参、南沙参等品同用，共奏补肺定喘之效。

【常用药对】

山药配天花粉　山药长于入脾肺肾，气阴双补；天花粉入肺经善于清热生津润燥。两药合用，益气养阴，生津止渴，适用于热病伤津之心烦口渴及消渴等，方如玉液汤。

【用法用量】内服：15～30g，煎汤或入丸散。麸炒可增强补脾止泻作用。

【使用注意】湿盛中满或有积滞者慎用。实热邪实者忌用。

【本草文献】

1.《本草纲目》：山药虽入乎太阴，然肺为肾之上源，源既有滋，流岂无益，此八味丸所以用其强阴也。

2.《本草正》：补脾肺必主参、术，补肾水必君茱、地。

3.《雷公炮制药性解》：味甘，性温，无毒，入脾、肺、肾三经。补阴虚，消肿硬，健脾气，长肌肉，强筋骨，疗干咳，止遗泄，定惊悸，除泻痢。

4.《本草备要》：色白入肺，味甘归脾，入脾肺二经。补其不足，清其虚热，阴不足则内热，补阴故能清热。固肠胃，润皮毛，化痰涎，止泻痢。渗湿故化痰止泻。

5.《得配本草》：补脾阴，调肺气。治虚热干咳，遗精泄泻。

甘草 Gāncǎo

本品首载于《神农本草经》，为豆科植物甘草 *Glycyrrhiza uralensis* Fisch.、胀果甘草 *Glycyrrhiza inflata* Bat. 或光果甘草 *Glycyrrhiza glabra* L. 的根及根茎。主产于内蒙古、新疆等地。春、秋二季采挖，以秋季采者为佳。除去杂质，洗净，润透，切厚片，干燥，生用或制用。以外皮细紧、有皱沟、色红棕、质坚实、断面色黄白、粉性足者为佳。

【处方用名】甘草、生甘草、炙甘草。

【主要药性】甘，平。归脾、胃、肺、心经。

【功效】补脾益气，清热解毒，祛痰止咳，缓急止痛，调和诸药。

【性能特点】本品味甘性平，主入脾、肺经，兼入胃、心经。能补脾益气，可治脾胃虚弱、中气不足；能益气而养心，可治气虚血亏之心动悸、脉结代及血虚脏躁；能润肺祛痰而止喘，可治肺失宣肃之痰多咳嗽；能缓解拘挛而止痛，用治脘腹胀痛或四肢挛急作痛；能解热毒、食毒及百药毒，用治痈疽疮毒及食物、药物中毒。此外，还能缓和药性，调和诸药，使药物的苦寒、辛热及峻烈之性趋于和缓，有"国老"之称。

【肺病应用】

1.脾肺气虚证　本品味甘，善入中焦，具有补脾益肺之力。因其作用缓和，宜作为辅助药用，能"助参芪成气虚之功"（《本草正》），故常与人参、白术、黄芪等补脾益肺气药配伍，用于脾肺气虚之证。

2.咳喘 本品能止咳，兼能祛痰，还略具止咳作用。单用有效。可随症配伍用于寒热虚实多种咳喘，有痰无痰均可使用。

【常用药对】

甘草配桔梗 甘草长于解毒、祛痰止咳，桔梗具有利咽、宣肺止咳功效。两药合用，共奏利咽、祛痰止咳之功，适用于咽喉不利、咽喉痒痛引发咳嗽等。

【用法用量】内服：1.5～9g，煎汤或入丸散。生用性微寒，可清热解毒；蜜炙性微温，可增强补益心脾之气和润肺止咳作用。

【使用注意】甘草味甘，能助湿壅气，令人中满，故湿盛而胸腹胀满及呕吐者忌服。反甘遂、大戟、芫花、海藻。

【本草文献】

1.《神农本草经》：味甘，平。主治五脏六腑寒热邪气，坚筋骨，长肌肉，倍力，金疮肿，解毒。

2.《名医别录》：温中下气，烦满短气，伤脏咳嗽。

3.《开宝本草》：温中下气，烦满短气，伤脏咳嗽，止渴，通经脉，利血气，解百药毒。

4.《药鉴》：除邪热，利咽痛，理中气。坚筋骨，长肌肉。通经脉，利血气。止咳嗽，润肺道。

5.《神农本草经疏》：甘能缓中散结，故下气。烦满短气者，是劳伤内乏，阳气不足，故虚而烦满短气。甘温能益血，除大热助气，故烦满短气并除也。甘平且和，和能理伤，故治伤脏。肺苦气上逆，嗽乃肺病，甘以缓之，故治咳嗽。

6.《景岳全书》："刚药得之和其性，……助参芪成气虚之功。

红景天 Hóngjǐngtiān

本品首载于《四部医典》，为景天科植物大花红景天 *Rhodiola crenulata*（Hook.f.et Thoms）H.Ohba的根茎。主产于西藏、四川等地。野生或栽培，秋季采挖。除去须根、杂质，切片，干燥，生用。以切面粉红色、气芳香者为佳。

【处方用名】红景天。

【主要药性】甘、苦，平。归肺、脾、心经。

【功效】益气活血，通脉平喘。

【性能特点】本品味甘、苦，性平，入肺、脾、心经。能益气活血，治气虚血瘀之胸痹心痛、中风偏瘫；又能补益肺脾之气，治肺气虚咳喘、脾气虚倦怠乏力等。

【肺病应用】

肺虚咳喘 本品味甘归肺，能补肺气，能补气平喘。治肺虚咳喘，可与人参、五味子、杏仁等配伍；治肺阴不足，咳嗽痰黏，或有咯血者，可单用，或与南沙参、百合等滋肺止咳药配伍。

【常用药对】

红景天配沙参 红景天甘平入肺，能补气平喘、止咳，沙参功能养阴清肺。两药配伍，共奏养肺阴、清肺热、止咳喘之功。适用于热伤肺阴所致的干咳少痰、咽干口渴或咯血等。

【用法用量】内服：3~10g，煎汤或入丸散。外用：适量，捣敷或研末调敷。

【使用注意】本品性寒，脾胃虚寒者不宜长期服用。

【本草文献】

《本草纲目》：红景天，本经上品。祛邪恶气，补诸不足。

沙棘 Shājí

本品首载于《晶珠本草》，为胡颓子科植物沙棘 *Hippophae rhamnoides* L.的成熟果实。主产于西南、华北等地，野生或栽培。秋冬二季果实成熟时或天冷冻硬后采收。除去杂质，洗净，晒干或蒸后晒干，生用。以粒大、肉厚、油润者为佳。

【处方用名】沙棘。

【主要药性】甘、酸，温。归脾、胃、肺、心经。

【功效】补肾助阳，固精缩尿，养肝明目。

【性能特点】本品味酸、苦，性平，入脾、胃、肺、肝经。能补脾益气，开胃消食，益气生津，可用治脾气虚弱或脾胃气阴两伤，症见食少纳差、脘胀腹痛、体倦乏力等。又补肺敛肺，止咳祛痰，用于肺虚久咳或咳喘痰多。又具有活血祛瘀、通经止痛之功，可用治胸痹心痛、跌打损伤、妇女月经不调等瘀血证。

【肺病应用】

咳嗽痰多 本品入于肺经，能止咳祛痰，为藏医和蒙医治疗咳喘痰多较为常用的药物。可以单用，如《四部医典》以沙棘适量，煎煮浓缩为膏（即沙棘膏），主治咳嗽。现代临床报道，以沙棘精口服液治疗慢性支气管炎，能明显缓解咳嗽、咳痰等症状。亦可配伍其他止咳祛痰药，如五味沙棘散（《青海省藏药标准》）。

【常用药对】

沙棘配半夏 沙棘具有较强的止咳化痰之力，半夏长于燥湿化痰止咳。两药配伍，止咳化痰之力增强。适用于咳嗽痰喘证。

【用法用量】内服：3~9g，煎汤或入丸散。

【使用注意】脾胃虚弱、反酸腹胀者慎用。

【本草文献】

《晶珠本草》：活肺病、喉病。

蜂蜜 Fēngmì

本品首载于《神农本草经》，为蜜蜂科昆虫中华蜜蜂 *Apis cerana* Fabricius 或意大利蜜蜂 *A.Mellifera* Linnaeus 所酿成的蜜。各地均产，以广东、云南等地产量较大，均为人工养殖。

春至秋季采收，除去杂质。生用或制用。以水分少、有油性、稠如凝脂、用木棒挑起时蜜汁下流如丝状不断，且盘曲如折叠状、味甜不酸、气芳香、洁净无杂质者为佳。

【处方用名】蜂蜜、白蜜、生蜜、炼蜜。

【主要药性】甘，平。归脾、肺、大肠经。

【功效】补中，润燥，止痛，解毒；外用生肌敛疮。

【性能特点】本品甘平质润，入脾、肺、大肠经。能补中缓急，润肺止咳，滑肠通便。可用治中虚腹痛、肺虚咳嗽、燥邪犯肺之干咳无痰、肠燥便秘等症。并能解毒，外用治疮疡、烫伤及目赤肿痛等。此外，作为液体辅料，常用于炮制药物，有增强药性、赋型、矫味及缓和药性作用。

【肺病应用】

肺虚久咳、燥咳 本品既能补气益肺，又能润肺止咳，还可补土以生金。治虚劳咳嗽日久，气阴耗伤，气短乏力，咽燥痰少者，单用有效。可与人参、生地黄等品同用，如琼玉膏（《洪氏集验方》）。燥邪伤肺，干咳无痰或痰少而黏者，可用本品润肺止咳。可与阿胶、桑叶、川贝母等养阴润燥、清肺止咳之品配伍。本品用于润肺止咳，尤多作为炮炙止咳药的辅料，或作为润肺止咳类丸剂或膏剂的赋型剂。

【常用药对】

1.蜂蜜配生姜 白蜜甘平主补，和营卫，润脏腑，通三焦，调脾胃，尤以润肺补中之功显著；生姜宣肺利气而化痰。二药相伍，一补一散，相反相成，使肺燥润，肺气得宣，润肺止咳有奇功，常用于肺虚久咳、肺燥干咳等症。

2.蜂蜜配苦杏仁 苦杏仁为降肺气、止咳喘之佳品，兼有润肠通便之力；蜂蜜以润燥之效为特点，上能润肺补虚，下能滑肠通便。二药合用，润肺止咳之功倍增，润肠通便增强，适用于年老体弱、津液亏损所致的肺气失宣、上逆咳喘兼腑气不通、便秘者。

【用法用量】内服：15～30g，大剂量30～60g，煎服或冲服。

【使用注意】湿热痰滞、胸闷不舒及便溏者慎用，高血糖患者不宜单味大剂量服用。

【本草文献】

1.《神农本草经》：益气补中，止痛，解毒……和百药。

2.《药性解》：味甘，性平，无毒，入脾、肺二经。

3.《本草经解》：蜂蜜气平，秉天秋收之金气，入手太阴肺经；味甘无毒，得地中正之土味，入足太阴脾经。

4.《本草求真》：蜂白蜜和胃润肺通结；赤蜜性惊降火；蜂房清热软坚散结，解肠胃毒。

5.《神农本草经读》：蜂蜜气平，秉金气而入肺；味甘无毒，得土味而入脾。

灵芝 Língzhī

本品首载于《神农本草经》，为多孔菌科真菌赤芝 *Ganoderma lucidum*（Leyss.ex Fr.）Karst.或紫芝 *Ganoderma sinense* Zhao.Xu et Zhang的干燥子实体。主产于四川、浙江等

地，除野生外，现多为人工培育品种。全年可采收。除去杂质，剪除附有朽木，阴干或在40～50℃烘干。生用。以菌盖大、菌柄长、完整、质坚实、色紫红光泽如漆者为佳。

【处方用名】灵芝、灵芝粉。

【主要药性】甘，平。归心、肺、肝、肾经。

【功效】补气安神，止咳平喘。

【性能特点】本品味甘，性平偏温，入心、肺经。能补心血，益心气，安心神，可用治气血不足、心神失养所致的心神不宁、失眠惊悸等。可补益肺气，温肺化痰，止咳平喘，常可用治痰饮证，尤其对痰湿型或虚寒型疗效较好。可补养气血，是治疗虚劳证的良药。

【肺病应用】

咳喘痰多　本品味甘能补，性平偏温，入肺经，补益肺气，温肺化痰，止咳平喘，适用于痰饮证见形寒咳嗽、痰多气喘者，尤其对痰湿型或虚寒型疗效较好。可单用或与党参、五味子、干姜、半夏等益气敛肺、温阳化饮药同用。

【常用药对】

灵芝配人参　灵芝补养气血，人参甘温大补元气。两药配伍，用治虚劳诸症。

【用法用量】内服：6～12g，煎汤；研末吞服1.5～3g。

【本草文献】

《神农本草经》：主咳逆上气，益肺气，通利口鼻，强志毅，勇悍，安魄。

第二节　补阳药

本类药物多具甘味，性多温热，主入肾经。甘温助阳，主补助一身之元阳。肾阳之虚得补，其他脏腑得以温煦，从而消除或改善全身阳虚诸证。主要适用于肾阳不足之畏寒肢冷、腰膝酸软、性欲淡漠、阳痿早泄、精寒不育或宫冷不孕、尿频遗尿；脾肾阳虚之脘腹冷痛或阳虚水泛之水肿；肝肾不足，精血亏虚之眩晕耳鸣、须发早白、筋骨痿软或小儿发育不良、囟门不合、齿迟行迟；肺肾两虚，肾不纳气之虚喘以及肾阳亏虚、下元虚冷、崩漏带下等症。

淫羊藿　Yínyánghuò

本品首载于《神农本草经》，为小檗科植物淫羊藿 *Epimedium brevicornum* Maxim.、箭叶淫羊藿 *Epimedium sagittatum*（Sieb.et Zucc.）Maxim.、柔毛淫羊藿 *Epimedium Pubescens* Maxim. 或朝鲜淫羊藿 *Epimedium koreanum* Nakai 的干燥叶。主产于山西、四川、湖北等地。夏、秋季茎叶茂盛时采收，晒干或阴干。切丝。生用或制用。以叶色黄绿者为佳。

【处方用名】淫羊藿、炙淫羊藿。

【主要药性】辛、甘，温。归肾、肝经。

【功效】补肾阳，强筋骨，祛风湿。

【性能特点】本品辛甘性温力强，归肝肾经。甘温能温补肾阳，长于补肾壮阳，为治疗肾阳虚衰、阳痿遗精的良药；辛温可祛风除湿，能外散风湿而通痹止痛，可用于筋骨痿软、风湿痹痛、麻木拘挛。对于风湿日久、肾阳不足之痹证尤宜。

【肺病应用】

肾虚咳嗽　淫羊藿长于补肾阳，配伍五味子敛肺止咳，覆盆子益肾生气，三药为末，炼蜜为丸，可治疗肺肾气虚之咳嗽。

【常用配伍】

淫羊藿配补骨脂　淫羊藿长于补肾壮阳；补骨脂善于温肾助阳，纳气平喘。两药合用，增强补肾助阳、补益肾气之功，适用于肾阳虚、肾气不固之咳喘。

【用法用量】内服：6～10g，煎汤或入丸散。生淫羊藿偏于祛风湿、强筋骨，多用于风寒湿痹、中风偏瘫及小儿麻痹症；羊脂油炙淫羊藿偏于温肾助阳，多用于肾阳虚衰，阳痿、遗精、腰膝酸软、筋骨痿软之症。

【使用注意】阴虚火旺者不宜服。

【本草文献】

1.《开宝本草》：味辛，寒，无毒。坚筋骨，消瘰疬，赤痈，下部有疮洗出虫。

2.《本草崇原》：太阳之气，上合于肺，内通于肾，故益气力，强志。

3.《本草经解》：味辛无毒，得地润泽之金味，入手太阴肺经。小便气化乃出，辛寒之品，清肃肺气，故利小便。肺主气，辛润肺，故益气力也。

4.《神农本草经读》：淫羊藿气寒，秉天冬寒水之气而入肾；味辛无毒，得地之金气而入肺，金水二脏之药，细味经文，俱以补水脏为主。肺主气，肾藏志，孟夫子云"夫志，气之帅也"，润肺之功，归于补肾，其益气力强志之训，即可于孟夫子善养刚大之训、悟之也，第此理难与时医道耳。

5.《分类草药性》：治咳嗽，去风，补肾而壮元阳。

补骨脂 Bǔgǔzhǐ

本品首载于《药性论》，为豆科植物补骨脂 *Psoralea corylifolia* L.的干燥成熟果实。主产于河南、四川、安徽等地。秋季果实成熟时采收果序，晒干，搓出果实，除去杂质。生用或制用。以粒大、饱满、色黑者为佳。

【处方用名】补骨脂、盐补骨脂。

【主要药性】辛、苦，温。归肾、脾经。

【功效】温肾助阳，纳气平喘，温脾止泻；外用消风祛斑。

【性能特点】本品性温，归肾经，长于温补固涩，既能温补肾阳，又能固精缩尿，多用于肾虚下元不固之阳痿遗精、遗尿尿频、腰膝冷痛；还具有温肾纳气定喘之功，故适用于肾阳亏虚、肾不纳气之虚喘；归肾、脾经，既能温肾助阳，又能温脾止泻，故又常用于脾肾阳虚、五更泄泻；外用尚能消风祛斑，适用于白癜风、斑秃。

【肺病应用】

肾不纳气，虚寒喘咳 本品补肾助阳，纳气平喘，多配伍胡桃肉、蜂蜜等，可治虚寒性喘咳，如治喘方（《医方论》）；或配人参、木香等治疗虚喘痨嗽（《是斋医方》）。

【常用配伍】

1.补骨脂配罂粟壳 补骨脂长于补火助阳而纳气平喘、温脾止泻；罂粟壳善于敛肺止咳，涩肠止泻。两药伍用，标本兼治，上能增强治疗虚劳喘咳之力，下能受温肾暖脾、涩肠止泻之效。适用于肺肾两虚久咳虚喘、脾肾阳虚久泻久痢、五更泄泻等。

2.补骨脂配五味子 补骨脂性温，长于温肾助阳、纳气平喘；五味子酸温，善于敛肺止咳。两药伍用，具有温肾助阳、纳气平喘、敛肺止咳之功，适用于肺肾气虚、肾不纳气之咳喘。

【用法用量】内服：6～10g，煎汤或入丸散。外用20%～30%酊剂涂患处。生补骨脂辛温燥烈，不宜长时间服用，故多用于制备散剂、注射剂、酊剂，外用治银屑病、白癜风、扁平疣、斑秃；补骨脂盐炙并炒香，可引药入肾，增强补肾助阳、纳气、止泻作用，多用于阳痿遗精、遗尿尿频、腰膝冷痛、肾虚作喘、五更泄泻。

【使用注意】阴虚火旺及大便秘结者忌服。

【本草文献】

1.《景岳全书》：以其性降，所以能纳气定喘。惟其气辛而降，所以气虚气短，及有烦渴眩运者，当少避之，即不得已，用于丸中可也。

2.《本草新编》：且补骨脂尤能定喘，肾中虚寒，而关元真气上冲于咽喉，用降气之药不效者，投之补骨脂，则气自归原，正借其温补命门，以回阳而定喘也。

3.《医林纂要》：治虚寒喘嗽。

蛤蚧 Gé jiè

本品首载于《雷公炮炙论》，为壁虎科动物蛤蚧*Gekko gecko* Linnaeus.的干燥体。主产于广西、广东，进口蛤蚧主产于越南。全年均可捕捉，除去内脏，拭净，用竹片撑开，使全体扁平顺直，低温干燥。生用或制用。以体大、尾全、不破碎者为佳。

【处方用名】蛤蚧。

【主要药性】咸，平。归肺、肾经。

【功效】补肺益肾，纳气定喘，助阳益精。

【性能特点】本品咸平，平而偏温，温养肺肾；为血肉有情之品，有益精血之力。入肾，壮肾阳，益精血，常用于肾阳不足、精血亏虚之阳痿、遗精。入肺，补肺气，定喘咳，为肺肾两虚、肾不纳气、久咳虚喘要药，常用于肺肾两虚、肾不纳气的虚喘气促、劳嗽咯血。

【肺病应用】

虚劳喘咳 本品入肺肾二经，长于补肺气、助肾阳、定喘咳，为治多种虚证喘咳之佳品。与人参、贝母、苦杏仁等同用，治肺肾虚喘，如人参蛤蚧散（《卫生宝鉴》）；与贝母、紫菀、苦杏仁等同用，治虚劳咳嗽，如蛤蚧丸（《太平圣惠方》）。现临床多用于支气管哮喘、心性喘息、肺气肿以及肺结核等属于肺肾两虚者。

【常用配伍】

1.蛤蚧配川贝母 蛤蚧长于补肺气，纳气定喘；川贝母善于清热化痰，润肺止咳。两药伍用，增强补肺清热、化痰止咳之功。适用于肺虚而有痰热的咳喘。

2.蛤蚧配百部 蛤蚧长于补肺益肾，纳气定喘；百部甘润苦降，善于润肺止咳。两药伍用，补肺益肾、纳气定喘、润肺止咳之功更著。适用于肺痨咳嗽、痰中带血等。

3.蛤蚧配五味子 蛤蚧长于补肺益肾；五味子功善敛肺滋肾。两药伍用，具有补益肺肾、敛肺止咳之功。适用于肺肾两虚之久咳虚喘等。

【用法用量】内服：3~6g，多入丸散或酒剂。蛤蚧生品和酥品功用相同，酥制后易粉碎，腥气减少，并可增强补肾壮阳、纳气定喘作用。

【使用注意】风寒或实热咳喘忌服。

【本草文献】

1.《海药本草》：疗折伤，主肺痿上气，咯血咳嗽。

2.《日华子本草》：治肺气，止嗽。

3.《开宝本草》：主久肺劳传尸，疗咳嗽，下淋沥及治血。

4.《本草衍义》：补肺虚劳嗽。

5.《本草纲目》：补肺气，益精血，定喘止嗽，疗肺痈，消渴，助阳道。

6.《神农本草经疏》：蛤蚧，其主久肺痨咳嗽、淋沥者，皆肺肾为病，劳极则肺肾虚而生热，故外邪易侵，内证兼发也。蛤蚧属阴，能补水之上源，则肺肾皆得所养，而劳热咳嗽自除。肺朝百脉，通调水道，下输膀胱；肺气清，故淋沥水道自通也。

7.《本草备要》：补肺润肾，益精助阳，治渴通淋，定喘止嗽，肺痿咯血，气虚血竭者宜之。

核桃仁 Hétáorén

本品首载于《开宝本草》，为胡桃科植物胡桃 *Juglans regia* L. 的干燥成熟种子。主产于陕西、山西、河北等地。秋季果实成熟时采收，除去肉质果皮，晒干，再除去核壳及木质隔膜。生用。以个大、饱满、断面色白者为佳。

【处方用名】核桃仁、胡桃肉。

【主要药性】甘，温。归肾、肺、大肠经。

【功效】补肾，温肺，润肠。

【性能特点】本品甘温质润。归肾，能补肾固精，宜于肾阳不足、腰膝酸软、阳痿遗精。归肺、肾，能温补二脏而补肾纳气、温肺定喘。故用于肺肾不足，肾不纳气所致的虚寒喘嗽证。甘润富含油脂，尚具有润肠通便的作用，故可用于老人、虚人之津液不足、肠燥便秘。

【肺病应用】

肺肾不足，虚寒喘咳 本品长于补肺肾、定喘咳。治疗肺肾不足、肾不纳气所致的虚喘证，常与人参、生姜同用，如人参胡桃汤（《济生方》）；治久嗽不止，以人参、胡桃、苦杏仁同用为丸服（《本草纲目》）。治久咳不止，胡桃仁50个，人参120g，苦杏仁250个，研匀，炼蜜为丸，每空腹细嚼1丸，人参汤下，卧再服。用于产后气喘，胡桃仁、人参各等分，每服15g，水煎，频频呷服。

【常用配伍】

1.核桃仁配补骨脂 核桃仁甘温，具有补益肺肾、纳气定喘之功；补骨脂辛苦温，具有补肾壮阳、纳气平喘之功。两药伍用，既可用于肾阳不足，命门火衰，阳痿不举，腰膝冷痛；又可用于肾不纳气，呼多吸少，虚寒喘咳。

2.核桃仁配人参 核桃仁甘温，长于补益肺肾、纳气定喘；人参甘、微苦而微温，善于大补元气、补肺定喘。两药伍用，增强补益肺肾、纳气定喘之功。适用于肺肾两虚，摄纳无权所致的咳嗽虚喘者。

3.核桃仁配苦杏仁 核桃仁长于补益肺肾，纳气定喘，润肠通便；苦杏仁善于止咳平喘，润肠通便。两药伍用，增强止咳平喘、润肠通便之功。适用于肺肾两虚所致的咳喘以及津枯肠燥便秘。

4.核桃仁配紫菀 核桃仁长于补益肺肾，纳气定喘；紫菀善于润肺下气，化痰止咳。两药伍用，可增强止咳平喘化痰的作用，适用于肾虚咳喘、痰多等。

【用法用量】内服：6～9g，煎汤或入丸散。

【使用注意】阴虚火旺、痰热咳嗽及便溏者不宜服用。

【本草文献】

1.《食经》：下气，主喉痹，杀白虫。

2.《开宝本草》：食之令人肥健，润肌黑发。

3.《本草纲目》：补气养血，润燥化痰，益命门，利三焦，温肺润肠，治虚寒喘嗽，腰脚重痛。

4.《玉楸药解》：止嗽定喘，利水下食。

冬虫夏草 Dōngchóngxiàcǎo

本品首载于《本草从新》，为麦角菌科植物冬虫夏草菌 *Cordyeps sinensis*（Berk.）Sacc 寄生在蝙蝠蛾科昆虫幼虫上的子座和幼虫尸体的干燥复合体。主产于四川、青海、云南等地。夏初子座出土，孢子未发散时挖取。生用。以虫体色黄发亮、丰满肥壮、断面淡黄白色、子座短者为佳。

【处方用名】冬虫夏草。

【主要药性】甘，平。归肺、肾经。

【功效】补肾益肺，止血化痰。

【性能特点】本品性甘平，入肺肾经，平补肺肾，兼能止血化痰，善治肺肾两虚、摄纳无权之久咳虚喘，以及肺肾阴虚之劳嗽咯血。本品能助阳起痿之功，故又治肾阳虚衰的阳痿遗精、腰酸脚软。此外，本品可补肺肾，实卫气，固腠理，善治病后体虚不复、自汗畏寒、易感风寒者。

【肺病应用】

久咳虚喘，劳嗽咯血　本品为平补肺肾，能止血化痰、止咳平喘。治肺气虚或肺肾两虚久咳、虚喘、劳嗽、咯血等症，可单用或与百部、五味子、核桃仁等同用；治肺阴虚劳嗽咯血，则配伍沙参、阿胶、川贝母等，如利肺片、虫草参芪膏。

【常用配伍】

1.**冬虫夏草配北沙参**　冬虫夏草长于补肺气益肺阴；北沙参善于养肺阴，清肺热。两药伍用，润肺化痰、止咳平喘之功更著。适用于肺之气阴两虚所致的久咳劳嗽等。

2.**冬虫夏草配补骨脂**　冬虫夏草长于温肾补肺，止嗽定喘；补骨脂善于补肾壮阳，纳气平喘。两药伍用，增强补肾壮阳、纳气定喘之功，适用于肺肾两虚、摄纳无权所致的久咳虚喘等。

3.**冬虫夏草配阿胶**　冬虫夏草长于温肾补肺；阿胶善于养血止血，滋阴润肺。两药伍用，增强温肾助阳、滋阴润肺、养血止血之功，适用于肺肾阴虚之劳嗽咯血等。

【用法用量】内服：5～10g；煎汤或入丸、散。

【使用注意】有表邪者不宜用。

【本草文献】

1.《本草从新》：甘平保肺益肾，止血化痰，已劳嗽。

2.《文房肆考》：迩年苏州皆有之，其气阳性温，孔裕堂述其弟患怯汗大泄，虽盛暑处密室帐中，犹畏风甚，病三年，医药不效，症在不起，适有戚自川归，遗以夏草冬虫三斤，逐日和荤蔬作肴炖食，渐至愈。因信此物保肺气，实腠理，确有征验，用之皆效。

3.《药性考》：甘平，保肺益肾，补精髓，止血化痰，已劳嗽，治膈症皆良。味甘性温，秘精益气，专补命门。

4.《本草分经》：甘，平。补肺肾，止血化痰，治劳嗽。

紫石英 Zǐshíyīng

本品首载于《神农本草经》，为氟化物类矿物萤石族萤石，主含氟化钙（CaF_2）。主产于山西、甘肃。采挖后，除去杂石，砸成碎块。生用或制用。以色紫、有光泽者为佳。

【处方用名】紫石英、煅紫石英。

【主要药性】甘，温。归肾、心、肺经。

【功效】温肾暖宫，镇心安神，温肺平喘。

【性能特点】本品甘温，能助肾阳，暖胞宫，调冲任，善治元阳衰惫、血海虚寒、宫冷不孕。甘温能补，质重能镇，温润镇怯，善治惊悸不安、失眠多梦。此外，温肺散寒，止喘嗽，善治虚寒咳喘。

【肺病应用】

虚寒咳喘 本品温补肺肾而定喘，故既治肺寒喘咳，亦治肺肾两虚咳喘。治肺寒气逆、痰多咳喘，单用本品火煅，花椒泡汤用（《青囊秘方》）。治肺气不足，短气喘乏，口出如含冰雪，语言不出者，与五味子、款冬花、人参等配伍。

【常用配伍】

1.**紫石英配五味子** 紫石英长于温肺寒，止喘嗽；五味子善于敛肺气，滋肾水。两药伍用，增强温肺散寒、敛肺气、止喘嗽之功，适用于肺寒气逆、痰多喘咳等。

2.**紫石英配花椒** 紫石英甘温，长于温肺散寒、止咳定喘；花椒辛热，善于温肾助阳。两药伍用，增强温肺寒、止喘嗽之功，适用于肺寒气逆、痰多喘咳等。

【**用法用量**】内服：9～15g，入汤剂宜先煎或入丸散。紫石英生品偏于镇心安神，用于心悸易惊、失眠多梦；煅紫石英质地松脆，便于粉碎加工，易于煎出有效成分，温肺降逆、散寒暖宫力强，多用于肺虚寒咳、宫冷不孕等。

【**使用注意**】阴虚火旺而不能摄精之不孕症，肺热气喘、脉大而速者均应忌服。

【**本草文献**】

1.《神农本草经》：主心腹咳逆邪气，补不足，女子风寒在子宫，绝孕十年无子。久服温中，轻身延年。

2.《名医别录》：疗上气心腹痛，寒热邪气结气，补心气不足，定惊悸，安魂魄，填下焦，止消渴，除胃中久寒，散痈肿，令人悦泽。

3.《药性论》：女人服之有子，主养肺气，治惊痫，蚀脓，虚而惊悸不安者，加而用之。

4.《本草纲目》：上能镇心，重以去怯也；下能益肝，湿以去枯也。

钟乳石 Zhōngrǔshí

本品首载于《神农本草经》，为碳酸盐类矿物方解石族方解石，主含碳酸钙（$CaCO_3$）。主产于广西、湖北、四川等地。采挖后，除去杂石，砸成小块。生用或制用。以色白或灰白、断面有光亮者为佳。

【**处方用名**】钟乳石、煅钟乳石。

【**主要药性**】甘，温。归肺、肾、胃经。

【**功效**】温肺，助阳，平喘，制酸，通乳。

【**性能特点**】本品性味甘温，既能温肺散寒、止咳平喘，又能温肾纳气，故既治肺寒气逆、咳喘痰清之证，又治肺肾两虚、气虚不得归元的久咳虚喘。性温入肾经则益肾助阳，治疗阳痿遗精、腰脚冷痛；入胃经益胃而利气通乳汁，故常用于胃酸过多的胃脘疼痛、嘈杂、泛酸以及乳汁不通。

【肺病应用】

1.寒痰咳喘 本品甘温通达，善温肺寒而止咳平喘，治寒哮咳喘，可与麻黄、苦杏仁等同用，如钟乳丸（《张氏医通》）。

2.肺痨喘息 本品温肺而平喘，治肺痨喘息，可与山药、薏苡仁等同用。

3.肾不纳气虚喘 本品又能入肾，有温补肺肾、纳气平喘之功，可合黄蜡制丸吞服。或与核桃仁、五味子、补骨脂等同用。

【常用配伍】

钟乳石配菟丝子 钟乳石性温，补肾助阳，壮命门之火；菟丝子辛甘平，其性平和，既补肾阳，又补肝肾之阴，为阴阳俱补之品。二者配伍，共奏补肝肾、强腰膝之功，用于肝肾不足、腰膝酸软、阳痿遗精、遗尿尿频。

【用法用量】内服：3~9g，入煎剂宜先煎。钟乳石生品甘温补阳，重在壮命门之火。钟乳石煅后，其味由甘转涩，可敛酸和胃止痛，常用于胃酸过多的胃脘疼痛、嘈杂、泛酸。

【使用注意】凡高热、急性咳喘及哮喘见咯血者，忌用。

【本草文献】

1.《神农本草经》：主咳逆上气，明目益精，安五藏，通百节，利九窍，下乳汁。

2.《药性论》：主泄精，寒嗽，壮元气，能通声。孔公孽，治腰冷膝痹毒风，能使喉声圆朗。

3.《本草汇言》：温肺气，主咳逆，壮元阳，健脚弱之药也。

4.《本草经疏》：石钟乳，其主咳逆上气者，以气虚则不得归元，发为斯证，乳性温而镇坠，使气得归元，则病自愈，故能主之也。

5.《本经逢原》：（治）肺气虚寒，咳逆上气，哮喘痰清，下虚脚弱。

6.《本草求原》：暖肺纳气，治肺寒气逆，喘咳痰清，肺损吐血。

7.《本草汇纂》：久服多服，恐损人气。

8.《萃金裘本草述录》：燥湿除痰，敛血秘精。

紫河车 Zǐhéchē

本品首载于《本草拾遗》，本品为健康人的干燥胎盘。将新鲜胎盘除去羊膜和脐带，反复冲洗至去净血液，蒸或置沸水中略煮后，干燥。砸成小块或研成细粉用。以色黄、血管内无残血者为佳。

【处方用名】紫河车、胎盘。

【主要药性】甘、咸，温。归肺、肝、肾经。

【功效】温肾补精，益气养血。

【性能特点】本品性温而不燥，大补气血而补益阴阳。用于一切虚损劳伤、气血不足、精液亏乏之症，不论单用或复方应用，均有较好的疗效。用于虚劳羸瘦，阳痿遗精，不孕少乳，骨蒸劳嗽，面色萎黄，食少气短。补肺气，益肾精，常用于肺肾两虚、摄纳无权、呼多吸少之久咳虚喘证。

【肺病应用】

1.肺肾两虚之咳嗽 本品补肺气，益肾精，纳气平喘，单用有效，亦可与人参、蛤蚧、冬虫夏草、胡桃肉、五味子等同用。

2.咳嗽咯血 本品温肾补精，益气养血，治疗劳思虚损、妄泄真元、阴虚火动、痰喘气急、咳嗽咯血，可与五味子、当归、白术等配伍，如保真饮（《丹台玉案》）。

【常用配伍】

1.紫河车配冬虫夏草 紫河车长于补肾益精，纳气平喘；冬虫夏草长于补肺气，益肺阴，止嗽定喘。两药伍用，增强补肺益肾、纳气定喘之功，适用于肺肾两虚、摄纳无权所致的久咳虚喘。

2紫河车配五味子 紫河车长于助阳益气，五味子善于敛肺滋肾。两药伍用，增强温肾助阳、纳气定喘之功。适用于肺肾两虚所致的喘咳。

【用法用量】内服：1.5～3g，研末装胶囊服，也可入丸散。如用鲜胎盘，每次半个至一个，水煎服。

【使用注意】有表邪者慎用。

【本草文献】

1.《本草蒙筌》：疗诸虚百损，痨瘵传尸，治五劳七伤，骨蒸潮热，喉咳音哑，体瘦发枯，吐衄来红。

2.《神农本草经疏》：人胞乃补阴阳两虚之药，非……如阴阳两虚者，服之有反本还元之功，诚为要药也。然而阴虚精涸，水不制火，发为咳嗽吐血、骨蒸盗汗等症，此属阳盛阴虚，法当壮水之主以制阳光，不宜服此并补之剂，以耗将竭之阴也。胃火齿痛，法亦忌之。

3.《本草新编》：疗诸虚百损，痨瘵传尸，治五劳七伤，骨蒸潮热，喉咳喑哑，体瘦发枯，吐衄赤红，并堪制服，男女皆益。

4.《本草备要》：本人之血气所生，故能大补气血，治一切虚劳损极，虚损：一损肺皮，槁毛落；二损心，血脉衰少；三损脾，肌肉消脱；四损肝，筋缓不收；五损肾，骨痿不起。

5.《本经逢原》：紫河车禀受精血结孕之余液，得母之气血居多，故能峻补营血，用以治骨蒸羸瘦、喘嗽虚劳之疾，是补之以味也。

哈蟆油 Hámáyóu

本品首载于《饮片新参》，为蛙科动物中国林蛙 *Rana temporaria chensinensis* David 雌蛙的输卵管，经采制干燥而得。主产于黑龙江、吉林、辽宁。秋季捕捉林蛙，取输卵管，去净卵子及其内脏，置通风处阴干。一般制用。以色黄白、有光泽、片大肥厚、表面不带皮膜者为佳。

【处方用名】蛤蟆油。

【**主要药性**】甘、咸，平。归肺、肾经。

【**功效**】补肾益精，养阴润肺。

【**性能特点**】本品甘平补益，归肺、肾二经，善补肺肾而益精血，故有强壮体魄、补虚扶羸的功效，适用于病后体弱、神疲乏力、心悸失眠、盗汗等。甘咸而润，滋补肺肾，故用治肺肾阴伤、劳嗽咯血。

【**肺病应用**】

1.**肺痨咳喘**　用于肺痨及咳嗽、吐血、盗汗等。配伍银耳蒸服，或炖汤加糖调服。

2.**劳嗽咯血**　本品补肺益肾，用治肺肾阴伤、劳嗽咯血。以本品与白木耳蒸服；或与蛤蚧、人参、熟地黄、核桃仁等同用，以增强养阴止咳、纳气定喘之力。

【**常用配伍**】

1.**哈蟆油配党参**　哈蟆油甘咸平，归肺、肾经，长于补肾益精；党参甘平，归脾、肺经，善于补脾益肺。两药伍用，具有补肾益精、补脾益肺之功。适用于病后、产后、伤血耗气、虚弱羸瘦、气短喘促等。

2.**哈蟆油配黄芪**　哈蟆油甘平，长于补肾益精；黄芪甘温，善于益卫固表。两药配伍，可增强补肾益精、益卫固表的作用，适用于肺肾两虚、卫阳不固所致的自汗盗汗、动则气喘等。

3.**哈蟆油配蛤蚧**　哈蟆油长于补肾益精，养阴润肺；蛤蚧善于补肺益肾，纳气定喘。两药配伍，可增强补肺益肾、纳气定喘的作用，适用于肾不纳气的虚喘。

【**用法用量**】内服：5～15g，用水浸泡，炖服，或作丸剂服。

【**使用注意**】外感初起及食少便溏者慎用。

【**本草文献**】

《饮片新参》：养肺、肾阴，治虚劳咳嗽。

第三节　补血药

以滋养营血、纠正营血亏虚为主要功效，常用治血虚证的药物，称为补血药。

本类药物的性味以甘温或甘平为主，主要归心、肝二经，兼归肺、肾、脾经。具有补血的功效，主治血虚证，症见面色苍白无华或萎黄、舌质较淡、脉细或细数无力等。本类药物尚分别兼有润肺、滋肾、补脾等功效，还可用治阴虚肺燥证、肝肾阴虚证或心脾气虚、气血不足之证。

当归 Dāngguī

本品首载于《神农本草经》，为伞形科植物当归 *Angelica sinensis*（Oliv.）Diels. 的根。主产于甘肃、四川等地，主要为栽培品。一般栽培至第二年秋末采挖。以主根粗长、油润、外皮颜色黄棕、断面颜色黄白、气味浓郁者为佳。除去茎叶、须根及泥土，放置，待水分稍行蒸发变软后按大小粗细分别捆成小把，用微火缓缓熏干或用硫黄烟熏，防蛀防霉，切片生用，或经酒拌、酒炒用。

【**处方用名**】当归、秦当归、云当归、川当归。

【**主要药性**】甘、辛，温。归肝、心、脾经。

【**功效**】补血活血，调经止痛，润肠通便。

【**性能特点**】本品味辛、甘，性温，入心、脾、肝经。可养血补虚，为补血良药，故可治心肝血虚之面色萎黄、眩晕心悸及劳倦内伤，或血虚阳浮发热者。又可活血、调经、止痛，凡血虚、血滞、气血不和、冲任失调之月经不调、经闭痛经皆可随症配伍应用。兼能散寒止痛，故可除血虚、血瘀、血寒所致的虚寒腹痛、跌打损伤、瘀血肿痛及血瘀之心腹刺痛、产后腹痛、恶露不下、风湿痹证、关节疼痛等诸痛证。又有托毒消肿之功，为外科常用药，多用于痈疽初起、红肿热痛及气血亏虚之脓成不溃或久溃不敛者。还可润肠通便，用治年老体弱、妇女产后血虚津枯之肠燥便秘。

【**肺病应用**】

咳喘　本品治咳逆上气，常与紫苏子、半夏、厚朴、前胡等同用，治疗痰涎壅盛、咳喘气短。与熟地黄、陈皮、半夏等同用，治疗肺肾阴虚、水泛成痰所致咳喘痰多。

【**用法用量**】内服：6～12g，煎汤或入丸、散。

【**使用注意**】湿热中阻、肺热痰火、阴虚阳亢等证忌用；大便泄泻者忌服；孕妇慎服；妇女崩漏经多者慎用。

【**本草文献**】

1.《神农本草经》：主咳逆上气，温疟寒热洗洗在皮肤中，妇人漏下绝子，诸恶疮疡，金疮。

2.《药性解》：入心、肝、肺三经。

3.《本草备要》：治虚劳寒热，咳逆上气，血和则气降。

4.《本草崇原》：主治咳逆上气者，心肾之气上下相交，各有所归，则咳逆上气自平矣。

5.《本草经解》：其主咳逆上气者，心主血，肝藏血，血枯则肝木挟心火上刑肺金，而咳逆上气也，当归入肝养血，入心清火，所以主之也。

6.《神农本草经读》：其主咳逆上气者，心主血，肝藏血，血枯则肝木挟心火而刑金，当归入肝养血，入心清火，所以主之。

7.《神农本草经百种录》：主咳逆上气，润肺气。

8.《医学衷中参西录》：能润肺金之燥，故《神农本草经》谓其主咳逆上气。

熟地黄 Shúdìhuáng

本品首载于《本草拾遗》，为玄参科植物地黄 *Rehmannia glutinosa* Libosch. 的根茎及根。主产于河南，为"四大怀药"之一。通常以酒、砂仁、陈皮为辅料反复蒸晒，至地黄内外色黑油润，质地柔软黏腻，切片用；或炒炭用。以表面乌黑色、有光泽、黏性大、质柔软油润、味甜者为佳。

【**处方用名**】熟地黄、熟地、怀熟地。

【**主要药性**】甘，微温。归肝、肾经。

【**功效**】养血滋阴，补精益髓。

【**性能特点**】本品甘、微温，入肝、肾经。为填精益髓、养血补虚要药，故可用治心肝血虚之面色萎黄、眩晕耳鸣，肾阴不足之腰膝酸软、骨蒸潮热、盗汗心烦、多梦遗精及肝肾不足、精血亏虚之眩晕耳鸣、须发早白。熟地黄炭可治疗血虚出血。

【**肺病应用**】

肾虚喘息　肺司呼吸，肾主纳气，肾为气之根。本品常与山萸肉、山药、五味子等配伍治疗肾虚之喘促短气、自汗易汗、形寒肢冷，或咳嗽痰多等，如都气丸(《医贯》)。治疗肺肾阴虚之喘咳，常配伍麦冬、五味子，如麦味地黄丸(《寿世保元》)。

【**常用药对**】

熟地黄配五味子　熟地黄峻补阴血，长于补血填精；五味子味酸收敛，善于敛肺滋肾。两药配伍，可增强补肾纳气、敛肺止咳的作用。适用于肾虚不能纳气之咳嗽气喘、呼多吸少等。方如都气丸。

【**用法用量**】内服：9~15g，煎汤或入丸散。外用适量。

【**使用注意**】气滞痰多、脘腹胀痛、食少便溏者忌服。

【**本草文献**】

1.《本草纲目》：填骨髓，长肌肉，生精血，补五脏内伤不足，通血脉，利耳目，黑须发。

2.《药品化义》：凡内伤不足，苦志劳神，忧患伤血，纵欲耗精，调经胎产，皆宜用此。安五脏，和血脉，润肌肤，养心神，宁魂魄，滋补真阴，封填骨髓，为圣药也。

3.《本草新编》：熟地实消痰圣药，而世反没其功，此余所以坚欲辨之也。凡痰之生也，起于肾气之虚，而痰之成也，因于胃气之弱。肾气不虚，则胃气亦不弱。肾不虚则痰无从生，胃不弱则痰无由成也。然则欲痰之不成，必须补胃，而欲痰之不生，必须补肾。肾气足而胃气亦足，肾无痰而胃亦无痰。熟地虽是补肾之药，实亦补胃之药也。胃中津液原本于肾，补肾以生胃中之津液，是真水升于胃矣。真水升于胃，则胃中邪水自然难存，积滞化而痰涎消，有不知其然而然之妙。熟地消痰不信然乎，而可谓其腻膈而生痰乎。

4.《本草分经》：甘，微温。入足三阴经。滋肾补肝，封填骨髓，亦补脾阴，利血脉，益真阴，除痰退热，止泻。

5.《医学衷中参西录》：治阴虚发热，阴虚不纳气作喘，劳瘵咳嗽，肾虚不能漉水，小便短少，积成水肿，以及各脏腑阴分虚损者，熟地黄皆能补之。

阿胶 Ējiāo

本品首载于《神农本草经》，为脊索动物门哺乳纲马科动物驴 *Equus asinus* L.的干燥皮或鲜皮经漂泡去毛后熬制而成的胶块。打碎用或制用。主产于山东、浙江等地，古时以产于山东省东阿县而得名。以色匀、质脆、半透明、断面光亮、无腥气者为佳。

【处方用名】阿胶、阿胶珠、阿胶丁。

【主要药性】甘，平。归肺、肝、肾经。

【功效】补血止血，滋阴润肺。

【性能特点】本品甘平，入肝、肺、肾经，为补血之佳品，常用于血虚之面色萎黄、头晕目眩、心悸乏力等。亦有较好的止血作用，对咯血、吐血、尿血、便血、崩漏下血等多种出血证均有良好的疗效。可滋阴润肺，用治热邪伤阴之虚烦不眠、真阴欲竭之手足瘛疭、虚风内动及肺虚燥热之干咳少痰或痰中带血，燥热伤肺之气逆而喘、干咳无痰、鼻燥咽干。

【肺病应用】

肺阴虚燥咳 本品滋阴润肺，常配马兜铃、牛蒡子、苦杏仁等同用治疗肺热阴虚、燥咳痰少、咽喉干燥、痰中带血，如补肺阿胶汤（《小儿药证直诀》）；也可与桑叶、苦杏仁、麦冬等同用，治疗燥邪伤肺、干咳无痰、心烦口渴、鼻燥咽干等，如清燥救肺汤（《医门法律》）。

【常用药对】

1.**阿胶配人参** 阿胶质黏，长于补血滋阴、润肺止血，为补血之要药；人参甘温，善于大补元气、益肺止咳，为补气之要药。两药配伍，可增强补血滋阴、益肺止咳、止血的作用。适用于肺气阴不足之咳喘、咯血等。

2.**阿胶配麦冬** 阿胶性平，长于润肺养阴止血；麦冬性寒，善于养阴润燥而生津。两药配伍，可增强养阴润燥、止咳止血的作用。既适用于热病伤阴之舌红少津等症，又可用于虚劳咳嗽、咳痰不爽或痰中带血等。方如清燥救肺汤。

3.**阿胶配牛蒡子** 阿胶甘平，长于滋阴养血、润肺止咳；牛蒡子辛寒，善于疏散风热、宣肺止咳。两药配伍，可增强滋阴润肺、宣肺止咳的作用，用于肺热阴虚之燥咳痰少等。方如补肺汤。

【用法用量】内服：3～9g，多烊化兑入汤剂服。阿胶珠可以与群药共煎。

【使用注意】脾胃虚弱者慎用。有瘀血阻滞者、外感热病及外感病邪未解者慎用。

【本草文献】

1.《药类法象》：主心腹痛，血崩，补虚安胎，坚筋骨，和血脉，益气，止痢。

2.《汤液本草》：肺虚极损，咳嗽唾脓血，非阿胶不补。

3.《本草纲目》：男女一切风病，骨节疼痛，水气浮肿，虚劳咳嗽喘急，肺痿唾脓血，及痈疽肿毒。和血滋阴，除风润燥，化痰清肺，利小便，调大肠，圣药也。

4.《药鉴》：能保肺气，养肝血，补虚羸，故止血安胎，止嗽止痢，治痰治痿，皆效。惟久嗽久痢久痰，及虚劳失血之症者宜用。

5.《雷公炮制药性解》：味甘咸，性微温，无毒，入肺、肝、肾三经。主风淫木旺、肢节痿疼、火盛金衰、喘嗽痰血，补劳伤，疗崩带，滋肾安胎，益气止痢。

6.《神农本草经疏》：今世以之疗吐血、衄血、血淋、尿血、肠风下血、血痢、女子血气痛、血枯、崩中、带下、胎前产后诸疾，及虚劳咳嗽、肺痿、肺痈脓血杂出等证神效者，皆取其入肺入肾、益阴滋水、补血清热之功也。

7.《药性赋》：保肺益金之气，止嗽蠲咳之脓。补虚安妊之胎，治痿强骨之力。

第四节　补阴药

能够滋养阴液，主要用于治疗阴虚证的药物称为补阴药。

本类药物大多甘寒质润，能补阴、滋液、润燥，主治阴虚液亏之证。多数补阴药具有寒凉之性又可清除虚热，阴虚有热者用之为宜。主归肺、胃经者，能补肺胃之阴，主归肝、肾经者，能滋养肝、肾之阴；少数药物可归心经，能养心阴。使用本类药物治疗热邪伤阴或阴虚内热证，常与清热药配伍，以利于固护阴液或清虚热。治疗肺、胃等不同脏腑的阴虚证，还应针对其不同兼症，分别配伍止咳化痰、降逆和中、健脾消食、平肝息风、收敛固摄、安神类等药物，以标本兼顾。

本类药大多滋腻，脾胃虚弱、痰湿内阻、腹满便溏者慎用。

北沙参 Běishāshēn

本品首载于《本草汇言》，为伞形科植物珊瑚菜 Glehnia littoralis Fr.Schmidt ex Miq. 的干燥根。主产于山东、河北、江苏等地，以山东产者为道地药材。夏秋两季采挖。除去须根，洗净，稍晾，置沸水中烫后除去外皮，干燥，或洗净后直接干燥。生用。以根条细长、色白均匀、质坚实者为佳。

【处方用名】北沙参、沙参。

【主要药性】甘，微寒。归肺、胃经。

【功效】养阴清肺，益胃生津。

【性能特点】本品味甘微苦，性微寒，入肺、胃经。善养肺阴，清肺热，可用治热伤肺阴所致的干咳少痰、咽干口渴，阴虚劳热之咳嗽咯血及肺虚之燥咳或劳嗽久咳等。又能养胃生津，用于温热病邪热伤津或胃阴不足之口燥咽干、烦热口渴等。

【肺病应用】

肺阴虚证　本品甘润而偏于苦寒，能补肺阴，兼能清肺热，适用于阴虚肺燥有热之干咳少痰、咯血或咽干音哑等症。常与养阴、润肺、止咳之麦冬、南沙参、苦杏仁等药同用。

【常用药对】

1.北沙参配麦冬　北沙参长于养阴清肺，麦冬善于养阴润肺。两药合用，共奏养肺阴、清肺热、润肺燥之功，适用于燥伤肺阴及阴虚肺热所致的干咳少痰。

2.北沙参配川贝母　北沙参功善养阴清肺润燥；川贝母长于清热化痰，润肺止咳。两药合用，共奏润肺化痰之力。适用于肺燥咳嗽、痰黏难咳等。

【用法用量】内服：5～12g，鲜品加量，煎汤或入丸散。

【使用注意】风寒咳嗽及肺胃虚寒者忌服。不宜与藜芦同用。

【本草文献】

1.《神农本草经》：味苦，微寒。主治血积，惊气，除寒热，补中，益肺气。

2.《日华子本草》：补虚，止惊烦。益心肺，并一切恶疮疥疣及身痒，排脓，消肿毒。

3.《本草蒙筌》：治诸毒排脓消肿，安五脏益肺补肝。

4.《本草纲目》：沙参甘淡而寒，其体轻虚，专补肺气，因而益脾与肾，故金能受火克者宜之，……清肺火，治久咳肺痿。

5.《药鉴》：气微寒，味苦甘，无毒。主安五脏，止疝气，去惊烦。排脓消肿，其功甚捷。益肺补肝，其效若神。童便制，治痰之邪热无比。玄参佐之，散浮风瘙痒何难。

6.《本草备要》：补阴，泻肺火。甘苦微寒，味淡体轻。专补肺气，清肺养旺，兼益脾肾，脾为肺母，肾为肺子。久嗽肺痿，金受火克者宜之，寒客肺中作嗽者勿服。

7.《本草从新》：专补肺阴，清肺火，治久咳肺痿。

南沙参 Nánshāshēn

本品首载于《神农本草经》，为桔梗科植物轮叶沙参 *Adenophora tetraphyllu* (Thunb.) Fisch.或沙参 *Adenophora stricta* Miq.的干燥根。主产于安徽、江苏、贵州等地。春秋二季采挖，除去须根，趁鲜刮去粗皮洗后干燥。切厚片或短段生用。以根粗大、饱满、无外皮、色黄白者为佳。

【处方用名】南沙参、沙参。

【主要药性】甘，微寒。归肺、胃经。

【功效】清肺养阴，益气，祛痰。

【性能特点】本品味甘，性微寒，入肺、胃经。能清肺热，养肺阴，祛痰。用于热伤肺阴或风温燥邪侵袭肺卫，灼伤肺阴所致的咳嗽少痰、咽干口渴及阴虚劳热之咳嗽咯血。又能养胃阴而生津液，兼补益脾气，用于温热病邪热伤津，或气阴不足之口燥咽干、烦热口渴等症。

【肺病应用】

肺阴虚证　本品甘润而微寒，能补肺阴、润肺燥，兼能清肺热。适用于阴虚肺燥有热之干咳痰少、咯血或咽干音哑等症。其润肺清肺之力均略逊于北沙参。对肺燥痰黏、咳痰不利者，因兼有一定的祛痰的作用，可促进排痰；对气阴两伤者，还能补脾肺之气，可气阴两补。常与北沙参、麦冬、苦杏仁等润肺清肺及对症之品配伍。

【常用药对】

1.**南沙参配桑叶**　南沙参长于养阴清肺化痰；桑叶善于辛凉疏表，润肺止咳。两药合用，可增强清肺润燥、止咳化痰之力，适用于温燥之邪袭肺、灼伤肺阴所致的咳嗽少痰、咽干口渴等。

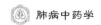

2.南沙参配生地黄　南沙参长于养阴清胃，生津止渴；生地黄善于清热养阴，生津润燥。两药合用，清胃热、养胃阴、生津液之力增强，可用于热邪伤津，或胃阴不足之口燥咽干、烦热口渴等。

【**用法用量**】内服：9～15g，鲜品加量，煎汤或入丸散。外用适量。

【**使用注意**】感受风寒而致咳嗽及肺胃虚寒者忌服。不宜与藜芦同用。

【**本草文献**】

1.《神农本草经》：补中，益肺气。

2.《本草纲目》：清肺火，治久咳肺痿。

3.《饮片新参》：清肺养阴，治虚劳咳呛痰血。

百合 Bǎihé

本品首载于《神农本草经》，为百合科植物卷丹 *Lilium lancifolium* Thunb.、百合 *Lilium broumii* F.E.Brown var.*viridulum* Baker 或细叶百合 *Lilium Pumilum* DC.的干燥肉质鳞叶。全国各地均产，以湖南、浙江产者为多。秋季采挖，洗净，剥取鳞叶，置沸水中略烫，干燥。生用或蜜炙用。以鳞叶均匀、肉厚、质硬、筋少、色白、味微苦者为佳。

【**处方用名**】百合、炙百合。

【**主要药性**】甘，微寒。归肺、心经。

【**功效**】润肺止咳，清心安神。

【**性能特点**】本品味甘，性微寒，入心、肺经。功能润肺止咳，用治肺热久咳及劳嗽咯血。亦可清心安神，用治热病伤阴、余热未清之虚烦失眠、心烦口渴等。鲜品外用可治溃疡肿痛。

【**肺病应用**】

肺阴虚证　本品微寒，作用平和，能补肺阴，兼能清肺热。润肺清肺之力虽不及北沙参、麦冬等药，但兼有一定的止咳祛痰作用。用于阴虚肺燥有热之干咳少痰、咯血或咽干音哑等症，常与生地黄、玄参、桔梗、川贝母等清肺、祛痰药同用，如百合固金汤（《慎斋遗书》）。

【**常用药对**】

1.百合配贝母、麦冬　百合甘微寒，长于润肺补虚止咳；贝母甘苦微寒，善于清热化痰、润肺止咳；麦冬长于滋阴润肺。三药合用，共奏清热化痰、润肺止咳之功，适用于热灼津伤、肺失清肃之咳嗽气喘、痰中带血等。

2.百合配桔梗　百合长于润肺止咳，桔梗善于宣肺利咽祛痰。两药合用，共奏润肺下气利咽、化痰止咳之功，适用于胸中痰壅、咽喉不利等。

【**用法用量**】内服：6～12g，鲜品加量，煎汤或入丸散。外用适量。

【**使用注意**】风寒咳嗽、中寒便溏者忌服。

【**本草文献**】

1.《药性论》：主百邪鬼魅，涕泣不止，除心下急满痛，治脚气热咳逆。

2.《药性解》：润肺宁心，定惊益志，攻发背，消痈肿，除胀满，利二便。

3.《景岳全书》：以其甘缓，故能补益气血，润肺除嗽，定魄安心，逐惊止悸，缓时疫咳逆，解乳痈喉痹，兼治痈疽，亦解蛊毒，润大小便，消气逆浮肿。仲景用之以治百合证者，盖欲借其平缓不峻，以收失散之缓功耳。虚劳之嗽，用之颇宜。

4.《本草备要》：甘平。润肺宁心，清热止嗽，益气调中，止涕泪，肺肝热也。

5.《本草纲目拾遗》：清痰火，补虚损。

6.《本草分经》：甘，平。润肺宁心，清热止嗽，能敛肺气，利二便，止涕泪。

麦冬 Màidōng

本品首载于《神农本草经》，为百合科植物麦冬 *OPhiopogon japonicus*（L.f）Ker-Gawl. 的干燥块根。主产于浙江、江苏等地。夏季采挖，反复曝晒、堆置，至七八成干，除去须根，干燥，打破生用。以肥大、质柔、表面淡黄白色、半透明、嚼之有黏性者为佳。

【处方用名】麦冬、寸冬、麦门冬。

【主要药性】甘、微苦，微寒。归肺、心、胃经。

【功效】润肺养阴，益胃生津，清心除烦，润肠通便。

【性能特点】本品味甘微苦，性微寒，入肺、胃、心经，为滋养清润之品。功能养阴清热润肺，用治燥热伤肺、干咳痰黏，或肺肾阴虚、劳嗽咯血；还可用于阴虚火旺之鼻衄、肺阴不足、肺失清肃之音哑、咽痛、白喉等症。可益胃生津、润肠通便，用于热病津伤之烦热口渴、肠燥便秘。又可清心除烦安神，既可用于阴虚火旺、心肾不交之心烦失眠、梦遗健忘，又可用于外感热病温邪入营之神昏谵语、心烦不寐。

【肺病应用】

肺阴虚证 本品又善养肺阴，清肺热，适用于阴虚肺燥有热的鼻燥咽干、干咳痰少、咯血、咽痛音哑等症，常与阿胶、石膏、桑叶、枇杷叶等品同用，如清燥救肺汤（《医门法律》）。

【常用药对】

1.**麦冬配桑叶** 麦冬养阴润肺，兼能清热；桑叶润肺止咳止血，又散风热。两药合用，能增强清肺润燥之力。适用于燥伤肺阴之身热咳喘、咯血、咽干鼻燥等。

2.**麦冬配玄参、桔梗** 麦冬甘寒，长于养阴清热，兼利咽喉；玄参咸寒，善于滋阴降火、生津润燥利咽；桔梗善宣肺气，祛痰利咽。三药合用，共奏养阴清热、宣肺祛痰利咽之功，适用于肺阴不足、虚热内扰而致的咽喉干痒肿痛、干咳少痰、口渴等。

3.**麦冬配人参、五味子** 麦冬长于养阴润肺，又能益心肺之气；人参补气生津；五味子养心滋肾敛肺、益气生津。三药合用，共奏补肺养心、益气生津之功，适用于暑热汗多、耗气伤津之乏力气短、咽干口渴；心气阴伤之心悸、怔忡、多梦、虚烦；肺虚久咳、气阴两伤之干咳少痰、气短自汗、口干咽燥等。

【用法用量】内服：6～12g，煎汤或入丸散。

【使用注意】脾胃虚寒便溏、风寒感冒、痰湿咳嗽者忌服。

【本草文献】

1.《神农本草经》：味甘，平。主治心腹结气，伤中，伤饱，胃络脉绝，羸瘦，短气。

2.《名医别录》：主治身重目黄，心下支满，虚劳、客热，口干、燥渴，止呕吐，愈痿蹶，强阴，益精，消谷调中，保神，定肺气，安五脏，令人肥健，美颜色，有子。

3.《药性论》：能治热毒，止烦渴，主大水，面目肢节浮肿，下水，治肺痿吐脓，主泄精，疗心腹结气，身黑目黄，心下苦支满，虚劳客热。

4.《本草拾遗》：《本经》不言生者，按生者本功外，去心煮饮，止烦热，消渴，身重，目黄，寒热。体劳，止呕，开胃，下痰饮。和车前子，乾地黄为丸，食后服之，去温瘴，变白，明目，夜中见光。

5.《日华子本草》：治五劳七伤，安魂定魄，止渴，肥人，时疾热狂，头痛，止嗽。

6.《本草衍义》：治心肺虚热，并虚劳客热。

7.《药类法象》：治肺中伏火，脉气欲绝，加五味子、人参二味，谓之生脉散。补肺中元气不足须用之药。

8.《本草汇言》：清心润肺之药。主心气不足，惊悸怔忡，健忘恍惚，精神失守；或肺热肺燥，咳声连发，肺痿叶焦，短气虚喘，火伏肺中，咯血咳血；或虚劳客热，津液干少；或脾胃燥涸，虚秘便难。

9.《本草新编》：清肺之药甚多，皆有损无益，终不若麦冬清中有补，能泻膀胱之火，而又不损膀胱之气，然而不用之，亦不能成功。盖麦冬气味平寒，必多用之，而始有济也。

10.《本草分经》：甘、微苦，微寒。润肺清心胃经正药。泄热生津，化痰止呕，治嗽行水。

天冬 Tiāndōng

本品首载于《神农本草经》，为百合科植物天冬 *Asparagus cochinchinensis*（Lour.）Merr. 的干燥块根。主产于贵州、四川、广西等地。秋冬二季采挖，洗净，除去茎基和须根。置沸水中煮或蒸至透心，趁热除去外皮，洗净，干燥，切片或段，生用。以肥满、致密、黄白色、半透明者为佳。

【处方用名】天门冬、天冬。

【主要药性】甘、苦，寒。归肺、肾经。

【功效】清肺降火，滋阴润燥，润肠通便。

【性能特点】本品味甘苦，性寒，入肺、肾经。长于清肺火、润肺燥、滋肾水、化痰热，为治肺肾阴虚有热之佳品。可用治燥咳痰黏、咽干咯血、虚劳咳嗽，以养阴清肺、润燥止咳；可治阴虚火旺之潮热盗汗、梦遗滑精或内热消渴，可滋阴降火、生津润燥止渴；亦可用治热病伤津，甚则阴亏血少之肠燥便秘。

【肺病应用】

1.肺阴虚证　本品甘润苦寒之性较强，其养肺阴、清肺热的作用强于麦冬、玉竹等同类药物。适用于阴虚肺燥有热之干咳痰少、咯血、咽痛音哑等症。对咳嗽咳痰不利者，兼能止咳祛痰。治肺阴不足，燥热内盛，常与麦冬、沙参、川贝母等药同用。

2.肾阴虚证　肺肾阴虚之咳嗽咯血，可与生地黄、玄参、川贝母等滋阴清肺、凉血止咳药同用。

【常用药对】

天冬配川贝母　天冬滋肺肾之阴，善清金降火；川贝母清泄肺热而化痰，又润肺。两药合用，可增强滋阴润肺、清热化痰之功，适用于痰热壅肺、热灼津伤之痰黏难咳等。

【用法用量】内服：6～12g，煎汤或入丸散。

【使用注意】虚寒泄泻、痰湿内盛、外感风寒咳嗽者忌用。

【本草文献】

1.《名医别录》：味甘，大寒，无毒。保定肺气，去寒热，养肌肤，益气力，利小便，冷而能补。

2.《药性论》：主肺气咳逆，喘息促急，除热，通肾气，疗肺痿生痈吐脓，……止消渴，去热中风，宜久服。

3.《日华子本草》：贝母为使，镇心，润五脏，益皮肤，脱颜色，补五劳七伤。治肺气并嗽，消痰，风痹，热毒游风，烦闷吐血，去心用。

4.《本草衍义》：治肺热之功为多。其味苦，但专泄而不专收，寒多人禁服。

5.《药类法象》：保肺气。治血热侵肺，上喘气促，加黄芪、人参用之为主，如神。

6.《本草汇言》：润燥滋阴，降火清肺之药也。统理肺肾火燥为病，如肺热叶焦，发为痿痹，吐血咳嗽，烦渴传为肾消、骨蒸热劳诸证，在所必需者也。

7.《药性赋》：味苦，平，性大寒，无毒。升也，阴也。其用有二：保肺气不被热扰，定喘促陟得康宁。

玉竹 Yùzhú

本品首载于《神农本草经》，为百合科植物玉竹 *Polygonatum odoratum*（Mill.）Druce 的干燥根茎。主产于湖南、河南等地。秋季采挖。洗净，晒至柔软后，反复揉搓，晾晒至无硬心，晒干；或蒸透后，揉至半透明，晒干，切厚片或段用。以条长、肥壮、柔润、色黄白者为佳。

【处方用名】玉竹、葳蕤。

【主要药性】甘，平。归肺、胃经。

【功效】滋阴润肺，生津养胃。

【性能特点】本品味甘性平，入肺、胃经。功能滋阴润肺、生津止泻养胃，善治肺胃阴虚燥热之证及消渴症。因补而不腻，无敛邪之弊，常用治阴虚外感之发热咳嗽、咽痛口渴等。

【肺病应用】

肺阴虚证　本品药性甘润，能养肺阴，微寒之品，并略能清肺热。适用于阴虚肺燥有热的干咳少痰、咯血、声音嘶哑等症，常与沙参、麦冬、桑叶等品同用，如沙参麦冬汤（《温病条辨》）。治阴虚火炎，咯血，咽干，失音，可与麦冬、地黄、贝母等品同用。

又因本品滋阴而不碍邪，与疏散风热之薄荷、淡豆豉等品同用，治阴虚之体感受风温及冬温咳嗽、咽干痰结等症，可使发汗而不伤阴、滋阴而不留邪，如加减葳蕤汤（《重订通俗伤寒论》）。

【常用药对】

玉竹配沙参、麦冬　三药均能养阴清热润肺，益胃生津止渴。合用不仅养阴润肺止咳力增强，可用于阴虚肺燥之干咳少痰、舌红少津等。又可增强滋养胃阴、清热生津之力而止渴，用于热病伤津口渴及阴虚消渴。

【用法用量】内服：6～12g，煎汤或入丸散。

【使用注意】脾胃虚弱、痰湿内蕴、中寒便溏者忌用。

【本草文献】

1.《日华子本草》：除烦闷，止渴，润心肺，补五劳七伤虚损。

2.《本经逢原》：葳蕤甘润性平，滋肺益肾，补而不壅，善调厥阴久袭之风。

3.《本草经解》：葳蕤气平益肺，肺气降则小便通，湿行火降，而诸症自平矣。

4.《本草求真》：补肺阴止嗽，兼祛风湿。

5.《本草正义》：治肺胃燥热，津液枯涸，口渴嗌干等症，而胃火炽盛，燥渴消谷，多食易饥者，尤有捷效。

黄精 Huángjīng

本品首载于《名医别录》，为百合科植物黄精*Polygonatum sibiricum* Red.、滇黄精*P.kingianum* Coll.et Hemsl.或多花黄精*P.cyrtonema* Hua 的干燥根茎。主产于河北、内蒙古、陕西；滇黄精主产于云南、贵州、广西；多花黄精主产于贵州、湖南、云南等地。春、秋二季采挖。除去须根，杂质，洗净，置沸水中略烫或蒸至透心，略润，切厚片，干燥。一般制用。以块大、肥润、色黄、断面透明者为佳。

【处方用名】黄精、制黄精。

【主要药性】甘，平。归脾、肺、肾经。

【功效】润肺滋阴，补脾益气。

【性能特点】本品味甘，性平，入脾、肺、肾经。功能滋阴润肺、补脾益气，为平补脾、肺、肾三脏气阴之药。常用于肺阴不足之燥咳少痰、舌红少苔，肺肾阴虚之潮热盗汗、劳嗽咯血，脾胃气虚之倦怠乏力、食少便溏，脾胃阴虚之口干食少、大便干燥。

【肺病应用】

阴虚肺燥及肺肾阴虚证　本品甘平，能养肺阴、益肺气。治疗肺金气阴两伤之干咳少痰，多与沙参、川贝母等药同用。因本品不仅能补益肺肾之阴，而且能补益脾气脾阴，有补土生金、补后天以养先天之效。亦宜用于肺肾阴虚之劳嗽久咳。因作用缓和，可单用熬膏久服。亦可与熟地黄、百部等滋养肺肾、化痰止咳之品同用。

【常用药对】

黄精配枸杞子 黄精长于滋阴，又兼益气，可平补肺脾肾而填精生髓、强壮固本；枸杞子善于滋补肝肾，养血益精。两药合用，可增强补虚之力，适用于肝肾不足之腰膝酸软、头晕耳鸣、须发早白、消渴等。

【用法用量】内服：9～15g，鲜品30～60g；煎汤或入丸散。外用适量。水煎洗或以酒、醋泡涂。

【使用注意】中寒便溏、气滞腹胀者慎服。

【本草文献】

1.《日华子本草》：补五劳七伤，助筋骨，生肌，耐寒暑，益脾胃，润心肺。

2.《本草蒙筌》：除风湿，壮元阳，健脾胃，润心肺。

3.《本草纲目》：补诸虚，……填精髓。

4.《药性解》：黄精，味甘，性平，无毒，入脾、肺二经。黄精甘宜入脾，润宜入肺，久服方得其益。

5.《本草分经》：甘，平。补气血而润，安五脏，益脾胃，润心肺，填精髓，助筋骨，除风湿。

明党参 Míng dǎng shēn

本品首载于《本草从新》，为伞形科植物明党参 *Changium smyrnioides* Wolff 的干燥根。主产于江苏、浙江、安徽等地。4～5月采挖，除去须根，洗净，置沸水中煮至无白心，取出，刮去外皮，漂洗，干燥。以条细长均匀、直径7～8mm、色泽明亮、质坚实称"银芽"者为佳。洗净，润透，切厚片，干燥。

【处方用名】明党参、粉沙参。

【主要药性】甘、微苦，微寒。归肺、脾、肝经。

【功效】润肺化痰，养阴和胃。

【性能特点】本品味甘、微苦，性微寒，入肺、脾、肝经。能润肺化痰、养阴和胃、平肝，可用于肺热咳嗽、呕吐反胃、食少口干、目赤眩晕、疔毒疮疡；又可益气清热、滋阴止咳，用于干咳痰少、潮热盗汗者。

【肺病应用】

1.**肺阴虚证** 本品能养肺阴，润肺燥，并清肺化痰。主治肺阴虚燥热内盛所致的干咳少痰、痰黏不易咯出、咽干等症。常与北沙参、南沙参、川贝母、天花粉等滋阴润肺、清热化痰药同用。

2.**脾胃阴虚证** 本品入于脾胃，能养阴清热、生津止渴。主治热病耗伤胃津，或脾阴

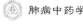

不足，而见咽干口燥、舌红少津、食少呕恶等症。常与太子参、麦冬、山药等养阴清胃、健脾生津药同用。

【常用药对】

明党参配地骨皮　明党参甘苦，长于润肺化痰、益气清热；地骨皮甘寒，善于清肺降火、退虚热。两药合用，共奏清热化痰、滋阴降火之力，适用于阴虚肺热、干咳痰少、潮热盗汗等。

【用法用量】内服：6～12g，煎汤或入丸散。

【使用注意】脾虚泄泻者慎用。

【本草文献】

1.《本草从新》：补肺气，通下行，补气生津，……治咳嗽喘逆、痰壅火升，久疟，淋沥，难产，经闭，泻痢由于肺热，反胃噎膈由于燥涩。

2.《本草求原》：养血生津，清热解毒。

3.《饮片新参》：温脾，化痰湿，平肝风。治头晕泛恶，中风昏仆。

4.《中药志》：润肺化痰止咳，和胃止呕。治咳嗽，呕吐；又能解毒治疔疮。

5.《四川中药志》：祛风，解热，补肺镇咳。治肺虚咳嗽有痰，头昏目眩，风热目赤及口干。

枸杞子 Gǒuqǐzǐ

本品首载于《神农本草经》，为茄科植物宁夏枸杞 *Lycium barbarum* L.的干燥成熟果实。主产于宁夏、甘肃、新疆等地，以宁夏的中宁和中卫的枸杞子量大质优。夏、秋二季果实呈橙红色时采收，热风烘干或晾至皮皱后，再晒干，除去果梗。以粒大、色红、肉厚、质柔润、籽小、味甜者为佳。生用。

【处方用名】枸杞子、甘枸杞、宁枸杞、枸杞、杞果。

【主要药性】甘，平。归肝、肾、肺经。

【功效】滋补肝肾，明目，润肺。

【性能特点】本品味甘性平，入肝、肾经。可平补阴阳，为补肝肾、益精血、明目之佳品。常用治肝肾阴虚之头晕目眩、视物昏花、腰膝酸软、遗精、血虚之面色萎黄、须发早白、失眠多梦、内热伤津之消渴等症。兼润肺燥，用治肺肾阴虚之虚劳咳嗽。

【肺病应用】

肺痨久咳　肺痨久咳常导致肺阴耗伤，枸杞子除善滋补肝肾之阴外，又兼入肺经而滋阴润肺，常配伍知母、麦冬、贝母、百部等滋阴润肺止咳之品同用。若兼骨蒸潮热，可配伍地骨皮、鳖甲、银柴胡、白薇等退虚热除骨蒸之品；若咯血，可加旱莲草、阿胶、白及等滋阴凉血止血之品。

【用法用量】内服：6～12g，煎汤或入丸散。外用适量。

【使用注意】脾虚便溏、泄泻、实热邪盛者忌用。

【本草文献】

1.《名医别录》：主治风湿，下胸胁气，客热头痛，补内伤，大劳、嘘吸，坚筋骨，强阴，利大小肠。

2.《本草纲目》：至于子则甘平而润，性滋而补，不能退热，止能补肾润肺，生精益气。

3.《神农本草经疏》：子味甘平，其气微寒，润而滋补，兼能退热，而专于补肾润肺，生津益气，为肝肾真阴不足、劳乏内热补益之要药。

4.《本草述》：治中风眩晕，虚劳，诸见血证，咳嗽血，痿、厥、挛，消瘅，伤燥，遗精，赤白浊，脚气，鹤膝风。

5.《本草备要》：润肺清肝，滋肾益气，生精助阳，补虚劳，强筋骨。

第十三章 敛肺药

以敛肺止咳为主要作用，治疗肺虚咳喘病症的药物，称敛肺药。

【性能主治】本类药物酸涩收敛，主入肺、脾、肾、大肠经。分别具有固表止汗、敛肺止咳等作用。临床常用于气虚肌表不固，腠理疏松，津液外泄而自汗；阴虚不能制阳，阳热迫津外泄而盗汗；肺虚喘咳，久治不愈，或肺肾两虚、摄纳无权的虚喘证。此外，部分药物兼有涩肠止泻、涩精止遗、补益肝肾、宁心、清热等功效，也可用于久泻久痢、遗精滑精、肝肾不足、心神不宁及内热病证。

【应用要点】

1. 对证用药　本类药物适用于久病体虚、正气不固、脏腑功能衰退所致的遗泄滑脱诸症。根据药物功效，治疗自汗盗汗者，应选用固表止汗药；治疗肺虚久咳虚喘，应选用敛肺止咳药。

2. 配伍用药　治自汗当配补气固表药同用，治盗汗宜配滋阴除蒸药同用，以治病求本。治久咳虚喘者，如为肺虚，则配伍补肺益气药；如为肾虚，则配伍补肾纳气药。总之，应根据具体证候，适当配伍，标本兼治，才能收到较好的疗效。

3. 注意事项　本类药酸涩收敛，有敛邪弊端。对痰多壅肺所致的咳喘、热盛汗出等实证不宜使用。

麻黄根 Máhuánggēn

本品首载于《本草经集注》，为麻黄科植物草麻黄 *Ephedra sinica* Stapf 或中麻黄 *Ephedra intermedia* Schrenk et C.A.Mey. 的干燥根和根茎。主产于山西、河北、甘肃等地。秋末采挖，除去残茎、须根及泥沙，干燥。切厚片。生用。以质硬、外皮色红棕、切面色黄白为佳。

【处方用名】麻黄根。

【主要药性】甘、涩，平。归心、肺经。

【功效】固表止汗。

【性能特点】本品甘涩性平，入肺经而能敛肺气、固腠理，为敛肺固表止汗之要药。可用于一切虚汗。故不论自汗、盗汗皆可配伍用之。

【肺病应用】

自汗、盗汗　本品甘平性涩，为敛肺固表止汗之要药。治气虚自汗，常与黄芪、牡蛎同用，如牡蛎散（《太平惠民和剂局方》）；治阳虚自汗，可配附子、细辛；治阴虚盗汗，常与熟地黄、山茱萸、牡蛎、当归等同用，如当归六黄汤（《兰室秘藏》）；治产后虚汗不止，常与当归、黄芪等配伍，如麻黄根散（《太平圣惠方》）。

【常用配伍】

1.麻黄根配黄芪　麻黄根甘涩性平，善走表固卫而止汗；黄芪甘温，为补药之长，善补益肺脾之气、固表实卫止汗。两药配伍，麻黄根既助黄芪以止汗，又引黄芪以达卫分、走肌表，增强益气固表止汗之功，适用于表虚自汗、气阴两虚所致的盗汗等症。

2.麻黄根配煅龙骨　麻黄根味涩性平，入肺经，能固腠表止汗；龙骨味甘涩，煅后入药，功专收敛固涩。两药配伍，增强收敛固涩止汗作用，适用于营卫不和、气血失调、脏腑功能紊乱所致的盗汗、自汗；也可取二者研末，外扑以止汗。

【用法用量】内服：3～9g，煎汤。外用：适量，研粉撒扑。

【使用注意】有表邪者忌用。

【本草文献】

1.《名医别录》：止汗，夏月杂粉扑之。

2.《滇南本草》：止汗，实表气，固虚，消肺气、梅核气。

3.《四川中药志》：敛汗固表。治阳虚自汗，阴虚盗汗。

浮小麦 Fúxiǎomài

本品首载于《本草蒙筌》，为禾本科植物小麦 *Triticum aestivum* L.的干燥轻浮瘪瘦果实。全国各地均产。麦收后选取轻浮瘪瘦的及未脱净皮的麦粒，晒干，生用。以粒均匀、轻浮者为佳。

【处方用名】浮小麦。

【主要药性】甘、咸，凉。归心经。

【功效】益气，止汗，除热。

【性能特点】本品味甘性凉，其质轻浮，气味俱薄，主入心经，能益心气而敛心液，又能走表而实腠理，为固表、敛汗之佳品。

【肺病应用】

自汗、盗汗　本品甘凉入心，能益气止汗，凡自汗、盗汗者，均可应用。可单用炒焦研末，米汤调服。治气虚自汗者，可与黄芪、煅牡蛎、麻黄根等同用，如牡蛎散（《太平惠民和剂局方》）；治阴虚盗汗者，可与五味子、麦冬、地骨皮等同用。

【常用配伍】

1.浮小麦配麻黄根　浮小麦性凉除热，甘能益气，入心经，养心敛汗。麻黄根甘涩性平，入肺经，专于收敛固表止汗。二药配伍，共奏益气养心、清热除烦、固表止汗之功，适用于体虚多汗、自汗不止及阴虚盗汗有热等症。

2.浮小麦配黄芪　浮小麦甘凉，入心经，益气除热而止汗；黄芪甘温补益，益肺脾，固卫表敛腠理而止汗。二药伍用，增强益气固表止汗的作用，适用于诸虚劳损、卫气不固、腠理不密之表虚自汗诸症。

【用法用量】内服：煎汤，15～30g；研末服，3～5g。

【使用注意】表虚汗出者忌用。

【本草文献】

1.《本草蒙筌》：先枯未实，敛虚汗获效如神。

2.《本草纲目》：益气除热，止自汗盗汗，骨蒸劳热，妇人劳热。

3.《本经逢原》：浮麦，能敛盗汗，取其散皮腠之热也。

4.《本草害利》：浮小麦涩敛、凉心，止虚汗盗汗，治骨蒸劳热。麸皮与浮麦同性，止汗之功稍逊。

糯稻根 Nuòdàogēn

本品首载于《本草再新》，为禾本科植物糯稻 *Oryza sativa* L.var.*glutinosa* Matsum.的干燥根和茎基。我国各地均产。秋季采挖，洗净，晒干，生用。以根长、体轻、质软、色黄棕者为佳。

【处方用名】糯稻根。

【主要药性】甘，平。归肺、胃、肾经。

【功效】固表止汗，退虚热，益胃生津。

【性能特点】本品味甘性平，有润养之性，入肺、胃、肾经。入肺能益卫固表止汗，故自汗、盗汗均可用之。入胃、肾能益阴制阳而生津止渴、退虚热。可用于病后虚热，咽干口渴。

【肺病应用】

自汗、盗汗 本品甘平，能益卫固表止汗。用于治疗各种虚汗证。治气虚自汗，可单用煎服；或配伍黄芪、党参、白术、浮小麦等。治阴虚盗汗，可与生地黄、地骨皮、麻黄根等同用。

【常用配伍】

1.**糯稻根配黄芪** 糯稻根甘平，功能固表止汗，退虚热；黄芪甘温，补益肺脾，益卫固表，甘温除热。两药配伍，增强益卫固表、退热之力，适用于表虚自汗、气虚发热。

2.**糯稻根配大枣** 糯稻根甘平有补益之性，既能益卫，又能养阴。大枣甘温，药性平和，善补中益气，兼养血。两药配伍，能增强补气固表止汗之功，常用于治疗虚汗等证。

【用法用量】内服：15～30g，煎汤或入丸散。

【本草文献】

1.《神农本草经》：主益气，咳逆上气，劳伤羸瘦，补不足，强阴，益男子精。

2.《医林纂要》：宁神，除烦渴，止吐衄，安梦寐。

3.《本草再新》：补气化痰，滋阴壮胃，除风湿。

山茱萸 Shānzhūyú

本品首载于《神农本草经》，为山茱萸科植物山茱萸 *Cornus officinalis* Sieb.et Zucc.的干燥成熟果肉。主产于河南、浙江。秋末冬初果皮变红时采收果实，用文火烘或置沸水中略烫后，及时除去果核，干燥。生用或制用。以肉肥厚、色紫红、油润柔软者为佳。

【处方用名】山茱萸、山萸肉、酒萸肉。

【主要药性】酸、涩，微温。归肝、肾经。

【功效】补益肝肾，收涩固脱。

【性能特点】山茱萸酸涩气温质润，入肝肾经，能补能收，故能滋补肝肾、涩精止汗、固精缩尿，为补肾固精之要药。可用治肾阳不足，下元不固，遗精滑精，膀胱虚冷、遗尿尿频等。又能固护冲任、固崩止带，可用于崩漏经多、带下不止等症。山茱萸酸涩收敛而善止汗固脱，是治疗汗多欲脱之要药。

【肺病应用】

大汗不止，体虚欲脱 本品酸涩性温，能收敛止汗，为治疗大汗虚脱之要药。治大汗欲脱或久病虚脱者，常与人参、附子、龙骨等同用，如来复汤（《医学衷中参西录》）。

【常用配伍】

1. **山茱萸配牡蛎** 山茱萸酸涩微温，长于补益肝肾、敛汗固脱、固精缩尿；牡蛎咸寒质重，长于益阴潜阳、收敛固涩。二药伍用，敛中寓补，标本兼顾，收敛固涩、敛阴止汗、救亡固脱的力量增强。主治肝肾不足、精气失藏之遗精、滑精、带下诸症及各种虚汗证。

2. **山茱萸配白芍** 山茱萸酸涩收敛，能补虚固脱、收敛止汗、固崩止带；白芍甘补酸收，有补血敛阴、止汗作用。两药配伍，一方面可增强补虚固崩之力，治疗崩漏、吐衄、失血过多。另一方面，可增强补虚固脱止汗，用于自汗、盗汗及汗多欲脱等症。

【用法用量】内服：6~12g，煎汤或入丸散。蒸山萸肉减弱酸涩之性，增强补益肝肾功效。

【使用注意】本品酸涩收敛，实邪、湿热证不宜用。素有湿热而致小便淋涩者，不宜应用。

【本草文献】

1.《药性解》：主通邪气，逐风痹，破癥结，通九窍，除鼻塞，疗耳聋，杀三虫，安五脏，壮元阳，固精髓，利小便。

2.《本草经疏》：头风风气去来，鼻塞。

3.《本草经解》：山茱萸气平，秉天秋成之金气，入手太阴肺经。

4.《本草求原》：止久泻，心虚发热汗出。

5.《本草思辨录》：治鼻塞耳聋、目黄面疱。

五味子 Wǔwèizi

本品首载于《神农本草经》，为木兰科植物五味子*Schisandra chinensis*（Turcz.）Bail.或华中五味子*Schisandra sphenanthera* Rehd.et Wils.的干燥成熟果实。前者习称"北五味子"，后者习称"南五味子"。前者主产于辽宁、吉林，后者主产于山西、陕西等地。秋季果实成熟时采摘，晒干或蒸后晒干，除去果梗及杂质。生用或制用。以粒大、色红、肉厚、有光泽、显油润者为佳。

【处方用名】酒五味子、醋五味子、酒南五味子、醋南五味子。

【主要药性】酸、甘，温。归肺、心、肾经。

【功效】收敛固涩，益气生津，补肾宁心。

【性能特点】本品具酸涩收敛之性，长于敛肺肾以止咳平喘、止汗、涩精、止泻，又可收敛心气以宁心安神。但本品质地柔润能补阴，温而不燥，故对肺肾两虚之久咳、肾虚之喘咳、阳虚自汗、阴虚盗汗、精尿遗滑、泄泻不止、津伤口渴及失眠多梦等症均为常用之品。

【肺病应用】

1.久咳虚喘　本品味酸收敛，甘温而润，能上敛肺气，下滋肾阴，为治疗久咳虚喘之要药。治肺虚久咳，可与罂粟壳同用，如五味子丸（《卫生家宝方》）；治肺肾两虚喘咳，常与山茱萸、熟地黄、山药等同用，如都气丸（《医宗己任编》）；治疗寒饮咳喘证，亦可与麻黄、细辛、干姜等同用，如小青龙汤（《伤寒论》）。

2.自汗、盗汗　本品味酸收敛，善敛肺止汗。治自汗、盗汗者，可与麻黄根、牡蛎等同用。

【常用配伍】

1.五味子配细辛　五味子酸涩收敛，敛肺止咳；细辛辛温发散，宣肺散邪，温肺化饮。二药伍用，以细辛之辛散，制五味子之酸敛；五味子之酸敛，又制细辛之辛散。两药配伍，散敛相制，开阖相济，散邪而不耗气，敛肺而不留邪，宣降肺气，止咳平喘。适用于素有宿饮，复感风寒之咳嗽喘急、痰多稀白者，或寒饮咳喘证。

2.五味子配熟地黄　五味子敛肺滋肾，善治肺肾虚喘；熟地黄甘温，补阴益精填髓，善于填补阴精。两药合用，上敛肺气、下滋肾水，治肺肾两虚喘咳效佳。

3.五味子配麦冬　五味子敛肺止咳，麦冬润肺止咳。两药合用，敛肺润肺之力增强，适用于肺阴不足、咳嗽痰少者。

【用法用量】内服：2~6g。煎汤，或入丸散。醋五味子醋制后，增强酸涩收敛之性，用于咳嗽、遗精、泄泻；五味子酒制后，增强益肾固精作用；蜜五味子敛肺、润肺、止咳。

【使用注意】凡表邪未解，内有实邪，咳嗽初起，麻疹初期，均不宜用。

【本草文献】

1.《神农本草经》：味酸温，主益气，咳逆上气，劳伤羸瘦，补不足，强阴，益男子精。

2.《注解伤寒论》：《内经》曰，肺欲收，急食酸以收之。芍药、五味子之酸，以收逆气而安肺。

3.《用药心法》：（五味子）收肺气，补气不足，升也。酸以收逆气，肺寒气逆，则以此药与干姜同用治之。

4.《本草衍义补遗》：五味子，今谓五味，实所未晓，以其大能收肺气，宜其有补肾之功，收肺气非除热乎？补肾非暖水脏乎？食之多致虚热，盖收肾之骤也，何惑之有？火热嗽必用之。

5.《丹溪心法》：黄昏嗽者，是火气浮于肺，不宜用凉药，宜五味子、五倍子敛而降之。

6.《本草会编》：五味治喘嗽，须分南北。生津液止渴，润肺，补肾，劳嗽，宜用北者；风寒在肺，宜用南者。

7.《本草纲目》：五味子，入补药熟用，入嗽药生用。五味子酸咸入肝而补肾，辛苦入心而补肺，甘入中宫益脾胃。

8.《本草备要》：性温，五味俱全，酸咸为多，故专收敛肺气而滋肾水，益气生津，补虚明目，强阴涩精，退热敛汗，止呕住泻，宁嗽定喘，除烦渴。

9.《医林纂要》：宁神，除烦渴，止吐衄，安梦寐。

乌梅 Wūméi

本品首载于《神农本草经》，为蔷薇科植物梅 *Prunus mume*（Sieb.）Sieb.et Zucc.的近成熟果实。主产于四川、浙江、福建等地。夏季果实近成熟时采收，低温烘干后闷至色变黑。生用或制用。以个大、肉厚、色黑、味极酸者为佳。

【处方用名】乌梅，乌梅肉，乌梅炭。

【主要药性】酸、涩，平。归肝、脾、肺、大肠经。

【功效】敛肺，涩肠，生津，安蛔。

【性能特点】本品味酸而涩，上入肺经能敛肺止咳，下入大肠经能涩肠止泻。故可用于肺虚久咳或干咳无痰以及正气虚弱之久泻久痢。味酸又善生津止渴，故用于虚热消渴、烦热口渴等病症。"蛔得酸则安"，乌梅味极酸故可安蛔止痛，用于治疗蛔虫所致的蛔厥腹痛等病症；此外，乌梅炒炭后能收敛止血，临床上多用于治疗崩漏下血。

【肺病应用】

肺虚久咳 本品味酸而涩，其性收敛，入肺经能敛肺气、止咳嗽。适用于肺虚久咳少痰或干咳无痰之证。可与罂粟壳、苦杏仁等同用，如一服散（《世医得效方》）。

【常用配伍】

1.**乌梅配甘草** 乌梅味酸而涩，其性收敛，善于敛肺止咳，同时酸能生津，可生津止渴；甘草味甘质润，性质平和，归肺经，补益肺气，润肺止咳。两药合用，甘酸化阴，既能生津止渴，又能润肺脏、敛肺气、止咳嗽，可用于虚热消渴、干咳久咳等症。

2.**乌梅配罂粟壳** 乌梅能敛肺止咳，罂粟壳功专收敛固气。两药合用能敛肺气而止咳逆，治久咳不止。

【用法用量】内服：6～12g。煎汤或入丸散。乌梅生品用于肺虚久咳、久泻久痢、虚热消渴；乌梅炭，涩重于酸，收敛力强，能固崩止漏，可用于崩漏下血、便血等；醋制乌梅收敛固涩作用更强，尤其适用于肺气耗散之久咳不止和蛔厥腹痛。

【使用注意】外有表邪、内有实热积滞者不宜用。

【本草文献】

1.《神农本草经》：下气，除热烦满，安心，止肢体痛，偏枯不仁，死肌，去青黑痣，蚀恶肉。

2.《本草图经》：除痰。

3.《药类法象》：主下气，除热烦满，……亦入除痰药中用。

4.《本草发挥》：肺主气。肺欲收，急食酸以收之，乌梅之酸以收阳。

5.《本草纲目》：敛肺涩肠，止久嗽泻痢，反胃噎膈，蛔厥吐利。

6.《药性解》：入肺、肾二经。主生津液，解烦热，止吐逆，除疟瘴。

7.《本草经疏》：邪客于胸中，则气上逆而烦满，……故主下气，除热烦满。

8.《景岳全书》：下气，除烦热……敛肺痈肺痿，咳嗽喘急，消痈疽疮毒，喉痹乳蛾。

9.《本草求真》：乌梅酸涩而温，……入肺则收，入肠则涩，入筋与骨则软，入虫则伏，入于死肌、恶肉、恶痣则除，刺入肉中则拔……痈毒可敷，中风牙关紧闭可开，蛔虫上攻眩扑可治，口渴可止。宁不为酸涩收敛止一验乎。

五倍子 Wǔ bèi zi

本品首载于《本草拾遗》，本品为漆树科植物盐肤木 *Rhus chinensis* Mill.、青麸杨 *Rhus potaninii* Maxim. 或红麸杨 *Rhus punjabensis* Stew.var.*sinica*（Diels）Rchd.et Wils. 叶上的虫瘿，主要由五倍子蚜 *Melaphis chinensis*（Bell）Baker 寄生而形成。主产于四川、贵州、陕西等地。秋季采摘，置沸水略煮或蒸至表面灰色，杀死蚜虫，取出，干燥。生用。药材按外形不同，分为"肚倍"和"角倍"。以个大、完整、壁厚、色灰褐色者为佳。

【处方用名】五倍子。

【主要药性】酸、涩，寒。归肺、大肠、肾经。

【功效】敛肺降火，涩肠止泻，敛汗，止血，收湿敛疮。

【性能特点】五倍子味酸涩性寒，为收敛性极强的清热降火之品。上能敛肺止咳、降火止血，治肺虚久咳咯血及肺热痰咳；下能涩精、涩肠、固崩、止血，治遗精滑泻、久泻不止、便血、崩漏下血；还可敛汗，生津止渴，收湿敛疮，治自汗、盗汗、消渴、皮肤湿烂。

【肺病应用】

1.**咳嗽、咯血** 本品酸涩收敛，性寒清降，入于肺经，既能敛肺止咳，又能清肺降火，适用于久咳及肺热咳嗽。因本品又能止血，故尤宜用于咳嗽咯血者。治肺虚久咳，常与五味子、罂粟壳等同用；治肺热痰嗽，可与瓜蒌、黄芩、贝母等同用。治热灼肺络咳嗽咯血，常与藕节、白及等同用。

2.**自汗、盗汗** 本品功能敛肺止汗。治自汗、盗汗，可单用研末，或与荞面等分作饼，煨熟食之；或研末水调敷肚脐处。

【常用配伍】

五倍子配五味子 五倍子敛肺降火、敛汗止汗、涩肠止泻；五味子敛肺益肾、涩肠敛汗、生津止渴。二药伍用，共奏敛肺止咳、止泻固脱之功效，用于治疗肺肾两虚之久咳、气喘、自汗、盗汗，脾肾两虚之久泻久痢，肾虚不摄之遗精滑泻、带下、崩漏等症。

【用法用量】内服：3~6g，煎汤，或入丸散。外用适量。

【使用注意】外感咳嗽、湿热实邪者，不宜应用。湿热泻痢者忌用。

【本草文献】

1.《本草衍义补遗》：善收顽痰，解诸热病。

2.《本草蒙筌》：疗齿宣疳䘌，及小儿面鼻疳疮。

3.《本草纲目》：敛肺降火，化痰饮，止咳嗽、消渴、盗汗、呕吐、失血、久痢……治眼赤湿烂，消肿毒、喉痹，敛溃疮金疮，收脱肛子肠坠下。又其味酸咸，能敛肺止血，化痰止渴收汗。

4.《药性解》：主齿宣疳䘌、风癣疥痒、肠风五痔及小儿面鼻口耳疳疮，明目生津，止泻涩精。噙口中治口疮，善收顽痰，解诸热毒。百药煎即五倍造成，主肺胀喘咳，噙化能敛而降之。

5.《景岳全书》：能降肺火，化痰涎……止咳嗽消渴……皮肤风湿癣癞。

6.《本草备要》：酸，其性涩，能敛肺；其气寒，能敛火。生津化痰，止嗽止血。

7.《得配本草》：入大肠经气分。敛肺止血，收痰止汗，除泻敛疮。

8.《本草求真》：五倍子，按书既载味酸而涩，气寒能敛肺经浮热，为化痰渗湿、降火收涩之剂；又言主于风湿，凡风癣痒瘙，目赤眼痛，用之亦能有效。

9.《本草乘雅》：疗咳嗽，通喉痹，化痰癖。

10.《本草分经》：敛肺降火，生津化痰。

罂粟壳 Yīngsùqiào

本品首载于《本草发挥》，为罂粟科植物罂粟 *Papaver somniferum* L.的干燥成熟蒴果壳。主产于甘肃。秋季将成熟果实或已割取浆汁后的成熟果实摘下，破开，除去种子及枝梗。切丝，生用或制用。以色黄白、皮厚者为佳。

【处方用名】罂粟壳、蜜罂粟壳。

【主要药性】酸、涩，平；有毒。归肺、大肠、肾经。

【功效】敛肺，涩肠，止痛。

【性能特点】本品味酸、涩，专于收敛，为敛肺、涩肠的要药。上能敛肺气而止咳逆，下能固大肠以止泻痢。主治久咳不止、干咳无痰；肠虚滑泻，甚者脱肛。本品止痛作用也颇显著，故对心腹筋骨诸痛均为常用之品。

【肺病应用】

肺虚久咳　本品酸收，主入肺经，具有较强的敛肺气止咳逆作用，适用于肺虚久咳不止、干咳无痰之证。可单用蜜炙研末冲服，或配伍乌梅肉，如小百劳散（《宣明论方》）。

【常用配伍】

1.罂粟壳配麻黄 罂粟壳酸涩收敛，敛肺止咳；麻黄辛苦宣散，宣肺平喘。二药伍用，罂粟壳以敛为要，麻黄以宣为用，一敛一宣，一阖一开，敛肺而不留邪，宣肺而不耗散，相反相成，共奏止咳平喘之功，适用于咳嗽已久、肺气不收、干咳少痰、咳嗽不止，甚则影响睡眠等症。

2.罂粟壳配乌梅 罂粟壳味酸涩，性平和，主入肺、大肠经，能固肠道，涩滑脱，敛肺气，止咳逆；乌梅酸涩收敛，能敛肺止咳、涩肠止泻。两药合用，可增强止咳止泻的作用，适用于肺气亏虚咳喘无力、久嗽不止、无痰或少痰以及肠滑失固、久泻久痢等。

【用法用量】内服：3~6g，煎汤，或入丸散。止咳蜜炙用，止血止痛醋炒用。罂粟壳生品味酸涩，用于久咳、久泻久痢、心骨筋痛等症；蜜炙后缓和酸涩之性，增强止咳作用。

【使用注意】本品易成瘾，不宜常服。孕妇及儿童禁用。运动员慎用。咳嗽或泻痢初起邪实者忌用。

【本草文献】

1.《本草纲目》：止泻痢，固脱肛，治遗精久咳，敛肺涩肠，止心腹筋骨诸痛。酸主收涩，故初病不可用之。泄泻下痢既久，则气散不固，而肠滑肛脱。咳嗽诸痛既久，则气散不收，而肺胀痛剧。故俱宜此涩之固之，收之敛之。

2.《本草经疏》：若肺家火热盛，与夫风寒外邪未散者，误用则咳愈增而难治……如肠胃积滞尚多，湿热方炽，命门火盛，湿热下流为遗精者，误用之则邪气无从而泄，或腹痛不可当，或攻入手足骨节，肿痛不能动，或遍身发肿，或呕吐不下食，或头面俱肿，或精窍闭塞，水道不通，变证百出而淹延不起矣，可不慎哉。

3.《本经逢原》：涩温微毒。蜜炙止嗽，醋炙止痢。粟壳性涩，却痰嗽，止下痢，肺虚大肠滑者宜之。

4.《本草求真》：敛肺涩肠固肾。御米壳专入肺大肠，兼入肾，酸涩微寒。功专敛肺涩肠固肾。凡久泻久痢、肛脱、久嗽气乏，并心腹筋骨诸痛者最宜。

诃子 Hēzǐ

本品首载于《药性论》，为使君子科植物诃子 *Terminalia chebula* Retz.或绒毛诃子 *Terminalia chebula* Retz.var.tomentella Kurt.的干燥成熟果实。主产于云南、广东、广西等地。秋冬二季采取。晒干。生用或煨用。若用果肉，则去核。生用或煨用。以黄棕色、微皱、有光泽、坚实、身干者为佳。

【处方用名】诃子、诃子肉、煨诃子。

【主要药性】苦、酸、涩，平。归肺、大肠经。

【功效】涩肠止泻，敛肺止咳，利咽开音。

【性能特点】本品酸涩苦降，入肺与大肠经，既能涩肠止泻，又可敛肺止咳、降气利咽。治久泻久痢，无论因寒、因热、因虚所致者，均可应用；治肺气虚弱，久咳不愈，短气脉弱者亦为常用之品；有敛肺止咳以利咽开音，故可用于肺虚金破失音者。

【肺病应用】

久咳，失音　本品酸涩而苦，能敛肺下气止咳，又能利咽开音，为治失音之要药。治肺虚久咳、失音者，可与人参、五味子等同用；治痰热郁肺，久咳失音者，常与桔梗、甘草同用，如诃子汤（《宣明论》）。治久咳失音，咽喉肿痛者，常与硼酸、青黛、冰片等蜜丸噙化，如清音丸（《医学统旨》）。

【常用配伍】

1.诃子配白果　诃子酸涩收敛，能敛肺气，止咳嗽，有敛肺利咽之功；白果涩敛苦降，其性平和，能敛肺气、平咳喘、消痰涎。两药合用，增强敛肺止咳平喘之力，适用于肺虚久咳。

2.诃子配桔梗　诃子敛肺利咽，桔梗宣肺利咽。二者配伍，有清肺利咽开音之功效，用于治疗肺热所致之失音或伴咽喉疼痛者。

3.诃子配罂粟壳　诃子敛肺止咳，利咽开音，罂粟壳功专收敛固气，能敛肺气而止咳逆。二者配伍能彰显敛肺气止咳之功效，用于久咳不止。

【用法用量】内服：3～10g，煎汤或入丸散。生用，一般偏于敛肺降火；煨用，长于涩肠止泻。

【使用注意】凡外有表邪、内有湿热积滞者忌用。咳嗽、泻痢初起者不宜应用。

【本草文献】

1.《海药本草》：主五膈气结，心腹虚痛，赤白诸痢及呕吐咳嗽，并宜使皮，其主嗽。肉炙治眼涩痛。

2.《日华子本草》：消痰，下气，除烦。

3.《本草图经》：治痰嗽咽喉不利，含三数枚。

4.《药类法象》：消痰下气，通利津液，破胸膈结气。

5.《本草衍义补遗》：下气，以其味苦而性急喜降，……其味酸苦，有收敛降火之功也。

6.《本草蒙筌》：驱痰住嗽，……有收敛降火之功。故能治肺金伤极郁遏，胀满喘急咳嗽无休也。

7.《景岳全书》：定喘止嗽，破结气……降痰下气……若痰嗽咽喉不得，宜含数枚，咽津殊效。

8.《药品化义》：诃子能降能收……用此降火敛肺，则肺窍无壅塞，声音清亮矣。

9.《本草备要》：涩肠，敛肺，泄气，……苦以泄气消痰，酸以敛肺降火，……治冷气腹胀，膈气呕逆，痰嗽喘急，肺夹痰水，或被火伤，故宜苦酸以敛之。

10.《本经逢原》：生用清金止嗽，煨熟固脾止泻。

11.《本草求真》：诃子专入大肠、肺。能消痰降火，止喘定逆。

药名拼音索引

参考书目

[1]国家药典委员会.中华人民共和国药典(一部).北京:人民卫生出版社,2015.

[2]国家中医药管理局中华本草编委会.中华本草.上海:上海科学技术出版社,1999.

[3]颜正华.中药学.2版.北京:人民卫生出版社,2006.

[4]常章富,郭忻.中药学专业知识(二).北京:中国医药科技出版社,2017.

[5]张廷模.临床中药学.北京:中国中医药出版社,2004.

[6]钟赣生.中药学.北京:中国中医药出版社,2016.

[7]周祯祥,唐德才.中药学.北京:中国中医药出版社,2016.

[8]全国中草药汇编编写组.全国中草药汇编.北京:人民卫生出版社,1996.

[9]国家中医药管理局中华本草编委会.中华本草:藏药卷.上海:上海科学技术出版社,2002.

[10]孙星衍,孙冯翼.神农本草经.北京:人民卫生出版社,1961.

[11]尚志钧.名医别录(辑校本).北京:中国中医药出版社,2013.

[12]陶弘景.本草经集注.尚志钧,尚元胜,辑校.北京:人民卫生出版社,1994.

[13]苏敬.新修本草(辑复本).尚志钧,辑校.合肥:安徽科学技术出版社,2005.

[14]孟诜,张鼎.食疗本草.北京:中国医药科技出版社,2017.

[15]陈藏器.本草拾遗.尚志钧,辑释.合肥:安徽科学技术出版社,2004.

[16]李珣.海药本草.尚志钧,辑校.北京:人民卫生出版社,1997.

[17]孟诜.蜀本草.尚志钧,辑复.合肥:安徽科技大学出版社,2005.

[18]王怀隐.太平圣惠方.北京:人民卫生出版社,1958.

[19]唐慎微.重修政和经史证类备用本草.北京:中国中医药出版社,2013.

[20]寇宗奭.本草衍义.北京:商务印书馆,1937.

[21]张元素.医学启源.任应秋,点校.北京:人民军医出版社,2009.

[22]郑金生.南宋珍稀本草三种:履巉岩本草.北京:人民卫生出版社,2007.

[23]郑金生.南宋珍稀本草三种:宝庆本草折衷.北京:人民卫生出版社,2007.

[24]李东垣,李士材.雷公炮制药性解:珍珠囊补遗药性赋合编.上海:上海科学技术出版社,1958.

[25]王好古.汤液本草.北京:中国中医药出版社,2008.

[26]忽思慧.饮膳正要.北京:中国中医药出版社,2009.

[27]许彦纯.本草发挥.北京:中国中医药出版社,2015.

[28]兰茂.滇南本草.北京：中国中医药出版社，2013.

[29]朱橚.普济方.北京：人民卫生出版社，1958.

[30]卢之颐.本草乘雅半偈.刘更生，校注.北京：中国中医药出版社，2016.

[31]陈嘉谟.本草蒙筌.陆拯，赵法新，校点.北京：中国中医药出版社，2013.

[32]李梴.医学入门.田代华，整理.北京：人民卫生出版社，2006.

[33]李时珍.本草纲目.张守康，校注.北京：中国中医药出版社，1998.

[34]杜文燮.药鉴.陈仁寿，王明强，苏文文，等校注.北京：中国中医药出版社，2016.

[35]缪希雍.神农本草经疏.李玉清，成建军，校注.北京：中国医药科技出版社，2011.

[36]倪朱谟.本草汇言.戴慎，陈仁寿，虞舜，点校.上海：上海科学技术出版社，2005.

[37]张景岳.景岳全书.太原：山西科学技术出版社，2006.

[38]张景岳.本草正.北京：中国医药科技出版社，2017.

[39]贾所学.药品化义.北京：中国中医药出版社，2013.

[40]李中梓.本草通玄.付先军，校注.北京：中国中医药出版社，2016.

[41]张志聪.本草崇原.北京：中国中医药出版社，2008.

[42]刘若金.本草述.郑怀林，校注.北京：中医古籍出版社，2005.

[43]郭右陶.痧胀玉衡.上海：上海科技卫生出版社，1959.

[44]陈士铎.本草新编.柳长华，校注.北京：中国中医药出版社，1996.

[45]汪昂.本草备要.北京：中国中医药出版社，1998.

[46]张璐.本经逢原.北京：中国中医药出版社，2007.

[47]叶天士.本草经解.上海：上海科学技术出版社，1958.

[48]徐灵胎.神农本草经百种录.北京：中国医药科技出版社，2018.

[49]黄元御.长沙药解.张蕾，翟燕，孙清伟，校注.北京：中国中医药出版社，2016.

[50]黄元御.玉楸药解.北京：中国医药科技出版社，2016.

[51]严洁.得配本草.姜典华，校注.北京：中国中医药出版社，1997.

[52]黄宫绣.本草求真.王淑民，校注.北京：中国中医药出版社，1997.

[53]吉益为则.药征.陆翔，郜峦，王旭光，等校注.北京：中国中医药出版社，2016.

[54]沈金鳌.要药分剂.上海：第二军医大学出版社，2012.

[55]赵学敏.本草纲目拾遗.北京：人民卫生出版社，1963.

[56]陈念祖.神农本草经读.刘燕君，校注.北京：中国医药科技出版社，2011.

[57]帝玛尔·丹增彭措.晶珠本草.上海：上海科学技术出版社，1986.

[58]姚澜.本草崇原.范磊，校注.北京：中国中医药出版社，2015.

[59]吴其濬.植物名实图考.北京：商务印书馆，1957.

[60]清太医院.药性通考.李顺保,校注.北京:学苑出版社,2006.

[61]王士雄.宋随息居饮食谱.咏梅,张传友,点校.天津:天津科学技术出版社,2003.

[62]钱俊华.本草害利评按.北京:中国中医药出版社,2013.

[63]刘善述.本草便方.重庆:重庆出版社,1988.

[64]张秉成.本草便读.张效霞,校注.北京:学苑出版社,2010.

[65]屠道和.本草汇纂.苗彦霞,赵宏岩,校注.北京:中国中医药出版社,2016.

[66]周岩.本草思辨录.陆拯,校点.北京:中国中医药出版社,2013.

[67]无名氏.分类草药性.刘训红,吴昌国,邬家林,等校注.北京:中国中医药出版社,2016.

[68]张锡纯.重订医学衷中参西录.柳西河,李朝晖,董印宏,等重订.北京:人民卫生出版社,2006.

[69]张山雷.本草正义.程东旗,点校.福州:福建科学技术出版社,2006.

[70]萧步丹.岭南采药录.广州:广东科技出版社,2009.

[71]周志林.本草用法研究.上海:中华书局,1948.

[72]朱中德.科学的民间药草.上海:千顷堂书局,1951.

[73]时逸人.中国药物学.上海:上海卫生出版社,1956.

[74]周太炎,丁志遵.南京民间药草.北京:科学出版社,1956.

[75]中国医学科学院药物研究所.中药志.北京:人民卫生出版社,1959.

[76]福建中医研究所.福建民间草药.福州:福建人民出版社,1959.

[77]第二军医大学药学系生药学教研室.中国药用植物图鉴.上海:上海教育出版社,1960.

[78]叶橘泉.现代实用中药.北京:中国中医药出版社,2015.

[79]南京药学院.江苏药材志.南京:江苏人民出版社,1965.

[80]中国医学科学院药物研究所.中药志.北京:人民卫生出版社:1961.

[81]浙江卫生厅.天目山药用植物志.杭州:浙江人民出版社,1965.

[82]成都市卫生局.民间常用草药汇编.成都:四川人民出版社,1965.

[83]上海第一医院,上海第二医院.常用中草药手册.北京:人民卫生出版社,1960.

[84]江西省卫生局革命委员会.江西草药.南昌:江西省新华书店,1970.

[85]山东中草药手册编写小组.山东中草药手册.济南:山东人民出版社,1970.

[86]广西壮族自治区革命委员会,卫生管理服务站.广西中草药.南宁:广西人民出版社,1970.

[87]贵州中医研究所.贵州草药.贵阳:贵州人民出版社,1970.

[88]中国人民解放军新疆军区生产建设兵团医科专科学校.新疆中草药手册.乌鲁木齐:

新疆人民出版社，1970.

[89]陕西省革命会卫生局商业局.陕西中草药.北京：科学出版社，1971.

[90]杨济秋，杨济中.贵州民间方药集.贵州：贵州人民出版社，1978.

[91]广西壮族自治区卫生局药品检验所.广西民族药简编.南宁：广西人民出版社，1980.

[92]浙江卫生厅.浙江药用植物志.杭州：浙江人民出版社，1980.

[93]四川中药志协作编写组.四川中药志.成都：四川人民出版社，1982.

[94]王衍生，等.中草药学.杭州：浙江科学技术出版社，1982.

[95]邹澍.本经续疏.张金鑫，点校.北京：学苑出版社，2009.